打开心世界·遇见新自己

HZBOOKS　PSYCHOLOGY

HZ Books
华章心理

U0218961

团体心理咨询与团体心理治疗丛书

团体心理治疗中的依恋

Attachment in Group Psychotherapy

谢里·L. 马尔马罗什（Cheri L. Marmarosh）

[美] 雷娜·D. 马金（Rayna D. Markin） 著

埃里克·B. 施皮格尔（Eric B. Spiegel）

张焰 程霄晨 杨立华 译

张焰 审校

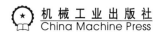

机械工业出版社
China Machine Press

图书在版编目（CIP）数据

团体心理治疗中的依恋 /（美）谢里·L. 马尔马罗什（Cheri L.Marmarosh），（美）雷娜·D. 马金（Rayna D.Markin），（美）埃里克·B. 施皮格尔（Eric B.Spiegel）著；张焰，程霄晨，杨立华译 . -- 北京：机械工业出版社，2022.5
（团体心理咨询与团体心理治疗丛书）
书名原文：Attachment in Group Psychotherapy
ISBN 978-7-111-70856-8

I. ①团… II. ①谢… ②雷… ③埃… ④张… ⑤程… ⑥杨… III. ①集体心理治疗
IV. ① R459.9

中国版本图书馆 CIP 数据核字（2022）第 089416 号

北京市版权局著作权合同登记　图字：01-2021-2734 号。

团体心理治疗中的依恋

出版发行：机械工业出版社（北京市西城区百万庄大街 22 号　邮政编码：100037）
责任编辑：李欣玮　　　　　　　　　　责任校对：马荣敏
印　　刷：河北宝昌佳彩印刷有限公司　版　　次：2022 年 8 月第 1 版第 1 次印刷
开　　本：170mm×230mm　1/16　　　印　　张：19.75
书　　号：ISBN 978-7-111-70856-8　　定　　价：90.00 元

客服电话：（010）88361066　88379833　68326294　　投稿热线：（010）88379007
华章网站：www.hzbook.com　　　　　　　　　　　读者信箱：hzjg@hzbook.com

版权所有·侵权必究
封底无防伪标均为盗版

总序

  团体辅导、团体咨询与团体治疗作为专业的助人工作，自20世纪90年代初被引进中国大陆后，因其有效性强、受益面广等特点，逐渐在学校系统、医疗机构、企业组织、军队司法以及社区得到广泛应用和发展。

  在帮助那些有共同发展课题和相似心理困扰的人时，团体是一种经济而有效的方法，这已经成为专业助人工作者的共识。作为助人工作者，无论你的专业训练背景是临床心理学、咨询心理学、心理健康教育学，还是社会工作、医学、护理学；无论你的理论取向是认知行为治疗学派，还是精神分析治疗学派，或是人本治疗学派；也无论你的工作场所是在中小学校、高等院校，还是企业组织、医疗健康部门、社会福利机构、军队、司法或其他地方，专业的心理服务无外乎就是一对一服务的个别咨询和多人参与的团体咨询两种形式。团体咨询与治疗的有效性已经被大量研究证明，它不仅是一种有效的心理咨询与治疗方法，也是一种有效的教育与促进成长的方法。**相比个别服务而言，团体的效果更好，因为它和人们真实生活情景非常贴近，就像一个生活的实验室，在团体中学习到的态度和行为、改变了的情感与认知，更容易迁移到现实生活中。**

  其实，人的成长和发展从来都离不开团体。人从一出生就在团体中生存、生活与成长，用团体的形式帮助人更自然、更真实、更有效。当然，团体咨询与治疗可以让专业助人工作者在有限的时间能够为更多的人提供心理服务，这也是当前国内心理健康服务最急需、最迫切的任务，因为社会对心理健康服务的需求非常强烈且涉及各类人群。我个人从事团体咨询与治疗 20 多年的教学、研究、实务和培训，我坚信，**团体的魅力和团体的效果不仅可以增进个人的心理健康，更可以造福我们的社会和国家，造福于我们的组织和家庭。**

但是，由于团体咨询与治疗的过程非常复杂，团体动力千变万化，团体领导者必须从个人层面、人际层面、团体层面三个层面关注团体和干预团体，这使得团体领导者的培训更加不易，要求更高。现实最让我担心的是系统的团体心理咨询与治疗的培训还比较缺乏，那些学过一点团体知识的人来不及得到专业的指导就匆匆上阵，误把带领结构式团体练习当成带领团体咨询，从而无法达到团体咨询应有的效果。在发达国家或地区，从事心理咨询工作的专业人员必须是经过大学正规的相关专业（心理学、医学、教育学、社会工作学）研究生学历教育，经过实习机构数百上千小时的实务技能训练，再通过专业资格考试的人。这样培训出来的人团体心理咨询与治疗是必备的能力。例如，在美国学习心理咨询专业的研究生必修的八门核心课程中就必然包括团体咨询（包括咨询理论与技术、团体咨询、生涯发展／发展心理学、心理测验、多元文化咨询、统计、心理疾病及诊断、专业伦理及实习）。也就是说，**作为一名心理咨询师或心理治疗师，掌握团体咨询的技能就像掌握个体咨询的技能一样，是基本的，必需的，必要的，必备的。**

相对而言，国内的心理咨询与治疗尚未形成规模的学历教育，而大部分在职培训中由于缺乏师资，团体咨询的内容常常不考不教，使得专业的训练还不够完善。虽然，自 2000 年以来，我已经在人社部心理咨询师与卫生部心理治疗师的培训教材、教育部学校心理健康教育与心理咨询骨干教师培训教材、员工援助师的培训教材等众多相关的专业培训教材中，负责撰写了团体辅导、团体咨询和团体治疗的有关章节，也坚持开展了持续 20 多年团体心理咨询的专业培训。但是，一个不争的事实仍然摆在面前，接受团体心理咨询系统训练和掌握团体咨询技能，并能根据服务对象的需求有效提供团体咨询与治疗服务的专业人员实在太少了，急需开展和扩大培训。无论是对于正在从业的心理咨询人员，或是在校学习心理咨询与治疗的学生而言，都需要学习和演练团体工作的理论与技能。

为此，我在清华大学心理学系的临床与咨询心理学方向的研究生培养中，已经摸索和尝试建立了六门课程组成的团体咨询与治疗专业技能培训体系，包括个人的团体体验、临床与咨询心理学专题、团体心理辅导、团体心理治疗工作坊、临床心理实务与督导、临床心理实习，至少 250 个小时的团体技能专业训练。近 20 年来，我们已经编写了《团体咨询的理论与实践》《团体心理咨询》《团体心理辅导》《身心灵全人健康辅导模式：中国文化与团体辅导》《团体心理咨询：理论、技术与设计》《结构式团体咨询应用案例》等专著与教材。初步构建了专业助人工作者团体带领能力的学习和提高培训模式。

但是，要培养出扎扎实实带领不同类型团体的领导者，培养具有胜任力的团体咨询师和治疗师，当前最需要的是参考国际上最有代表性的团体咨询与团体治疗的教材和书籍。近年来，国内虽然在翻译心理咨询与心理治疗的国外专业图书方面进展很快，但是团体咨询与团体治疗相关的译著很少，仅有有限的几本，很难满足不同岗位、不同服务对象的团体工作需要。

2011 年 10 月，中国心理卫生协会团体心理辅导与治疗专业委员会成立，这标志着我国团体事业进入一个新的发展阶段。我很荣幸成为团体专委会的第一任主任委员。团体专委会是一个学术机构，肩负着推动团体事业繁荣发展的使命，其中任务之一就是引进高水平的专业书籍，作为培训和教学的参考，作为学习和实践的工具。为此，我们精心挑选了几本国际上有代表性的团体咨询与治疗书籍，形成团体咨询与团体治疗译丛，推荐给国内的专业人员。经过团体专委会及我的工作团队的讨论，依据如下原则选择入选丛书：①具备工具性指南作用；②介绍基础知识；③对团体工作的应用有指导作用；④不同流派不同形式的团体。基于此原则，我们初步选择了《团体咨询与团体治疗指南》(*Handbook of Group Counseling and Psychotherapy*)、《咨询师与团体：理论、培训与实践》(*The Counselor and the Group：Integrating Theory, Training, and Practice*)、《认知行为团体治疗》(*Cognitive Therapy in Groups：Guidelines and Resources for Practice*)、《团体心理治疗基础》(*Basics of Group Psychotherapy*) 等书，涵盖了宏观介绍，理论知识，不同流派（认知行为、心理动力学等）的团体应用等方面。例如，最先完成翻译即将出版的**《团体咨询与团体治疗指南》，就是一本团体咨询与治疗的百科全书，无论你是从事学校教育、心理咨询、临床治疗、医疗机构、企业组织、社区服务，还是军人管理、监狱矫治、危机干预等特殊领域的工作，你都能从中找到符合你的需要，对你工作有参考价值的内容，该书必将成为团体咨询与治疗学习的极好的参考书。**

国外的专业书籍能否发挥应有的功能和作用，翻译质量至关重要，因此，我们组建了专业的翻译队伍，翻译者几乎全部来自我的团队，包括博士后、博士生、硕士生、访问学者以及我培训的学员，还有团体专委会的青年骨干们，他们首先具有对团体工作极大的兴趣，多年跟随我学习团体咨询与团体治疗，既具备团体工作的理论知识，又有团体带领的实践经验，而且都有国际的视野和熟练的英语水平，愿意投入时间到丛书的翻译过程中。根据每本书的内容，我把译者分成小组，负责每本书的翻译。他们每周交流读书心得，切磋重点难点，讨论合适的翻译语言。我相信这样的一支懂得专业的翻译队伍，是能够把这套丛书的精髓精准地翻译出来，从而在宏观方向、理论基础、具体实操以及应用领域内推动国内对团体工作的理论学习和应用攀上新的台阶。

在团体工作的科研和实务方面，团体专委会也将通过制定行业标准和伦理规范继续推动团体心理咨询与治疗培训的规范化。相信有开阔的国际视野与成功经验的借鉴，有基于本土环境的实践探索和总结，更多优秀的团体领导者将迅速成长。期待着中国内地的团体咨询与治疗事业能够健康发展，蒸蒸日上，为中国人的幸福，为国家的繁荣昌盛，贡献我们专业团体人的力量！

本丛书的出版得到了机械工业出版社的大力支持，李欣玮女士欣然应允与团体专委会共同推动此系列丛书的出版，深表感谢。

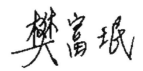

清华大学心理学系临床与咨询心理学教授 / 副系主任

中国心理卫生协会常务理事 / 团体心理辅导与治疗专业委员会主任委员

中国心理学会理事 / 临床与咨询心理学专业委员会副主任委员

2014 年 9 月

译者序

    2005年进入中德班参加第三期中德动力学心理治疗师连续培训，对一连串生涩的精神分析术语感到迷惑焦虑的我，有一天突然从德国老师课间演讲中听到了温暖质朴的依恋理论，它马上引起了我强烈的好奇和关注。从那时起，我就对依恋理论情有独钟，并开始了对依恋理论的学习、研究和应用。因为一直专注于团体辅导和团体咨询的临床工作和应用研究，我开始在研究生培养和科研工作中探索依恋理论与大学生其他人格品质的关系，并以这些工作为基础设计了一系列基于依恋理论的团体辅导和咨询方案，它们大多在不同方面都获得了显著的干预效果，这让我对依恋理论的信念和热爱与日俱增。

    踽踽独行十年后，我在美国团体心理协会（American Group Psychotherapy Association，AGPA）2015年年会上听到了主题报告"通过团体治疗促进安全依恋"，再次心潮澎湃。于是我飞越大洋，参加了这场在旧金山举办的盛大而精彩的年会。会中我见到了卡巴金、欧文·亚隆等著名的心理学家，更让我欣喜的是，在会中我发现了谢里·L. 马尔马罗什博士（Cheri L. Marmarosh，PhD）领衔撰写的本书英文版——*Attachment in Group Psychotherapy*，如获至宝。在反复研读后，我结合自己的研究工作和实践经验，先后在2017年的中国心理学会注册系统大会、中国心理卫生协会年会、中国心理卫生协会团体专委会年会上开设工作坊，积极向同行介绍依恋理论在团体辅导和治疗中的运用原理和方法技术。这些内容受到了同行的热切关注，他们纷纷向我了解更多相关信息和资料，于是我萌生了将原著翻译成中文版的想法。

依恋理论是当今发展心理学界和临床心理学界越来越重视的人格理论，它集中阐释了自我观、他人观以及人际关系形成和发展的内外因素。依恋风格具有稳定性高和可塑性强的双重特点，在临床工作中既方便被评估又能有效被修复，因此，基于依恋的个体治疗和团体治疗已经在业界得到了广泛和深入的应用。本书系统介绍了依恋理论在团体心理咨询和治疗中的应用，包括如何进行入组筛选、如何对不同依恋风格的成员进行针对性地干预等内容，详尽阐述了聚焦于依恋的团体治疗的理论基础、操作原理和技术重点。本书既有理论阐述，又有案例分析，既具有严密的理论和实证研究基础，又非常具有可操作性，是心理咨询和治疗工作者的学习教材和应用研究的范本。在国内，目前还没有基于依恋理论的团体治疗的图书出版，本书一定可以为同行深入学习和拓展运用依恋理论提供理论支持，因而极具参考价值。

本书在英文书中也是新近的重要作品，与同类作品相比具有更强的系统性、操作性和实用性，而且言简意赅、深入浅出。当代依恋理论和心智化研究的代表人物，安娜·弗洛伊德中心的执行主任彼得·福纳吉（Peter Fonagy）曾向业界热烈推荐本书："这是第一本结构完整、科学严谨的有关依恋理论在团体治疗中应用的专著。它有非常完美的框架结构和极富创意的内容，必将成为对团体工作者来说非常有价值的工具书，也会是专业学生的优秀入门教材。"另一位在依恋理论研究领域极负盛名的心理学家，加利福尼亚大学心理学系著名教授菲利普·谢弗（Phillip R. Shaver）也称赞本书："这是一本精彩的著作，既有纷繁复杂的理论综述，也有基础扎实的依恋研究，还对相关临床工作做了富有创意的论述，十分有教学价值。该书内容涵盖了团体心理治疗的所有方面和阶段，从成员的筛选到团体结束，作者还在清晰的理论叙述中穿插了丰富的案例，极大增加了阅读的乐趣。"

人生最大的幸福莫过于和相知的人做热爱的事。本书的翻译是一个艰苦但幸福的历程。本书能够顺利翻译出版，首先要感谢樊富珉教授及其团体专委会的引领，还要感谢华章心理的大力支持。本书首席作者马尔马罗什博士也与我邮件反复沟通，对依恋理论为基础的团体治疗在中国的进一步的宣传和培训工作表达了极大的关注和热情。翻译工作方面，我翻译了本书前言、结束语和第一章到第四章，并邀请了在心理学专业领域享有美誉的两位译者杨立华（翻译第五章到第八章）、程霄晨（翻译第九章到第十二章）共同完成了翻译工作，最后由我审校全书。翻译过程中，我不仅享受到了原作者对依恋理论通透的解读和精湛的应用，两位年轻有为的小伙伴准确凝练而独具风格的翻译也常常令我赞叹不已。

盼望随着本书的出版，未来会有更多的相关读物进入中国同道的视野，让我们在依恋理论的暖阳下、在多姿多彩的团体中，帮助更多的人在内心重建坚强温暖的安全基地，让他们可以放心探索无限广阔的大千世界，成就自己独特隽永的美丽人生。

张　焰

2022 年 6 月 1 日

前言

几乎所有的心理健康问题都可以通过团体治疗得到有效处理（Burlin-game & Krogel，2005；Burlingame，MacKenzie，& Strauss，2004）。而且绝大部分寻求治疗的人们，其问题都与人际关系的问题相关，或者会影响到人际关系（Yalom & Leszcz，2005）。比如，具有较长的抑郁病史的人会感到孤独，难以与他人建立联结。他们的孤独常常使他们更长久地陷于抑郁而无法自拔，抑郁又反过来导致持续的退缩、消极以及拒绝他人而自我满足的体验。团体治疗师可以提供丰富多样的干预，帮助成员识别其令症状得以维持的认知方式和人际交往的困难，挑战自身妨碍人际交往的适应不良行为，管理痛苦的、不舒服的体验带来的负性情绪，了解和洞察回避亲密的内在动机和冲突（Rutan & Stone，2001；White & Freeman，2000；Yalom & Leszcz，2005）。

无论团体讨论的问题是什么，团体形式如何（结构化的、非结构化的、在线的等），或者选的团体干预理论是什么，带领团体都是非常具有挑战性的，因为任何时候都会有许多个人内在的和人际的动力影响团体历程。一些团体成员频繁地尝试通过寻求安慰和同情来处理害怕被抛弃的恐惧。另一些成员则通过努力寻找优越感来防御内心的脆弱。同时还有些成员则一面退缩在团体之外，一面默默渴望亲近和联结。每个成员都以不同的交往方式影响整个团体的氛围，这就要求团体带领者用不同的方式对成员进行干预。团体带领者如何确定哪种干预是最适合成员的，同时又对团体作为整体是最终有利的呢？根据依恋理论，要解决这个问题，需要理解成员如何与他人互动，换句话说，理解他们的依恋模式是什么。

我们生命早期与养育者的关系，奠定了成年后的依恋策略和人际关系、自我观和他人观等内部工作模型的基础（Bowlby，1988；Sroufe, Egeland, Carlson, & Collins, 2005）。如果一个养育者对婴幼儿的需求是敏感和及时回应的，婴幼儿就能学会相信他人是可信的，并且能学会与他人建立安全的人际关系，既不会回避亲密，也不会害怕被抛弃。而如果养育者不够敏感，不能及时回应孩子的需求，或者用不恰当的方式回应（比如，当婴儿哭闹的时候长时间忽略），那婴幼儿就会认为他人不可靠也不可信，并由此形成不安全的交往模式——回避需求、隔离脆弱情感、害怕被抛弃。这些早年的依恋模式会影响后来的人际交往，在成年生活中体现出不同的依恋风格（Sroufe et al., 2005）。拥有不安全依恋模式的成年人不仅缺乏健康亲密交往的能力，而且他们还更容易出现精神健康问题，比如抑郁、焦虑、人际交往困难等（Mikulincer & Shaver, 2007b）。这些人会非常受益于团体治疗。

团体成员在团体治疗中进行互动时，往往会借助于他们以往的依恋经验来管理团体中的行为、满足内在需求、处理情绪情感。他们关于自我和他人的内在表征以及情绪管理策略，都会在团体中被自动化地引发出来。团体带领者必须营造一个安全的环境，以便团体成员在团体历程的"此时此地"被激发出来一些行为和情绪时，可以探索这些自身隐含的、基于依恋的行为和情感模式，并允许矫正性的情感体验来对抗自身的依恋障碍，最终获得更多的依恋安全感。

这本书将依恋理论应用于团体治疗中，阐释团体治疗师如何与在依恋历史和当前的人际交往策略方面千差万别的成员进行有效的工作。事实上，对依恋理论的理解能够很好地帮助到团体治疗师，甚至在团体第一次聚会前就能起到很多作用。在开始团体治疗前，筛选潜在成员、决定谁适合团体治疗、为新成员做准备，是团体治疗获得成功的关键。有些成员更容易有退出团体的风险，倾向于成为团体的替罪羊，他们要克服许多困难才能持续参与到团体历程中，并会避免与人亲密。本书将会解释这些人为什么会遇到这些问题，如何识别这些成员，以及能否让他们进入团体；如果允许他们进入团体，如何帮助他们最大限度地从团体治疗中获益。本书也提供了一些结构化的框架来帮助团体带领者在团体聚会中改善这些问题。

由于依恋理论与非常多的心理问题相关，本书会适合所有团体治疗师。书中阐释了团体带领者如何帮助具有不安全型依恋的团体成员改善情绪管理策略和非适应性的认知。前言中还介绍了各种依恋风格和依恋的维度，阐述了这些风格与团体治疗的关系，介绍了临床案例，概述了本书的内容和结构。

成人依恋风格

依恋的维度模型（Brennan，Clark，& Shaver，1998）由成人依恋的两个潜在的基本维度组成：依恋焦虑和依恋回避。焦虑维度反映了一个人对关系有多害怕，而回避维度反映了一个人如何回避在关系中暴露脆弱的情感。根据团体成员在这两个维度上的得分高低，可以判断其依恋风格是安全风格（低焦虑和低回避）、专注风格（高焦虑和低回避）、冷漠风格（低焦虑和高回避），还是恐惧风格（高焦虑和高回避）。图1列出了两个维度以及如何根据个体的依恋焦虑和依恋回避得分来将其归类为四种依恋风格类型。

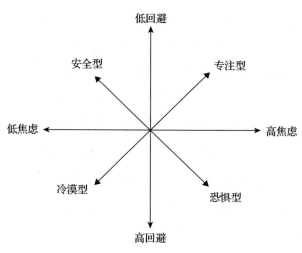

图 1 成人依恋的维度模型

安全型。依恋焦虑和依恋回避两个维度得分都低，他们既不回避与他人亲密，也不害怕被拒绝和被抛弃。他们能够信任他人并可以寻求外界支持。他们会在意与依恋对象的联系，对伴侣和家人热情友善、理解和共情，哪怕在关系出现挑战的时候，这种类型的人都会善于谅解他人（Mikulincer & Shaver，2007b）。

专注型。依恋回避分数低，依恋焦虑分数高。他们常常表现出黏人和对关系充满渴望。他们对关系过于焦虑，对拒绝和抛弃的信号过度敏感。这类个体采取过度积极的策略——他们会高度努力获得和维持亲密关系，因为他们内心充满了对孤独的恐惧。这些人倾向于向他人寻求安慰，同时又总是对自己所得到的支持感到不满足（Mikulincer & Shaver，2007b）。

冷漠型。依恋回避得分高，依恋焦虑得分低。这类人常常喜欢独处，并且总是表现出什么都靠自己的样子。他们否认对孤独和被抛弃的恐惧，一般不会从外界寻求情感支持。他们往往会运用消极被动的策略——推开他人，避开亲密接触，比如会在别人分享内心活动后开玩笑或改变话题。这些人会最大限度地减少依恋需求，他们否认被拒绝和被抛弃的焦虑（Mikulincer & Shaver，

2007b）。

恐惧型。依恋焦虑和依恋回避得分都高。他们既有依恋相关的焦虑感，又会逃避与他人的亲密联结。事实上，他们会摇摆在消极（害怕被拒绝）和过分积极（害怕被抛弃）两极之间，因此，一些理论家也将这种风格称为"紊乱型"，因为这类人会采取两极之间摇摆的策略。事实上，这些人内心会特别冲突，因为他们一方面会在心理治疗中退缩，在人际关系中逃避与他人亲密，另一方面又会渴望亲密和联结。他们的不一致行为使他们特别难以维持健康的人际关系，也很难在压力情景下调控好情绪（Mikulincer & Shaver，2007b）。

其他有关成人依恋的常用分类包括巴塞洛缪和霍洛维茨（Bartholomew & Horowitz，1991）的四分法，以及"成人依恋访谈"（George, Kaplan, & Main，1996）。在本书中，我们基本依照"维度模型"，因为它被广泛地应用于临床工作中（Wallin，2007），研究者们也很喜欢用这个模型（Fraley & Waller，1998）。除了关注"焦虑"和"回避"两个维度外，我们还会聚焦于焦虑和回避这两个维度形成的四个象限所代表的人际互动模式。但是，很多研究者或理论家会依据不同的依恋理论模型（包括婴儿依恋和成人依恋），采用不同的依恋测量方法，因此，当我们报告他们的工作时，会运用他们最初使用的术语。这些情况在第三章中非常多见，在第三章中我们会回顾很多实证研究文献。读者可以从表1中看到依恋理论的常用术语和定义，及其作者出处。

此外，我们常常会用一个词"偏"来描述一种特殊的依恋模式，比如，我们会说"偏专注型依恋"，以便反映在这个连续谱上的某些个体所处的位置。他们内在的有关自己和他人的表征比单一的依恋类型更加复杂，而且并非所有不安全依恋的个体都是一模一样的，即便他们被分在同样的不安全依恋模式里。况且，在治疗团体里，有很多因素影响这些个人整体的依恋风格的表达，包括治疗团体的类型、其他团体成员的心理障碍情况和功能水平、团体成员和带领者的依恋风格等。

表 1　婴儿依恋和成人依恋类型的术语及定义

	婴儿依恋类型	成人依恋类型	成人亲密关系类型	成人亲密依恋维度
评估方式	陌生人情景实验：观察婴儿或儿童与照料者短暂分离又团聚过程中的反应（Ainsworth, Blehar, Waters, & Wall, 1978）	成人依恋访谈：半结构化访谈，针对成人体验到的早期依恋关系及其对成人期的影响（Main, Goldwyn, & Hesse, 2003）	自我报告：通过询问人们对当前人际关系的感受和功能状况的描述直接测量其成人依恋（Bartholomew & Horowitz, 1991）	自我报告：通过依恋问卷直接询问人们对当前关系的感受和功能状况（Brennan, Clark, & Shaver, 1998）
依恋术语和判断标准	安全型：当照料者离开后儿童会观察房间同，表现出难过，但是当照料者回来后能继续自己玩耍和探索周围 回避型：当照料者离开后不能哭泣或表达很难过；当照料者回来后又躲开，但内心很痛苦 抗拒型/矛盾型：分离前很忧伤，很少向周围探索，专注于照料者；分离结束后难以被父母安抚，也不能玩耍和探索周围 紊乱型：当与照料者在一起时行为没有方向性；碎片化的依恋策略；木僵、麻痹、黏在照料者身上但是目光散乱不定；当离开照料者时，可以显示出其他依恋风格的特点	自主型：一致性很强，访谈中表现合作；觉得依恋是有价值的，无论感受积极还是消极都保持对依恋价值的一致性评价 冷漠型：一致性不强，回避依恋关系；反应自相矛盾（如："妈妈是可靠的"，后来又说她从来不在家，抛来家人）；过分简短回应 专注型：一致性不强，专注于早期的体验；表现出愤怒、消极和恐惧，长篇累赘，模糊不清 未解决/紊乱型：当谈到丧失和虐待的主题时，不能阐明原因；讲话时表现出离的特点；在不激活的情况下也可以表现出其他依恋类型的特征	自我报告：通过询问人们对当前人际关系的感受和功能状况的描述直接测量其成人依恋（Bartholomew & Horowitz, 1991） 安全型："与他人建立情感联结对我来说是比较容易的。我依赖他人和被他人依赖都感到舒服。我不会担心孤立无助，不害怕别人不接受自己" 冷漠型："没有亲密的情感关系我也感到很自在。对我而言，感到独立和自我满足是非常重要的，我更倾向于既不依赖他人也不被他人依赖" 专注型："我想与别人亲密接触时会感到很舒服，但我经常发现其他人并不喜欢像我希望的那样亲密。离开亲密关系我会感到不舒服，但是我常常担心别人如我珍重他们一样看重我" 恐惧型：认定"与别人靠近，我想跟别人靠近，但是又觉得完全相信或依赖别人会很困难；有时我会担心自己与别人太近会受到伤害"	自我报告：通过依恋问卷直接询问人们对当前关系的感受和功能状况（Brennan, Clark, & Shaver, 1998） 安全型：这类人在依恋焦虑和依恋回避两个维度得分都低。他们勾选的题项表明他们既能独享内在情感，又能表达对亲密的渴望 冷漠型：这类人在依恋焦虑维度得分低，但在依恋回避维度得分高；他们勾选的题项显示他们不害怕被抛弃，也不渴望要亲密关系依赖他人 专注型：这类人在依恋焦虑维度得分高，但在依恋回避维度得分低；他们勾选的题项表明他们极端害怕被拒绝和被抛弃，但是极端害怕被拒绝回避依赖关系十分渴望亲密关系 恐惧型：这类人会在依恋焦虑和依恋回避两个维度分数都高。他们回避亲密关系有强烈的渴望，但对亲密关系很拒绝，同时也避免依赖他人

注：数据来源于 Wallin（2007）。

依恋和团体治疗

团体成员的依恋风格总是会影响到团体历程。每个人都会带着他们关于自己和他人的内在工作模型（比如信念）进入到新的人际互动中（Andersen，Reznik，& Glassman，2005；Berk & Andersen，2000），包括团体治疗中的人际互动。团体成员，就像我们所有人，常常会以早年与重要他人互动的经验为基础，在团体中与他人互动。成员的依恋风格会影响他们曾经如何学习应对人际关系，同时也会影响他们在当下团体中的人际关系和团体历程。这是团体治疗如此有用的原因之一。人们在团体中接近他人的方式和他们日常生活中接近他人的方式是一样的。即使是更加安全的依恋风格的成员也一样会根据过去的关系经验来理解新的关系经验。而这些对新经验的理解会影响人们调节情绪、共情他人、接受教育、表达和理解冲突的方式，以及用团体中的洞察反思人际经验的方式。

为了更好地阐述，我们先展示几个不同依恋风格的团体成员的临床案例。

安全型成员

胡安过去从来没有做过咨询，他说自己与家人关系很亲密，远隔千里的家人正陷入父亲失业的困境，这使他非常担心，难以集中精力在学习上。入组访谈时招募团体成员的人感到团体治疗会比较适合他，因为他感到孤独无助，而且他正努力解决的议题是其他成员也可能会遇到的。胡安刚刚进入团体时非常沉默，之后他便表达了他对团体治疗的紧张和焦虑的情绪。尽管他表达了他在团体里的矛盾心情，但他还是很快与其他成员建立了密切的关系，并且能够比较开放地讨论他的感受。有成员问到他的内疚情绪，他分享了自己因为害怕父亲而在假期中故意不回家，他为此感到很羞愧。他进一步分享他的文化背景的信息，以及他在保持自己的拉丁家族血统与融入大学同学群体之间的艰难挣扎。胡安不仅能够对其他成员开放自己，而且能够对其他成员表达理解和共情。他常常热情地与其他人交流，也能够以恰当的方式表达自己的不同意见。他非常受成员的尊重，成了其他成员可以信赖的、可以为他们提供反馈和支持的领导者。

胡安的团体经验证明了安全型依恋风格的团体成员既可以舒适地待在团体里又可以促进团体历程。依恋更加安全的个体倾向于塑造适当的自我暴露方式（Shechtman & Rybko, 2004），而且他们能够表达对治疗师和治疗的负性情绪（Woodhouse, Schlosser, Crook, Ligiéro, & Gelso, 2003）。依恋更加安全的个体也更能够同情他人并伸出援手。此外，他们还能提供支持、表达不同意见，以及容忍冲突。他们能够与人建立关系而不会有被侮辱、被忽略或被抛弃的恐惧（Mikulincer & Shaver, 2007b）。

专注型成员

虽然琳达从未错过参加团体治疗的每一次聚会，但她从未在离开团体时感到完全满意，总会再次感到自己没有得到所希望的支持。她渴望得到更多：更多地参与团体；更多地受到其他成员的理解；更多地受到带领者的关注；更多地自己理解自己，更多地感受到自己是极其重要的。琳达在团体里会有戏剧性的表现。每当她进入房间，总会引来一阵旋风。她经常处于危机状态，充满激情和活力，当她在团体中讲话时，她的情绪似乎都能从皮肤里冒出来。琳达常常反复要求得到别人的确认，因为她内心认为自己总是会遭到拒绝。当一个新的团体成员加入团体时，琳达会说，"我可以从你的眼神看出来，你真的不喜欢我"。最初，一些成员还会非常努力地关注她并向她进行保证。但是，渐渐地，他们就会对她变得沮丧，将目光从她身上移开，当她说话时岔开话题，他们甚至向琳达反馈说她在"压榨"团体。

琳达在团体治疗中的体验就像一个总是害怕被遗弃的患者的感受，这些对被抛弃的恐惧使她不信任他人，对他人和团体的拒绝显得过分敏感（Bartholomew & Horowitz，1991；Jurist & Meehan，2008；Smith，Murphy，& Coats，1999）。这些患者试图通过最大限度地减少情感距离并寻求他人的关怀来控制他们对遗弃和丧失的焦虑（Bartholomew & Horowitz，1991；Feeney & Noller，1990）。像琳达这样的专注型依恋的患者，很早就学会了如何去引起自我专注型照料者的注意，他们表现出对依赖的强烈需求，这增强了他们的无助的感受和情绪化（Dozier，Stovall，& Albus，1999；Main，1995；Wallin，2007）。当人们不够确定自己对亲近感、支持和爱等的需求可以被满足的时候，这些奋力尝试至少部分地让他们感到满足（Cassidy & Kobak，1988）。不幸的是，尽管这些过度激活策略本想促进亲密关系，但它们最终将其他人推开了，因为患者生活中的其他重要人物，以及治疗组中的其他重要人物最终都感到窒息（Connors，2011；Wallin，2007）。

冷漠型成员

在团体聚会期间，艾米经常回避其他成员，她总是提建议或者在团体中岔开话题，而不会听取他人意见或考虑他们的感受。她很少与团体分享自己的需求，更糟糕的是，她的行为会冒犯其他成员，例如她总爱说"你需要脸皮厚一点，对我说的话不要那么敏感""感受并没有那么重要"和"有时在这里谈论这种关系对我来说似乎是在浪费时间"等。如果处理不当，艾米可能会成为替罪羊，被排除出治疗，或者她会抑制团队凝聚力的发展。

依恋理论提供了一个新的视角，以便更好地理解艾米的早年关系如何影响她在团体内的行为和互动方式，也便于找到哪种类型的干预措施对她和团体会更有帮助（Brumbaugh & Fraley，2007）。艾米是一个在依恋方面表现出更多回避、更少焦虑的成员，属于冷漠型依恋风格。这表现在她对依赖的冷漠上，也表现在她自视甚高的态度上，还表现在她对他人缺乏同理心，和对自己的人际关系议题缺乏洞察力的事实中（Bartholomew & Horowitz，1991；Mikulincer & Shaver，2007b）。她更倾向于与带领者保持一致，而不是在团体中表达自己的脆弱，也不愿认为自己需要接受治疗。

恐惧型成员

迈克连续三次缺席团体聚会，带领者多次给他打电话，但他从不回电话，然后在参加下一场聚会时却好像什么也没发生的样子。当带领者问他缺席团体聚会并且不回电话的原因时，他会迅速道歉。他的行为表明他对没有回电话感到很沮丧，但他不认为自己缺席对团体来说意义重大。当团体成员对他出勤率不好提出疑问时，迈克迅速答应他未来会准时参加，尽快逃开团体成员对他的关注。一位成员知道迈克的抑郁症和药物滥用史，然后他问迈克是否再次酗酒。迈克承认前一个周末狂饮了一次，但他解释说这是"一次性事件，而不是像以前那样是真正的酗酒问题"。迈克小时候有很长的被身体虐待和性虐待的历史，成人以后就经常用酗酒来应付他的情绪痛苦。在聚会期间，看着他明明需要帮助却表现出挺好的样子，团体成员变得越来越焦虑和沮丧。因为他总会因为害怕失去安全感而在团体里变得退缩，团体成员常常最终会放弃照顾迈克的情绪。

与偏冷漠型的成员不同，一些像迈克一样的团体成员，会贬低自己，就像贬低别人一样。他们不会觉得自己比别人优越，也不会拒绝自己对依赖的渴望。这些更偏恐惧型依恋的人在焦虑和回避两个维度分数都较高。像冷漠型依恋的人一样，恐惧型依恋的人也会显得缺乏活力，避免亲密，在关系中退缩，但他们不否认对他人的需要或过分强调自我满足。与此同时，与专注型依恋的人相似，恐惧型依恋的人也常常关注被拒绝和被抛弃的信息，在人际关系中表面上看舒适、安全，但内心充满矛盾冲突。这些人通常会在过于敏感和过于逃避的策略之间摇摆不定。

仅仅在依恋焦虑维度得高分的个体会主要运用过度激活的方式与他人建立联系，与此不同，恐惧型成员则会通过退缩来保护自己免受失望和拒绝带来的痛苦。他们不会像专注型的人那样寻求关系或黏着于关系中。实际上，巴塞洛缪和霍洛维茨（1991）发现恐惧型依恋风格的人更缺乏自信，在关系中容易被利用。倾向于恐惧型依恋的个体，常常缺乏内在组织结构，与早期创伤和后来的病理性人格（比如边缘型人格障碍，即 BPD）相关（Fonagy，Target，Gergely，Jurist，& Bateman，2003）。

根据谢弗和克拉克（Shaver & Clark，1994）的观点，恐惧型个体比其他依恋风格的个体更缺乏对人的信任感，社会适应更加困难。在对依恋文献进行回顾的过程中，恐惧型依恋的个体对恋人具有更加负面的内在意象，维护关系更加困难，比其他类型的个体更加难以共情他人，在治疗中预后也最差（Mikulincer & Shaver，2007b）。

本书的结构

本书由两大部分组成。第一部分（第一章到第三章）回顾了依恋及其在团体心理治疗中的理论和实证研究。第一章首先讲述了依恋理论的基本原理，展现了个体早期与照料者的依恋经历如何影响其成人后的关系模式和心理健康状况。接下来阐述了在不同理论取向的团体治疗中运用依恋理论的情况，其中也包括我们自己的方式，这在本书的第二部分会有详细描述。第二章回顾了依恋风格的不同测量方法及其优势和劣势，以及与之相关的实证研究。第三章回顾了患者的依恋风格如何影响治疗过程和治疗效果的实证研究文献（比如治疗中如何对不同的依恋风格进行靶向干预），也回顾了治疗师的依恋风格以及咨访双方依恋风格的互动，是如何影响治疗过程和治疗效果的。将依恋理论应用于团体治疗的经验和研究体系越来越成熟，逐渐得到了业界的重视。

　　第二部分（第四章到第十二章）提供了在团体治疗中对不同的依恋风格成员进行治疗的临床指导和案例分析。第四章介绍了如何对不同依恋风格的成员进行入组前的筛选、安排和准备，也提出了不适合入组的候选成员的特征，并讨论了带领者如果将这类候选成员安排进组，如何将潜在的伤害降到最低。第五章回顾了在团体治疗中促进安全型依恋的核心技术。这章强调共情、情绪调节、心智化、洞察、团体凝聚力和团体氛围。第六章到第八章介绍了如何将这些技术应用于特殊的不安全型依恋风格的个体：专注型依恋成员（第六章）、冷漠型依恋成员（第七章）、恐惧型依恋成员（第八章）。这些章节提供了丰富的临床案例展示团体治疗如何利用此时此地的情感体验来帮助团体成员逐渐感到安全并发生改变的。

　　第九章到第十一章讲述了团体治疗将依恋理论应用于特殊人群和特殊议题的内容。特别是，第九章聚焦于进食障碍、物质滥用和创伤。第十章描述了团体心理治疗中的族群多样性。第十一章聚焦于团体治疗的丧失感和结束过程。最后，第十二章包含了两个深度描述的案例分析，集中讨论了团体治疗中的依恋风格如何影响团体对新成员的接纳、团体中的冲突、团体凝聚力和改变的过程。更重要的是案例描述强调了团体带领者会如何造成团体凝聚力的破坏，以及带领者如何修复这些裂痕。最后，这些案例说明了如何在团体的安全氛围中促成成员发展安全型依恋。

目录

第一部分

依恋和团体心理治疗的理论与实证研究

第一章

依恋理论及其在团体心理治疗中的应用概论

　　本章着重介绍依恋理论的主要原理，解释早期依恋经历如何影响情感调节、共情能力和维持亲密关系的能力，并描述团体治疗经常遇到的各类心理健康问题。本章简要回顾依恋理论在各种理论取向的团体心理治疗中的应用，并通过介绍如何将依恋作为团体治疗的核心过程来促进成员的改变，为团体带领者在临床工作中更好地应用依恋理论奠定基础。

依恋根源

早期安全需求

　　约翰·鲍尔比（John Bowlby, 1969, 1973, 1980）是依恋理论的提出者，他认为，大多数精神病理现象都源于婴儿发育早期出现的问题，即婴儿对安全和安全感的基本需求得不到满足而产生的影响。虽然鲍尔比的职业为精神分析师，并师从梅兰妮·克莱因（Melanie Klein），但他认为，儿童所面临的许多问题并非基于他们的攻击驱力或偏执的精神状态，而是出自他们与其照料者保持联结的意图。鲍尔比及其他客体关系分析师（Fairbairn，1952；Winnicott，1971）认为，对照料者的依恋是推动自我发展和精神病理变化的最重要的因素。

根据鲍尔比（1969，1973，1980）的观点，婴儿对其主要照料者的早期依恋经历，为其形成自我和他人的**内部工作模型**（或**内部表征**）建立了基础。从本质上讲，内部工作模型是内化的信念体系，是行为、情绪调节和未来的人际关系的指导原则（Bowlby，1982）。婴儿（以及之后的儿童）通过与照料者的互动来了解自己是谁。如果与婴儿互动的是一位充满关爱的照料者，他会关注婴儿的需求，配合婴儿的情感并提供安全感（例如，照料者细心抚慰哭泣的婴儿），那么婴儿的内心就会产生"我受人喜爱""我有人照顾"以及"我的情感得到重视"的感觉。除此之外，婴儿也会开始内化他人的看法。"人们喜爱我"和"人们是值得信任的"等想法也成为婴儿对他人的工作模型的一部分。该婴儿与照料者在一起时会产生一种安全感，并且随着时间的推移，还会在重要关系中形成一种越来越安全的依恋。

如果与婴儿互动的照料者无法控制自己的情绪，不愿或不能提供安全感（例如，照料者对哭泣的婴儿熟视无睹或大喊大叫），那么婴儿的内心则更倾向于产生"我一文不值""我被人厌恶"或"我无计可施"的感觉。这些内部表征会成为婴儿自我工作模型的一部分。此外，"人们是危险的"或"人们是让人失望的"等观点也会成为婴儿对他人工作模型的一部分。

安全型依恋

婴儿或儿童不仅会将对自我和他人的心理表征内化，而且还会学习如何应对因感知威胁或危险而产生的自动化的战斗－逃跑反应。探索外部世界对于婴儿来说至关重要，他通过研究面孔、观察东西，以及爬、摸、尝、听、闻等行为逐渐对外部世界进行深入的探索。而在这样的探索过程中，婴儿、儿童经常会经历恐惧或痛苦，因此需要借助照料者进行外部情绪调节。若照料者能在婴儿经受压力时予以安抚，那么婴儿就能学会向依恋对象寻求情绪调节和安全感（Beebe & Lachmann，2002）。当婴儿的情绪在与照料者的关系中得到控制时，探索也得以继续。例如，若安全型的孩子在玩玩具时被巨大的噪声惊吓，他就会跑向照料者并重新获得一种安全感。也许照料者的一个拥抱或几句安慰的话语就能促进安全感的产生。一旦恐惧得到控制，孩子就可以安全地离开照料者，继续之前的游戏（游戏也是探索之一）。随着时间的推移，这种方式就会培养出一种自我安慰的能力，以及在需要时依赖他人的能力，从而形成一种更安全的依恋风格。

不安全型依恋

如果依恋对象缺失或总是变化，婴儿或儿童就在与照料者的关系中学会尽可能以最好的方式处理情绪。例如，若照料者只是偶尔回应婴儿的需求，那么婴儿可能学会紧紧抓住照料者，以防照料者在他需要安抚时离开或不在。在这种情况下，婴儿不再探索环境或参与游戏，而是专注于保持与照料者的亲近。于是，婴儿认识到依恋比接触世界更重要，并可能形成内心匮乏、无所适从和脆弱的自我意识，或形成他人更强大，会拒绝和抛弃自己等偏差的想法。这样处境下的婴儿就形成了所谓矛盾型依恋风格，成人阶段则会发展为专注型依恋风格（Ainsworth，Blehar，Waters，& Wall，1978）。

矛盾型婴儿得到的来自照料者的回应是反复无常的，而回避型婴儿（长大后可能发展为冷漠型成人依恋风格）则往往得到消极的回应或者没有回应（例如，当婴儿表露出痛苦的迹象时，照料者可能会忽略甚至惩罚婴儿）。回避型婴儿认识到当他有情感需求时，照料者并不会促进其安全感的产生。回避型婴儿处理情感的方式是将注意力集中在外部世界而不是去接近照料者。这样，回避型婴儿便逐渐学会独自应对内在状态，在未来生活中更有可能通过自给自足来对抗依恋的需要。

一个人不可能在一夜之间内化形成对自我和他人的意识。内部工作模型在婴儿与照料者反复的人际互动中逐渐形成，并受照料者回应婴儿或儿童成长过程中的保护需求和激励需求的方式所影响，而且这个影响通常发生在语言习得之前（Beebe & Lachmann，2002）。保护能提高生存概率并确保婴儿免受危险，激励则能激发好奇心、促进成长和鼓励个体化。鲍尔比（1969）介绍了两种促进安全和成长的行为系统：亲密寻求（proximity seeking）和探索环境。这两种系统被认定是进化的功能，在进化过程中，婴儿或儿童会接近更有竞争力的成年人以获得安全感并保护自己、躲避掠食者，与此同时，婴儿或儿童也在探索自身周围的环境，变得更加独立自主。

有关亲密寻求和探索环境的实验研究

玛丽·爱因斯沃斯（Mary Ainsworth）是鲍尔比的学生兼同事，也是最早对鲍尔比提出的这两种互动系统的理论假说进行实证研究的人。在研究中，爱因斯沃斯设计出儿童能够进行亲密寻求和探索环境的场景，然后观察儿童在压力环境下的行为反应（Ainsworth et al.，1978）。这项研究如今已举世闻名，研究方法被称为**陌生情境实验**。该研究安排幼童与其照料者短暂分离后又重聚。通过观察这些儿童，爱因斯沃斯及其同事发现：拥有安全型依恋的儿童能够忍受压力环境，并且当他们与照料者重聚后，能从分离中快速恢复；而拥有不安全型依恋的儿童则显示出更多的焦虑，即使照料者回到他们身边也无法继续探索，这些儿童否认自己的痛苦，甚至在重聚后也无法从分离中恢复。与主要照料者关系更安全的儿童能在照料者的帮助下调节痛苦的情绪，并且能更自由地探索新环境。更重要的是，当他们感受到痛苦时，能够依赖他们的主要照料者从而获得安抚，照料者也能促进他们的情绪调节。然而，拥有不安全型依恋的儿童要么回避其主要照料者的安抚，要么放弃探索和玩耍，只紧紧抓住照料者。从本质上讲，这是因为分离的威胁引起过度的亲密寻求，导致儿童无法进行情绪调节，所以他们依旧感到痛苦；或者尽管儿童对分离产生生理反应，但分离并没有引起任何亲密寻求（Sroufe & Waters，1977）。研究结果显示，拥有不安全型依恋的儿童在感受到威胁时同样具有与照料者进行互动的方法，而这影响到他们如何调节情绪以及与环境互动。

　　鲍尔比（1982）认为照料者的类型十分重要，是儿童这些行为的根源。一个能为儿童提供情感安慰、抚慰痛苦，同时能激发儿童的好奇心并促进儿童探索环境的照料者就像一个**安全基地**，这种类型的照料者对儿童的成长最为有益。梅因、卡普兰和卡西迪（Main，Kaplan & Cassidy，1985）找到了儿童在陌生情境实验中的行为与他们内部表征的发展之间存在联系的实际证据。具体来说，他们发现婴儿在陌生情境实验中的表现与他们对六岁时亲子分离的描述结果一致。此外，根据这些儿童在分离时画出的有关家庭的图画，可以推测出每个儿童在一岁时对母亲的依恋情况。

早期依恋的终身影响

　　鲍尔比（1982）不仅从理论上说明安全基地对婴儿和儿童的成长至关重要，还提出安全型依恋的影响是"从摇篮到坟墓"的（p. 163），即我们终身受其影响。研究者通过跟踪记录婴儿依恋对成年期的影响，证实了鲍尔比的假设（Sroufe，Egeland，Carlson & Collins，2005）。为了研究早期依恋对后期发展的影响，斯洛夫（Sroufe，2005）对婴儿进行了长达30年的跟踪记录，最终得到一组令人难以置信的数据。这项研究由美国明尼苏达大学主持（Sroufe et al.，2005），共涉及 200 名高危母亲和她们的婴儿，并且这些婴儿在 12 个月和 18 个月大时都参与了爱因斯沃斯的陌生情境实验。在完成早期的婴儿依恋评估之后，这些孩子还在童年期和成年期接受了反复的评估。研究结果与预期相符，回避型依恋与照料者在心理层面缺失照料有关，而所有被认为缺少照料者的孩子在他们 18 个月大时接受的评估中都被归类为回避型依恋。关于紊乱型依恋的婴幼儿，研究发现这些孩子的照料者更具虐待性，包括对孩子身体虐待和情感忽视。

这项研究表明，安全的婴儿依恋与一个人在学龄前的情绪调节能力、在青少年时期担任夏令营队长的经历，以及后来的精神病理学等都存在联系。虽然在婴儿期拥有安全型依恋的人产生精神健康问题的概率更小，但是斯洛夫（2005）指出这并不代表他们在之后的生活中不会遇到困难，只不过他们似乎能更好地渡过难关。研究结果还显示，被归类为紊乱型的婴儿长大后出现精神问题的风险最高。研究人员发现，婴儿期的紊乱型依恋与青春期的精神问题和成年期对婚姻的敌意的相关最为显著。他们还发现，有自残和自毁行为的成年人更有可能具有紊乱型的婴儿依恋、性虐待史和解离的情况。总之，斯洛夫（2005）提出，依恋史"显然与自立的发展、情绪调节的能力、社交能力的产生和发展过程等各种问题相关。此外，特定的依恋模式对正常发育和精神病理学都有影响"（p. 349）。

除了研究早期依恋的影响，斯洛夫及其同事（2005）描述了父母不仅可以在孩子感到痛苦时提供安全感，还可以在平时做很多事情来提供和培养孩子的安全感。比如，父母可以设定限制和界限，帮助孩子解决问题，参与孩子的游戏，以及让孩子接触不同的人和活动等。除此之外，斯洛夫等人（2005）还认为父母提供的敏感的照料非常重要，因为它比单独的依恋更能预测孩子在未来生活中可能拥有的能力和遇到的困难。由此可见，依恋似乎是婴儿－照料者关系的基础，也是发育过程的初始平台，但是照料者的情绪同调同样至关重要。

终身影响机制：情绪调节的内化

虽然斯洛夫等人（Sroufe et al.，2005）认为照料者的敏感性与依恋是分开的，但是舒尔却提出不同意见。舒尔（Schore，1994）从他早期对神经生物学和依恋的研究中得出结论：和善于情绪同调的照料者的安全型依恋有助于婴儿从照料者身上获得情绪调节能力。从本质上来说，婴儿首先依赖他人进行情绪调节，直至将其内化，发展出自我抚慰（self-soothe）的能力（Behrends & Blatt，1985）。照料者促进上述婴儿获取调节能力的方法之一就是了解婴儿的承受能力，即什么是婴儿无法承受的，什么又是婴儿有能力应付的。这能确保婴儿的兴奋处于适度的范围之内，甚至是达到最佳程度。根据舒尔的观点，最佳兴奋包括交感神经兴奋和副交感神经兴奋的平衡。

交感神经系统负责在压力下调动身体资源，通常被称为**战斗－逃跑反应**。副交感神经系统与交感神经系统互相配合，负责促进休息和降低战斗－逃跑反应。例如，当照料者离开时，婴儿会哭泣，此时就会激活交感神经系统。而当照料者返回，弯腰注视婴儿的眼睛并拥抱婴儿时，婴儿就会得到安抚，副交感神经系统得以激活。在发育早期，儿童需要依靠照料者来激活副交感神经系统，并通过照料者来学习自我抚慰。

治疗的改变机制：培养安全型依恋

目前，神经科学家和临床医生提出，为了促进心理治疗的效果，治疗师的角色必须类似于一位敏感而积极的照料者。治疗师必须促进人际交往经验的发展，且该经验要融合情感（右脑）和思维（左脑），进而推动情绪调节的变化（Cozolino，2002；Fonagy & Target，2008；Schore，2002；Siegel，2007）。治疗师要为患者提供一个安全基地，让他们能够探索对于自我和他人的看法（即他们的内部工作模型），并在患者面临威胁和痛苦时帮助他调节情绪。最终，患者会将自我调节的能力内化，学会自我抚慰。

团体心理治疗的机制也是如此。2010 年，《团体心理治疗国际期刊》（*International Journal of Group Psychotherapy*）出版了一本专门研究神经生物学、人际关系系统和团体心理治疗的书。在这本书中，弗洛里斯（Flores，2010）提出，"从心理生物学的角度出发，团体心理治疗相当于建立了一种微妙的调节性依恋关系，旨在稳定生理机能和情绪，并修正依恋模式的情绪记忆"（p. 559）。带领者、团体成员以及整个团体都能帮助那些被不安全型依恋困扰的成员，促进他们的情绪调节和内部表征的变化。

在探讨治疗师如何以一种适应性的方式培养情绪调节能力之前，要先了解拥有不安全型依恋的个体是如何应对消极情绪的，这一点非常重要。

应对不理想照料的行为方式

拥有不安全型依恋的婴儿和儿童以抑制激活和过度激活的行为来应对缺少情绪敏感度和积极关注的照料者。虽然这些应对行为在婴儿期和童年期效果不错，但无法应对成年期出现的问题。

抑制激活：冷漠型依恋的根源

根据舒尔（Schore，1994，2002）的观点，回避型儿童的母亲无法促成最佳兴奋，反而会因为婴儿对她们的依赖而产生反感，并阻止婴儿的亲密寻求行为。换言之，她们不会采取最佳反应，最终导致婴儿长期处于极度痛苦之中。比如，照料者有可能会放任婴儿哭泣几个小时，然后才抱起婴儿进行安抚（Beebe & Lachmann，2002）。但是，即使在试图抚慰孩子的同时，照料者也可能对这种身体接触感到厌恶，并表现出沮丧、生气，甚至是憎恶的神情（Main & Weston，1982）。在这一过程中，婴儿意识到亲密寻求并不能赢得抚慰或调节压力。更糟糕的是，由于婴儿的安慰需求遭到了拒绝，因此亲密寻求反而为婴儿增加了另一种引起痛苦情绪的应激源（Schore，1994）。当需求被拒的经历反复上演，就会形成一个防御过程。在该过程中，婴儿在感到痛苦时，会将注意力从照料者身上转移，从而停止亲密寻求行为，由此减少情感上的拒绝和羞耻。

当母亲将婴儿推开，不理会婴儿的亲密寻求时，婴儿就被遗留在过度激活的状态中，具体表现为心率加快和消极情绪增加，即所谓的交感神经兴奋。照料者以停止抚慰和躲避视线的方式来应对情绪压力，会妨碍婴儿从照料者的抚慰中获益。舒尔（Schore，1994）的研究表明，当照料者以生气或冷酷的态度面对婴儿的情感需求时，婴儿可能会避免与照料者对视，从而防止从照料者那里遭受更多痛苦。舒尔认为，婴儿必须找到某种方法来降低交感神经系统兴奋，才能从交感神经支配下的痛苦状态转为副交感神经支配下的失望状态。婴儿因此学会防御性独立或自我依赖，依恋需求也得到升华（Sroufe，Fox，& Pancake，1983）。这样一来，婴儿就不用再忍受交感神经兴奋。福沙（Fosha，2000）将此描述为"应对而不感受"（dealing but not feeling，p. 43），原因就在于冷漠型婴儿为了保持心理内聚力和运行能力牺牲了情感生活。

过度激活：专注型依恋的根源

抗拒型婴儿不会放弃亲密寻求，相反还体验到交感神经系统未经调节的过度兴奋。这些婴儿会增加亲密寻求，并且会想方设法去依赖照料者的情绪调节能力。例如，在陌生情境实验结束后，这些婴儿会对回到身边的照料者表现出愤怒和黏人的情绪。根据舒尔（Schore，1994）的观点，抗拒型婴儿的照料者的回应通常变换不定，因此婴儿无法信任照料者的回应。同样地，这类照料者也无法维持婴儿的最佳兴奋水平，并且在回应婴儿时更容易显得反复无常。

特罗尼克（Tronick，1989）、毕比和拉赫曼（Beebe & Lachmann，1988，2002）描述了有一些母亲，不顾婴儿试图转向其他活动的意愿，不断唤起婴儿或试图刺激婴儿。从本质上讲，这类母亲无法读懂婴儿减少刺激的需求，她们的行为更多时候是被自身而非婴儿的亲近需求激发。专注型婴儿学会服从照料者，并且非常专注于情绪调节，以至于放弃了探索。过度刺激的结果就是造成交感神经系统比副交感神经系统更经常处于兴奋状态的倾向，这与回避型婴儿的情况恰恰相反（Schore，1994）。福沙（Fosha，2000）将这种情况称为"感受而不应对"（feeling but not dealing，p. 43），因为该婴儿过分关注自身和他人的情感需求而牺牲了探索和独立。

创伤性情绪：恐惧型－紊乱型依恋的根源

在陌生情境实验中，有一些婴儿表现出一系列不寻常的行为，既不像抗拒型依恋也不像回避型依恋。观察人员注意到一些婴儿在照料者返回后会做出一些奇怪的行为，比如，跌倒、转圈、离群或者停住不动。这些孩子在重新见到照料者之后似乎无法决定做什么好。他们既没有表现出对亲近或安慰的渴望，也没有忽视照料者或继续玩耍，而是仿佛僵住了。由这些反应可以猜测，婴儿可能在父母那里经历过可怕的事情。所以他们没有马上接近，而是陷入了进退两难之中。婴儿在感到痛苦时接近照料者是一种天性，但是对这些婴儿来说，照料者则会带来恐惧。实际上，避风港也会成为精神创伤的根源。这些儿童拥有一种混乱的依恋模式，这与成人的恐惧型依恋相呼应。紊乱型儿童描绘的家庭图画反映出他们所经历的恐惧。他们画的是被分割的肢体、骨头，以及画出又被擦掉的人（Main，1995；Main et al.，1985）。梅因的研究表明，紊乱型儿童的父母曾经历过某种精神创伤或遗留的痛苦。最重要的是，过去的创伤会具有后遗症，这一特质导致这些照料者无法应对和克服精神创伤。因此，他们无法调节婴儿的情绪，甚至会在情感上或身体上虐待婴儿，或者在面对婴儿时因害怕而僵住。婴儿则会对照料者感到恐惧，或感受到照料者对他的恐惧；但无论哪一种反应都会阻碍安全感的产生，而安全感对于情绪调节必不可少。福沙（2000）将这种情况描述为"既不应对也不感受"（not dealing and not feeling，p. 44）。拥有紊乱型依恋的人必须摆脱具有威胁性的依恋对象所带来的恐惧和孤独。他们之所以无法感受或处理情绪，是因为他们的照料者不能帮助他们应对这些情感状态。对他们来说，离群独处才能缓解困境和保持自我内聚力。

依恋与成人关系

健康的成人关系和心智化

虽然我们已经知道早期的和照料者互动的经历是如何影响成人依恋的，但是我们还不清楚安全型依恋是如何影响我们维持健康亲密关系的能力的。根据福纳吉（Fonagy，2000）的观点，个体在发育过程中学到的最重要的品质之一是如何理解彼此的想法、情感、信念和愿望，这一品质将影响个体在未来所有的关系。福纳吉（2000）认为，心智化是一种根据存在于个体内部的潜在心理状态来理解并解释人类行为的能力。在安全关系中，我们学着设想他人的意向与自己的不同，即我们获得了一种**意向立场**（intentional stance），并学着引导彼此的需求和行动。福纳吉认为意向立场来自与照料者相处的经验，它与安全型依恋的建立相伴而生，而安全型依恋可以让一个人去设想另一个人的想法。

福纳吉、盖尔盖伊、尤里斯特和塔吉特（Fonagy，Gergely，Jurist，and Target，2002）描述了善于情感性同调的照料者是如何帮助婴儿反思自己的内在状态的。温暖安全的照料者对婴儿的感受、需求和意图都感到好奇，同时善于思考的照料者则能准确地理解到婴儿哭泣的原因可能是饥饿。这时，照料者就可以向婴儿表达"你一定是饿了"，并做出合适的反应，比如拿出奶瓶给婴儿喂奶。这一系列事情启动了一个过程，将饥饿这一内在状态与哭泣这一情绪状态以及他人的意图联系起来，从而能在婴儿需要时拿来奶瓶。当这种经历不断重复发生，婴儿（以及后来的儿童）就能成长为一个安全型的成年人，能够与他人产生共鸣，并且在需要的时候为他人提供支持，也能有效地管理情绪压力，并能在受到威胁时寻求自我支持（Mikulincer & Shaver，2007b）。

然而，无法对婴儿的内在状态进行反思的照料者可能将婴儿的哭泣视为寻求关注和过度依赖的表现。或者有的照料者可能认为婴儿的哭泣反映了自己照顾无能，并因为这种令人挫败的想法而不知所措。毕比（Beebe，2005）在其有关母婴互动和不安全型依恋的研究中观察到，如果婴儿在与照料者保持目光接触的过程中感到兴奋过度，他就会看向别处，中断目光接触，从而应对这种刺激。如果照料者（母亲）能够忍受这种分离并理解婴儿自我调节的需要，她就会允许孩子看向别处，然后在孩子准备好后再重新对视。但是，如果照料者的依恋更偏专注型，不能忍受这种分离并认为中断目光接触是拒绝的表现，那么他就会离开婴儿或者不顾婴儿中断接触的需求继续刺激婴儿。因此，该婴儿要么被弃而不顾，要么处于过度兴奋的情绪状态之中，无法进行合理调节。

照料者准确解读婴儿哭泣含义的能力（比如推测婴儿哭泣是在表达内

在需求或饥饿），以及给予最佳回应的能力，影响着婴儿的情绪调节和安全型依恋的发展。事实上，那些在反思他人的能力上得分较高的父母，与那些反思能力较差的父母相比，前者养育出安全型孩子的可能性是后者的三到四倍（Fonagy, Steele, Steele, Moran, & Higgitt, 1991）。

照料者的心智化能力不仅影响婴儿依恋的发展，而且随着婴儿长大成为新的照料者，他在婴儿时期的依恋也会影响其反思能力的发展（Fonagy, 2000）。这一循环会不断重复，安全型的婴儿会成为能够读懂他人包括自己孩子的意图的照料者（Mikulincer & Shaver, 2007b）。从本质上来说，已有的安全感会产生新的安全感。反思能力是安全型依恋的关键因素之一，它与我们的共情能力以及分享内在体验的能力紧密相关，继而影响到维持亲密关系的能力。研究成人依恋的社会心理学家为福纳吉的观点找到了支撑依据，并通过实证研究证明，拥有不安全型依恋的成年人在与他人产生共情、为情绪低落者提供支持、原谅他人和保持亲密关系等方面的困难更大（参见 Mikulincer & Shaver, 2007b）。可以想象，成年人的不安全型依恋和不健全的反思能力是导致各种情绪困扰和精神疾病的主要原因。

成人关系问题与精神病理学

鲍尔比（1973）提出，因为缺少安全基地的缓冲，不安全型依恋可能会导致婴儿陷入焦虑之中。后来，鲍尔比（1980）又提出，若在婴儿发育早期出现照料者死亡或缺失的情况，则可能会导致婴儿陷入绝望。根据米库林瑟和谢弗（Mikulincer & Shaver, 2007b）的回顾，目前已有百余项研究探讨了成人依恋与焦虑和抑郁症状之间的关系。具体来说，临床研究人员已经公布成人依恋与慢性抑郁症（Cyranowski et al., 2002）、恶劣心境（West & George, 2002）、双相情感障碍（Fonagy et al., 1996）以及焦虑障碍（Manassis, Bradley, Goldberg, Hood, & Swinson, 1994）之间均相关。

总体研究结果表明，依恋越安全，抑郁和焦虑的症状越轻。研究还表明，专注型个体患上抑郁症和焦虑症的比例较高，而冷漠型个体出现这些症状的例子则较少。本书第九章还将深入回顾依恋与物质滥用、进食障碍和创伤的关系。

依恋与人格障碍

已有大量的研究关注早期依恋和 BPD 的形成之间的关系（Fonagy et al.，2002）。BPD 是一种常见的慢性精神障碍，其特征是患者会反复出现人际关系困难、害怕被抛弃、空虚、情绪不稳定、突然爆发愤怒、冲动控制力差、自残（即割伤自己）以及自杀念头和行为等症状（American Psychiatric Association，2000）。许多理论家提出，BPD 患者的大多数症状源于不安全型依恋（Diamond et al.，1999；Fonagy et al.，2002；Holmes，2004；Levy，2005）。本书第八章将进一步回顾恐惧型（紊乱型）依恋，第四章将回顾专门为具有精神创伤史的患者而设计的心智化团体治疗。

依恋与适应问题

并非所有的心理问题都可以构成医学诊断。许多寻求心理治疗的人具有孤独问题、家庭问题、婚姻困难以及妨碍友谊的人际关系问题等。这些人可能对自己的照料者有着安全型依恋，但是仍难以适应生活中出现的问题，例如悲伤、职业转型和育儿问题。因此，即便是拥有安全型依恋模式的人也能从心理治疗中获益。实际上，心理治疗研究者已经发现，来访者的安全型依恋与治疗同盟的发展以及治疗的积极结果有关（Daniel，2006）。社会心理学家和临床心理学家均已应用依恋理论来解释自我和他人的内在表征是如何影响这些关系的。

社会心理学家已经积累了大量的文献来支撑依恋类型与其在友谊和夫

妻关系中的作用之间的联系（参见 Mikulincer & Shaver，2007b）。严谨的实证研究发现，相比于不安全型的成年人，安全型的成年人被认为更具吸引力，他们约会的成功率和婚姻的满意度也更高。另外，安全型个体拥有更亲密的友谊，能够在需要的时候寻求他人的支持，并且能够在他人感到痛苦时提供支持。虽然他们依然需要应对各种问题，但他们可以获得他人帮助并从中受益（Sroufe et al.，2005）。安全型的人能产生共鸣，表达同情，并能在他人做出不好的行为之后表示原谅，而那些拥有不安全型依恋的人在被他人伤害后却很难与他人继续保持联系。不安全型个体难以容忍挫折和提供帮助，他们处理冲突的能力较差，并且难以修复破损的关系（Mikulincer & Shaver，2007b）。这就可以理解为什么临床医生在心理治疗中会选择应用依恋理论来解释患者心理上潜在的复杂问题。

依恋与心理治疗

鲍尔比（1988）认为，为了获得积极的治疗效果，临床医生需要在治疗过程中促进安全感的产生，需要探究个体是如何通过错误的自我和他人内在工作模型理解他人的，还需要将当前的人际关系困难与之前的依恋失败联系起来，并为患者提供矫正性情感体验。鲍尔比还强调关系的重要性，认为它在理解适应不良的模式和促进改变方面疗效显著。

自鲍尔比（1988）的原著《安全基地》（*A Secure Base*）出版以来，他的理论被许多临床医生应用到心理治疗中并著书出版，具体包括个体心理治疗（Fosha，2000；Holmes，1996；Sable，2001；Wallin，2007）、精神分析治疗（Bowlby，1988；Cortina & Marrone，2003；Fonagy，2001）、伴侣心理治疗（Clulow，2001；S. M. Johnson & Whiffen，2003）、家庭心理治疗（Hughes，2007）和物质滥用治疗（Flores，2004）。这些作者均强调治

疗师要识别患者的依恋结构，并探究这些依恋是如何与疾病症状、情绪调节、人际关系和治疗过程相联系的。与鲍尔比一样，这些作者同样将治疗师视为安全基地，认为治疗师应该与患者早年依恋失败的经历不同，为患者（个人、夫妻或家庭）提供新的关系体验。临床医生几乎总是强调移情、同调此时此刻深刻的情感体验、积极倾听和参与、具备开放性、充满好奇心。他们还关注言语和非言语的互动，关注核心情绪的记录和依恋相关问题的出现。

许多与依恋困难相关的特定问题都已经具有有效的团体治疗，这些问题包括进食障碍（Tasca, Ritchie, et al., 2006）、BPD（Bateman & Fonagy, 2003；Ogrodniczuk & Piper, 2001；Wilberg et al., 2003）、抑郁症（MacKenzie & Grabovac, 2001）和创伤后应激障碍（Schnurr et al., 2003）。尽管如此，关于依恋理论在团体心理治疗中的应用研究却比较少。在描述我们在团体治疗中的依恋模型之前，先回顾一下其他包含基于依恋的团体历程的治疗方法。

团体心理治疗理论：连接依恋理论的桥梁

若要回顾依恋理论在团体治疗中的应用，却又不提那些支持依恋干预的团体心理治疗理论，这是不公平的。这些应用于团体心理治疗的理论和方法与依恋理论有许多相似之处。例如，团体心理治疗中的客体关系理论、自体心理学理论和人际关系理论都包含了与依恋相关的概念。某些认知行为疗法，如认知评价疗法（Wessler & Hankin Wessler, 1997）也被应用于团体心理治疗，并且认知行为疗法还结合了鲍尔比的理论。

鲍尔比提出"依恋对人类发展十分重要，这一认知在客体关系理论中已被广泛认可"（Rice, 1992, p. 35），并且他并不是唯一一个强调照料者对婴儿的情绪调节和发育会产生影响的人。温尼科特（Winnicott，1971）也强调母婴关系的重要性，并创造了一个新术语"足够好的母亲"，以强调婴儿发育过程中敏感照顾的重要性。费尔贝恩（Fairbairn）则提出婴儿寻求关系不是为了快乐而是为了减少内心的紧张，这与鲍尔比的观点一致。这些理论家都表达了早期养育环境的缺失对个体成长的重要影响，以及这些缺失影响心理障碍的病理机制和相应的治疗过程（Fonagy，2001）。

客体关系理论与团体心理治疗

尽管将依恋理论应用于团体心理治疗的理论家寥寥无几，但是将客体关系理论应用于团体心理治疗的却有很多（Alonso & Rutan，1984；Bion，1961；Ganzarain，1989；Schermer & Pines，1994）。这些理论家十分重视对团体心理治疗过程中自然展现出来的早期关系的探究。团体成员们会不可避免地根据其早期内化的关系体验来回应其他成员、带领者和整个团体。但庆幸的是，只有在团体能体验、探索和理解这些内部表征时，他们才会出现。为了充分理解团体的运行过程，决定促进情绪调节和洞察的最佳干预，带领者试图在团体中提供情感帮助，寻找成员在团体中的投射作用和移情反应，并探索自身的反移情反应。与依恋取向的临床医生相似，这些团体治疗师希望在团体体验的基础上培养出更健康的关于自我与他人的内部表征。

自体心理学理论与团体心理治疗

除了客体关系理论，自体心理学家指出自体心理学理论也与依恋理论存在相似性（Fonagy，2001）。自体心理学理论家（Kohut，1971；Kohut & Wolf，1978）强调照料者对促进情绪管理和内聚性自体的发展的重要性。自体心理学理论还关注与照料者一起生活的早期经历是如何培养一个人的成人关系和亲密关系的。正如鲍尔比提出了安全基地的概念，科胡特（Kohut，1971）也描述了一种健康的自体－客体体验。根据科胡特的观点，孩子依赖于自体－客体（也就是照料者）来提供、维持和促进内聚性自体的发展。和安全基地一样，这种照料者的内在心理体验能促进孩子自我内部的调节，推动目标的实现，并有助于未来亲密关系的形成。

许多自体心理学家已将自体心理学理论应用于团体心理治疗（Ashbach & Schermer，1992；Segalla，1998；Stone，1992）。哈伍德（Harwood，1983）介绍了团体历程是如何引导出成员们之前的自体客体体验的。团体带领者关注团体历程会如何触发过去的人际伤害，并对成员保护自我、避免重复创伤的需求十分敏感。带领者还关注团体当前的关系互动，并根据成员试图避免童年经验带来的伤害这一需求，帮助他们探寻与其他成员、带领者和团体建立联结的方式。就像鲍尔比强调情感性同调照料者的重要性一样，自体心理学团体治疗师强调移情性同调的重要性和团体中出现的伤害的修复机会，因为这一过程可以加强成员的自我核心意识。此时此刻的破损和修复过程对这些团体治疗师来说至关重要，这相当于以依恋为导向的治疗师强调在团体内恢复情绪调节和修复依恋伤害。

人际关系理论与团体心理治疗

在团体心理治疗理论中，亚隆（Yalom，1995）提出的人际关系过程理论或许是最耳熟能详的。亚隆认为团体内有许多有效的治疗机制，并认为人际关系问题通常是各种心理痛苦和症状的根源。尽管亚隆同意，寻求心理治疗的团体成员在人际关系方面的问题很可能来自童年时期，并且认为移情反应——亚隆称之为转移性曲解（parataxic distortions）——会影响团体历程，但是他并未进一步探究团体中这些问题的深层原因。不同于自体心理学团体治疗师或客体关系团体治疗师，亚隆主张将治疗重点放在这些失调行为对团体中此时此刻互动的影响方式上，因为根据他的观点，当前的互动拥有改变团体成员的内部表征的力量。亚隆认为真实的反馈和团体中的联结能挑战和修正过去的假设，并有助于创造新方法来解决人际冲突和处理亲密恐惧。

亚隆和莱兹克兹（Yalom & Leszcz，2005）提出，"分享内心世界的情感然后得到他人的接纳是至关重要的。他人的接纳使患者对原有信念（认为自己基本上是遭人反感、不被人接受或不讨人喜欢的）产生怀疑"（p. 56，原文中斜体部分）。他们所描述的矫正性情感体验与鲍尔比提出的自我和他人的内部工作模型的修正十分相似。在鲍尔比的概念中，当患者在分享了一段有意义的情感经历后，若该经历被理解和接受，且方式与患者早期的依恋经历相反，那么在治疗过程中就会出现内部工作模型的修正。

亚隆和莱兹克兹（2005）继而提出，要产生矫正性情感体验，成员们的团体体验必须是安全的，并且团体中必须有积极的参与度和真诚度，这样成员们才能依赖体验的真实性。他们举了一个例子，团体内的一个成员原本因为害怕被抛弃而感到无法表达愤怒的情绪，但是在她冒险表达了这种情绪之后，却得到了团体的接纳，她也因此获得了与她所害怕的经历截然不同的体验。亚隆和莱兹克兹并没有应用依恋理论，但是在他们的描述中，团体的作用对该成员来说就像一个安全基地，帮助她表达情绪而不用担心会产生被抛弃的可怕后果。

这个例子强调了深入了解团体历程的重要性，并且对于成员来说，反思自身的团体经验也至关重要。亚隆和莱兹克兹（2005）指出"如果要将情感体验转化为治疗性体验，这种回溯，这种循环性的自我反思非常关键"（p. 30）。亚隆和莱兹克兹还描述了福纳吉提出的"心智化"，并强调了将情感体验与内在需求和意图，以及对他人的看法的认知性理解相联系的重要性。

亚隆（1995）认为成功的团体成员依赖于认知地图，即"一种智能系统，能涵容情感体验，并理解团体中唤起的情绪背后的意义"（p. 31）。依恋理论家则认为成员们所依赖的地图是自我理解的一种系统，能将当前自动和隐性的反应与过去脆弱的情感体验联系起来。依恋理论就是一张地图，它不仅能促进成员的体验，而且还有助于引导带领者了解团体中发生的事情。虽然这些方法都包含以依恋为基础的干预方法，但还有一些特定的团体治疗是专门根据依恋理论而设计的。

基于依恋理论的团体心理治疗的实施方法

一些研究人员和临床医生已经将依恋理论应用于一种特定的团体治疗模式。例如，麦克拉斯基（McCluskey，2008）创造了一种主要围绕依恋理论的团体治疗方法，她将其称为"基于依恋的兴趣分享理论"。她的方法涵盖不同的治疗阶段，各阶段都从依恋的角度出发，关注成员们的自我探索。各治疗阶段分别探讨抚养过程中的深层动机、爱和性的体验，以及对防御的理解。麦克拉斯基认为带领者的作用是促进团体历程，其发挥作用的方式就像安全基地一样，即帮助成员们识别他们与依恋相关的内在工作模型的假设，并帮助他们形成与过去不同的人际交往方式。

最近，卡恩和费尔德曼（Kahn & Feldman，2011）提出了基于关系的团体治疗，该方法结合了夫妻心理疗法和团体心理治疗，目的是探讨情感调节和"神经心理 - 生理整合"等与依恋相关的主题（p. 519）。该方法强调对团体中的移情的识别，并利用孪生关系（也就是你与你了解并拥有相似经历的成员一同参与治疗）促进情绪调节和新的关系体验的内化。

其实，认知行为团体治疗也结合了依恋理论。J. 斯坦姆（J. Stern，2010）描述了认知评价疗法（Wessler & Hankin Wessler，1997）在父母辅导团体中的应用。他提出为了帮助团体中的父母，团体必须促进他们那些在他们的童年时期被激发而现在又重新出现的情绪。该方法以鲍尔比的理论为基础，并将依恋理论与认知行为干预相结合。

基尔曼等人（Kilmann，1999）针对不安全型个体的依恋问题，发明了一种聚焦于依恋的 17 小时结构化团体干预。与同样为不安全型的对照团体相比，以依恋为中心的团体干预已经证明可以改善人际风格，提高家庭关系满意度，降低对功能失调性关系信念的认可度并增加安全型依恋模式（Kilmann et al.，1999）。事实上，将依恋理论应用于团体治疗的临床医生远不止上述几位。我们认为，无论采取何种模式或取向，促进团体治疗变革的基本因素都建立在依恋理论的基础上。

依恋理论在各种团体治疗中的应用：我们的改变模式

目前，我们已经回顾了各种理论，这些理论说明了团体治疗发挥作用的方式及原因，并描述了依恋理论的原理是如何在其中得到应用的。我们相信产生疗效的因素贯穿于所有类型的团体中，从精神分析团体到认知行为团体。促进团体成员发生改变的主要因素不是团体治疗的类型而是在治疗过程中发生在成员之间的互动。情感表达（Castonguay，Pincus，Agras，& Hines，1998）、凝聚力（Budman，Soldz，Demby，Davis，& Merry，1993；Burlingame，Fuhriman，& Johnson，2001）、关系氛围（Dierick & Lietaer，2008）、人际关系学习（Yalom & Leszcz，2005）和移情（J. E. Johnson，Burlingame，Olsen，Davies，& Gleave，2005）一直是团体治疗中超越理论方法的主要疗效因子。即使是注重解决认知适应不良的结构式团体（如认知行为团体治疗），也同样强调团体凝聚力、信任和移情的重要性（White & Freeman，2000）。尽管实证研究表明这些治疗性机制确实具有疗效，但是至今仍未出现统领性的理论来概括解释为何凝聚力、移情、情感表达和安全感是团体心理治疗获得成功的关键因素。

我们认为无论团体带领者的取向如何，此时此地的情感体验，团体成员的积极反馈促成的矫正性情感体验，以及对自我和他人进行反思的能力等，都是团体治疗的几个重要方面，因为它们能修正有关自我和他人的内部表征。鲍尔比（1988）提出，心理治疗的目标是为患者重新创造机会，帮助他们：①在此时此地探索过去的伤害，这些伤害常常使他们无法维持亲密关系或忍受分离；②培养内在能力来应对那些无法控制或无法接近的情绪，以及应对那些对人际关系产生负面影响的情绪；③创造连贯的叙事来帮助解释他们的回避、隔离或焦虑。我们认同以上观点。在团体治疗中，成员们不仅要体验团体中当前的人际关系，还要以内隐和外显的方式重新审视之前的依恋经历与伤害所形成的内部表征，因为正是这些经历和伤害使他们难以维持亲密关系，无法应对挑战性的症状。在对自动化的内隐关系的加工方式进行重构的过程中，成员之间能够重新建立关系，将情感、洞察力和某种叙事带入当前的关系体验中。识别对自我和他人的适应不良的认知、识别情绪管理过度或过少，以及促进能够培养亲密能力的真实人际交往，这三者的重要性是所有团体治疗都强调的。

另外，团体治疗还能提供个体治疗无法提供的东西：探索更广泛的依恋相关的问题的机会。因为不同的成员会将不同的依恋维度带到团体治疗中，这就会推动团体去探索各种问题。亚隆和莱兹克兹（2005）将团体治疗描述为一个"镜厅"（p. 1162），因为在团体中成员们可以从他人身上看到困扰自己的问题。当团体中的每个人都有不同的议题、依恋和情感调节的方式时，就有可能以多种方式激发成员，这就能创造巨大的成长机会。

更重要的是，团体治疗不仅能培养二元依恋，还能培养个体对整个团体的依恋。虽然我们对团体依恋的认识相对较少，但是社会心理学家提出，我们对我们所属的重要团体的依恋具有增强自尊的力量，并且还能促成我们对他人的积极看法（Mikulincer & Shave，2007b）。基廷等人的初步研究成果显示，关于自我的这两个方面相互联系。而且如果能减少对治疗团体的依恋逃避，可以预测在结束治疗后 12 个月，成员在团体之外的不安全依恋会显著降低。从本质上来说，团体治疗中的团体依恋安全感的提高，会影响治疗之外的二元依恋。本书第五章将回顾一些特定的治疗机制，这些机制能在团体治疗中培养更多安全型依恋。

将团体作为安全基地：团体依恋

本书强调团体依恋及其对团体治疗的影响，但是很多依恋研究者认为一个人的依恋只能来自他与照料者的早期互动。虽然随着时间推移，依恋会受到许多关系的影响，但是发展心理学家认为对团体的依恋不能与早期形成的对照料者的依恋相提并论。我们同意这是两种不同的依恋，但我们认为团体依恋对生存来说同样非常重要。我们相信，正如我们向照料者寻求安全和安心一样，向团体寻求安全保障也是一项与生俱来的能力。事实上，新的生物学证据显示，催产素不仅能激发人们对孩子的母性行为，增加对恋爱对象的爱意，还会促进团体内信任和合作，并提升人们对其他竞争团体的防御和攻击（De Dreu et al.，2010）。从本质上来说，在生物学上，我们不仅天生就有寻求个人关系来优化生存状态的行为，还有寻找和保护同类的驱动力。

除了生物学上的证据，奥恩斯坦（Ornstein，2012）还提供了一个悲惨但鼓舞人心的例子。她描述了一群在纳粹大屠杀期间被关在集中营中的儿童，这些儿童因为失去了照料者，所以只能相互依赖。奥恩斯坦说这些儿童非常依恋彼此，他们形影不离。她认为这些儿童相互紧密依恋是为了应对缺少安全的成人照料者的状况。后来，这些儿童也能对新的照料者形成依恋。奥恩斯坦认为"这些孩子能保持正常的心智，并且没有患上严重的精神问题的原因正是他们拥有对彼此的依恋"（p. 18）。

结论

　　奥恩斯坦已经认识到团体的力量，但是很多临床医生现在还没有意识到团体对于促进改变的重要性（Piper，2008）。将依恋理论应用于心理治疗的作者有很多，但是极少有人将其应用于团体治疗。我们希望本书不仅可以鼓励临床医生们采用团体治疗的方法，还希望他们可以研究过去的重要关系是如何影响患者对团体治疗的态度和团体历程中的体验的。更重要的是，我们希望可以论证，团体治疗是如何超越其他的治疗形式，促使成员长期改变的发生。因为这些成员最初独自加入团体的时候，既无法相信或依赖他人，也难以理解自己的症状，更不明白自己的亲密能力是如何受到阻碍的。

　　团体治疗可以提供一个安全的环境，在该环境中，成员们能够展示当下自己对他人和团体的真实看法，这种看法往往受到过去关系经验的影响。团体成员的人际反馈、洞察力、移情能力和同情心可以促成矫正性的情感体验，最终帮助他们敢于冒险和发展亲密关系，因为他们知道自己永远有一个作为安全基地的团体可以依赖。不管我们的理论取向和团体类型是什么，我们相信，透过依恋理论的视角，我们能更好地与团体成员产生共鸣，并帮助他们处理自己在应对人际关系时的内隐行为。

第二章

团体依恋和二元依恋风格的测量

大家是否听说过盲人摸象的故事？几个盲人摸着大象身上的不同部位，有人摸到了粗糙的象牙，有人摸到了光滑的皮肤。他们激烈地争论着这究竟是什么动物，后来他们才意识到，他们只不过是摸到了同一只动物的不同部位。与这个故事中的盲人相似，依恋研究人员面临着一系列的依恋的测量工具，这些工具对依恋的定义和评估方式都有所不同。由此产生了一个问题：这些不同的测量工具据称都在进行依恋评估，那它们究竟是在捕捉刻画依恋的不同侧面，还是在测量不同的依恋构念？

人们需要先了解如何评估依恋，之后才能将依恋理论应用于团体治疗；然而依恋的测量方式一直存在争议，并没有约定俗成的统一方法。自20世纪80年代以来，尽管已经发展出了许多测量成人二元依恋的方法，但直到最近，研究人员才开始使用一种统一的方法来评估团体依恋风格。在本章中，我们将首先回顾团体依恋和二元依恋的测量方式，重点介绍每种方式评估依恋时的优缺点，最后讨论不同依恋特点测量目的下的"最佳"依恋评估方法。本章开头将重点叙述团体依恋的测量方式，之后再介绍二元依恋的测量方式。

成人团体依恋风格的测量

研究人员和治疗师过去已经对二元关系中的依恋问题进行了思考。然而，社会心理学家和临床心理学家最近才将依恋理论扩展至团体依恋。广义上讲，"团体依恋"可以定义为：一种基于早期家庭（或其他社会或文化团体）经历形成的，对于团体的内部表征，一般情况下这些经历可以用来预测新的或未知的团体期待（参见 Markin & Marmarosh ，2010；Smith，Murphy，& Coats，1999）。团体依恋理论假设，个人会从其早期在团体内的个人经历中发展出对于团体的一般内部工作模型，这一模型会影响个人后续和团体互动时持有的期望及行为方式，这一点与个体间关系相类似。根据团体依恋理论，团体为个人带来了自体感和安全感；个人则会建立一种调节系统来应对团体中的复杂关系，以及由这些关系所引起的焦虑情绪（Smith，Murphy，& Coats，1999）。

社会团体依恋量表（SGAS）的发展

史密斯等（Smith et al.，1999）是唯一对团体依恋风格发展出测量方式的研究团体，即社会团体依恋量表（The Social Group Attachment Scale，简称 SGAS；Smith et al.，1999）；该量表共 25 题，用于测量个人对团体的依恋风格，其题目改编自柯林斯和里德（Collins & Read ，1990）以及巴塞洛缪和霍洛维茨（Bartholomew & Horowitz，1991）提出的二元依恋测量。根据 SGAS 的要求，个体需要思考他们与"自己认为最重要"的一个团体的从属关系。SGAS 的因素分析显示出两个正交（即不相关）维度：依恋回避和依恋焦虑（Smith et al., 1999）。团体依恋回避程度更高的人倾向于无视或回避团体，退出的概率也更大。这类人不愿接近团体，不愿与团体产生共鸣，不从团体中寻求社会支持，也似乎感受不到多少积极情感——这一点与二元依恋的情况相似（Rom & Mikulincer, 2003；Smith et al., 1999）。SGAS 中涉及拒绝亲密行为（即依恋回避）的问题包括 "与团体很亲密时我就会紧张"。相比之下，团体依恋焦虑程度更高的人表示，他们从团体中得到的社会支持越来越少，并会越来越专注于该团体是否会接受他。研究人员已经发现，与个体间关系相似，在团体互动中越容易感受到危险、消极情绪和激烈情感状态的人，越容易产生团体依恋焦虑。这一类人认为团体一直在拒绝他们，于是需要应对身处团体时产生的负面情绪，通常包括焦虑、恐惧和失望（Rom & Mikulincer, 2003；Smith et al., 1999）。SGAS 中涉及接纳焦虑和担忧（即依恋焦虑）的问题包括 "我经常担心我的团体并没有真正接受我"（Smith et al., 1999）。史密斯等人进行了三项独立的研究，旨在评估他们测量团体依恋的方法的信度和效度。总体来说，他们发现可以对团体依恋的两个维度（焦虑和回避）进行评估，并且随着时间的推移，可以保持良好的信效度和稳定性（范围从 0.75 到 0.91）。

使用 SGAS 进行的研究

尽管最初是社会心理学家提出和验证 SGAS，但有证据表明，在团体心理治疗的临床患者样本中 SGAS 依然有效（Holtz, 2005）。SGAS 已用于评估大学生的实证研究，以及治疗师对患者关于团体治疗态度的预测。更具体地说，马尔马罗什和马金（Marmarosh & Markin, 2007）发现，在二元依恋之外，团体依恋风格也可以预测大学生对大学的最初适应情况，这一发现支持了团体依恋不同于二元依恋这一理论。马尔马罗什等（Marmarosh et al., 2006）发现，治疗师的团体依恋焦虑与他们认为其患者会对团体治疗产生消极预期相关。具体而言，治疗师的团体依恋焦虑越严重，他们便越会认为：在无法进行个体治疗的情况下，患者会担心自己是被抛弃到团体治疗中的，并觉得团体治疗是一种劣等疗法。尽管没有给出实证数据，马尔马罗什（Marmarosh，2009）依然认为，目前大学心理咨询中心使用的许多评估工具都可以得到依恋理论的支持，并且许多团体治疗干预都旨在促进形成安全的内部工作模型。

SGAS 的优缺点

由于 SGAS 首次尝试以实证方式测量个体对团体的依恋，因此它对团体依恋理论研究做出了重大贡献。SGAS 测验仍然将团体依恋拆分为不同维度进行测量，这与近期关于二元依恋的研究一致，后者表明依恋的自陈式测验是按维度而不是分类进行的测量。该量表具有优良的心理测量学指标，可以作为团体依恋的可靠有效的测量方法。SGAS 的优点在于，该方法易于实行且可快速评分，这表明其具有上佳的心理测量学特性，但该量表也有着明显的缺点或者说局限性。

其主要的局限性体现在理论和实证两个方面。具体来说，到底是一个人确实有着不同的二元依恋和团体依恋风格，还是 SGAS 实际上仅仅测量了二元依恋？尽管目前还没有发现二元依恋与团体依恋在依恋回避和焦虑上完全相同，但已有证据表明，两者相关关系都显著，且都为正相关（相关性 r 在 0.41 至 0.70 之间；Smith et al.，1999）。该情况表明，团体依恋和二元依恋在构念之间至少存在部分重叠。但有一点也很重要，那就是在探索二元依恋与团体依恋的依恋回避和焦虑的相关性时，史密斯等（1999）是将 SGAS 的依恋焦虑和依恋回避量表中的得分，与亲密关系量表中依恋回避和依恋焦虑的得分进行的相关分析。因为这两种测量有着相同的子量表，两者有相关性便很好解释。然而，由于这两种测量都基于同一人的自陈报告，其相关性便可能有夸大的成分。因此，可能并非如之前的相关性所暗示的，实际上，这两种依恋构念甚至可能截然不同。团体依恋的构念是否与二元依恋不同，这一概念问题在理论和实证上都很难解决。能否在研究中发掘二元依恋和团体依恋之间的重要区别，可能取决于研究人员能否发展出一种临床表现足够敏锐、可以发现微小但重要差异的团体依恋测验。SGAS 的另一局限性是，它无法评估一名成员对其团体的内部表征如何，这是一种内隐表现，无法使用自陈报告来轻易测量。团体带领者在努力帮助团体成员发展更加安全的内部工作模型，对这些带领者而言，从依恋角度测量成员对团体的内在表征，可能在临床方面相对更有意义。

成人二元依恋风格的测量

读者可以在过往文献中找到大量成人二元依恋的测量方式；在本节中，我们将重点介绍依恋研究中最常用的测量方式，或是具有最良好的心理测量学指标的测量方式。我们将首先介绍成人依恋访谈（简称 AAI），因为它通常被视为成人二元依恋测量的黄金标准，其他的二元依恋测量经常被与其进行比较；之后在表 2-1 中，我们总结了各种关于二元依恋的自陈式测验；最后我们会讨论使用自陈报告方法测量二元依恋的一般优缺点，该方法亦可用于团体治疗。

成人依恋访谈

AAI（George, Kaplan, & Main, 1996）或许是最受认可的依恋评估方法，同时也是第一种成人依恋测量方式。这种半结构式访谈重点探讨被访成人儿时的依恋关系经历，及此经历对他们后来生活的影响。访谈使用几个子量表进行评分，内容有关参与者被照料的"经历"（例如，父母是关爱型或拒斥型）、父母的"谈话风格"，以及参与者对童年经历的心态如何（例如，其采访记录文字、想法、理想中的童年经历是否连贯）。

从理论上讲，AAI 的主要优势在于，它评估的依恋特点至少部分是无意识状态下的产物，以此可以探究个人对于依恋的内部工作模型。这一点是 AAI 的独特优势，其他依恋测量并不具备，或至少程度不及前者。之所以如此，是因为访谈更关注的是受访者如何谈论他们的童年经历，而不是这些经历本身（Hesse，1999）。举个例子，其中的自主访谈的特点是连贯一致，要与整个访谈过程相配合，愉快的和不快的情景要同样地涉及。AAI 的另一重要优点是它具有出色的心理测量学指标：具有相当的稳定性（Bakermans-Kranenburg & van IJzendoorn，1993；Benoit & Parker，1994；Crowell & Treboux，1995；Fonagy，Steele，& Steele，1992），具有良好的评价者信度（Allen，Hauser，& Borman-Spurrell，1996；Pianta，Egeland，& Adam，1996），同时是一种效度较高的依恋测量（Bakermans-Kranenburg & van IJzendoorn，1993；Sagi et al.，1994）。

不可否认的是，AAI 也存在一些缺点。首先，其最主要的问题在于，人们需要经过深入、复杂的培训才能开展 AAI 并进行评分，这是一个耗时的过程。除此之外，访谈本身也十分耗时，施测、记录和评分都花费不菲，因此较难在研究和实践中使用。其次，由于 AAI 侧重于人们过去和照料者的关系，而不是当前的同伴关系或恋爱关系，所以访谈并未考察当前个体间关系中的分离对被访者的感受和行为的影响。而成年人可能在当前的恋爱关系和同伴关系中表现出与其和照料者之间不同的依恋风格（Daniel，2006）。再次，尽管 AAI 已表现出一定的效度，但也有人质疑它是否确实是一种依恋测量，因为它似乎是在测量儿时受到的照料的影响（Stein，Jacobs，Ferguson，Allen，& Fonagy，1998）。最后，虽然这种分类系统属分类测量而不是维度测量，但梅因（Main，1991）曾提出，某些分类法暗示着存在多个相互矛盾的依恋模型。由于 AAI 属于分类系统，所以它可能过度简化了那些"复合"依恋类型的成人依恋风格。

表2-1　二元依恋的自陈式测验：报告格式及心理测量学指标

测量	格式	依恋维度	范畴量表	信度	优缺点
成人依恋同卷（Adult Attachment Questionnaire, Hazan & Shaver, 1987）	单项必选自陈报告，参与者从三种依恋类型中，选择最符合其恋爱关系的一种。修订版包含利开特式量表（Likert scale）（Shaver & Hazan, 1993）	不适用	三类系统：安全型、矛盾型、回避型	该测验的内部一致性无法计算，且重测信度不确定（Daniels, 2006）。有人称其不稳定，也有人称稳定性在5个月至4年内为70%（参见Cromwell & Treboux, 1995）	优点： • 第一种自陈报告类型的依恋测量，启迪了之后的自陈式依恋测量 缺点： • 可能没有体现出冷漠型依恋（Stein et al., 1998） • 心理测量学指标相对较差（参见Daniel, 2006）
修订版成人依恋量表（Revised Adult Scale, Collins & Read, 1990）	参与者根据其对"恋爱关系"的感受，对利开特式量表中的18个题目打分，满分5分	亲密时感到舒适（亲密指数），信任他人的能力（依赖指数），害怕被抛弃（焦虑指数）	三种类型：安全型，即亲密指数与依赖指数高；焦虑-矛盾型，即焦虑指数高，密指数与依赖指数中等；回避型，即三项维度指数均低	重测信度：2个月内，依赖指数0.71，焦虑指数0.68（Collins & Read, 1990）；内部一致性系数，即克伦巴赫α系数：亲密指数0.75~0.84，焦虑指数0.70~0.72，依赖指数0.69~0.73（Collins & Read, 1990; Wilson & Costanzo, 1996）	优点： • 内部一致性优于哈赞和谢弗（1987）的方法 • 可用作一种维度量表，或产生一些分型或类别 缺点： • 分数可能更多反映当前恋爱关系的质量
辛普森问卷（The Simpson Questionnaire, 也称成人依恋问卷; Simpson, 1990; Simpson, Rholes, & Nelligan, 1992）	参与者根据其对恋人的总体感受，对利开特式量表中的13个题目打分，满分7分；修订版含17个题目	依恋回避与依恋焦虑	维度分数可以转换为哈赞和谢弗所提出的三种类型原型	13题版本的克伦巴赫α系数：0.42~0.51，0.79~0.80，为焦虑型0.59~0.79（Simpson, 1990; Sperling et al., 1996）；17题版本：回避型0.70（男性）0.74（女性），矛盾型0.72（男性）0.76（女性）（Sperling et al., 1996年）；无适当重测信度	优点： • 产生的维度分数同样也可以转换为哈赞和谢弗（1987）提出的分型，且可以转换为爱因斯沃斯所提出的原始婴儿依恋类别 缺点： • α系数相对较低，难以察觉重要发现 • 由于问卷询问的是一般恋爱关系，而不是一段特定的恋爱关系，因此参与者说出的可能是理想化或希望中的恋爱形式（Stein et al., 1998）

测量工具	描述	维度	类系统	信度	优缺点
关系问卷（Relationship Questionnaire, Bartholomew & Horowitz, 1991）	参与者在利开特式量表中就"一般关系类型"对四类关系类型进行评分，满分7分；可用于一般性或一段特定的关系；对自我和他人进行评分	可得出不同维度	自我与他人的四类系统：安全型、专注型、冷漠型、恐惧型	8个月内的重测信度从0.49到0.71内不等（Scharfe & Bartholomew, 1994）	优点 ● 可以区分恐惧型和冷漠型的人 ● 参与者可以同时属于两种依恋风格 缺点 ● 汇集了多种依恋的概念化意义，因此难以理解（Stein et al., 1998）
关系量表问卷（Relationship Scale Qurestionnaire, Griffin & Bartholo-mew, 1994）	参与者根据其对"亲密关系"的感受，对利开特式量表中的30个题目打分，满分5分	可得出不同维度	分数可用于形成柯林斯和里德（1990）提出的三项依恋量表，以及四种分类系统	8个月内四种依恋风格的重测相关性；女性调查对象为0.53，男性为0.49（Scharfe & Bartholomew, 1994）；原型分数的平均克伦巴赫 α 系数范围：安全型0.70，冷漠型0.41，冷漠型0.70（Griffin & Bartholo-mew, 1994）	优点 ● 分数可从维度和类别层面中由多种亲密关系或爱关系写出 缺点 ● 需要进一步对外在效度进行研究（Stein et al., 1998）
亲密关系经历量表（xperiences in Close Relationship Scale, Brennan, Clark & Shaver, 1998）	参与者根据其在一般恋爱关系中的感受，对利开特式量表中的36个题目打分，分数范围1~7分	依恋回避（谈论对他人的看法）及依恋焦虑（谈论对自己的看法）	四类系统： 安全型，即低焦虑和低回避； 专注型，即高焦虑和低回避； 冷漠型，即低焦虑和高回避； 恐惧型，即高焦虑和高回避	尽管临床样本中存在男女之间的差异（Parker, Johnson, & Ketring, 2011），但大学生样本（Brennan, 1998）和临床样本均具有较高信度	优点 ● 沿两个正交维度将依恋概念化 ● 信度极高

成人二元依恋的自陈式测验工具

虽然 AAI 是从发展心理学和婴儿依恋研究中演变而来的，但恋爱关系中成人依恋的自陈式测验却源于社会心理学。大家可能知道，社会心理学家与发展心理学家所提出的依恋测量之间存在许多重要差异。首先，社会心理学家视依恋为一种人际交往过程，而发展心理学家则视其为一种内在心理过程。因此，社会心理学范畴内的依恋测量审视的是人们当前社会关系中的依恋，并假定同一个人在不同关系中的依恋风格是一致的。其次，发展心理学家通过成人的无意识状态来评估他们的依恋经历，不同的是，社会心理学家直接要求人们说出他们在当前关系中的感受和自己在关系中发挥的作用，以此测量成人依恋。到此，我们讨论了所有二元依恋自陈式测验的优缺点，表 2-1 列出了每种自陈式测验的不同和优劣。

所有的依恋自陈式测验都有一些相类似的潜在优缺点。AAI 会通过评估人们和依恋有关的无意识状态，借此考察有关依恋的内部工作模型；与之相反，依恋的自陈式测验只测量意识中的依恋。因此，测量依恋的自陈报告分数取决于一个人的自我认知和自我洞察力，可能也取决于社会赞许性的一些方面（Kobak & Hazan，1991）。对这些自陈式测验的普遍批评在于，它们将依恋局限在了恋爱关系，以及个体能够意识到的依恋特点之中，因此它们可能是在过分简单地考虑问题（Daniel，2006）。依恋自陈式测验的另一个主要问题是，人们不清楚它们究竟是否在有效地测量依恋，因为它们看起来似乎是在评估恋爱关系的质量。一项指标能够表明自陈式测验评估的是依恋的特质变量还是评估一段特定关系在特定时间的质量——那就是随着时间的推移，测验分数是否能够保持稳定（即重测信度）。但是，各种自陈式测验的分数稳定性的研究结论是相互矛盾的，且分数会随测算方式而变化（见表 2-1）。例如，成人依恋问卷的重测信度从不具有稳定性到 70% 不等（Crowell & Treboux，1995）。最后，有的依恋测量得出维度计分，另一些则得出分类计分，孰优孰劣，其实因个人观点而异。从概念上来说，将依恋自陈式测验划为维度测量而非分类测量更为合适，研究人员对此越来越达成共识（Fraley & Waller，1998）。然而，尽管维度方法允许在一种依恋风格内进行更细微的比较（Stein et al.，1998），并且允许个人拥有"复合"依恋风格（Simpson，Rholes，& Nelligan，1992），但一些研究人员指出，维度测量方法并不能充分刻画恐惧型依恋类别。但同时，依恋的自陈式测验简便易行，成本低廉，不需要特殊培训或临床判断即可评分。因此，尤其是与 AAI 相比，这类测量更适用于研究和实践之中，因此更加实用可行，便于经常使用。

测量成人二元依恋的最佳方式是什么

究竟什么是测量成人依恋的"正确"方式呢？该问题一直存在许多争论（参见 Steele，2002）。一些人认为访谈法（尤其是 AAI）是依恋的"真实"测量，但也有人提出异议，表示自陈式测验也会得出重要的依恋相关信息。但是，由于 AAI 和自陈式测验都广泛地应用于相关研究中，且都得出了引人关注且理论上一致的结果，因此，测量成人二元依恋的可靠方法似乎远不止一种（参见 Daniel，2006 年）。同样，在解读学界的一系列依恋研究时，读者必须认识到，尽管成人依恋的各种测量通常都已被证明有效且是可靠的，但它们各自评估的内容略有不同，并且彼此之间仅部分相关（Crowell，Fraley，& Shaver，1999；Shaver，Belsky，& Brennan，2000；Stein et al.，2002）。

具体而言，学者发现聚焦于亲密关系的自陈式依恋测量的结果是彼此相关的（Brennan，Clark，& Shaver，1998；Sperling，Foelsch，& Grace，1996），这表明这些方法是在评估一种相似的现象。然而，基于访谈的依恋评估方法（如 AAI）似乎是在探寻依恋中自陈式依恋测量未涉及的方面（Sperling，Foelsch，& Grace，1996）。此外，以整体风格来评估依恋的测验和以一组不同的行为表现来评估依恋的测验的结果相关性不强（Crowell，Treboux，& Waters，1993；Kobak & Hazan，1992）。总体来说，使用多于一种依恋测量的研究显示出不同测量间的差异性，而不是相似性；这再次表明，不同的成人依恋测验，评估的是依恋的不同方面（Crowell & Treboux，1995）。

团体和二元依恋测量的未来发展

自 1996 年的初版 AAI 的依恋分类系统以来，用于评估成人二元依恋的方法不断发展和丰富，而用于评估团体依恋风格的方法仍不为大家所熟悉，且才处于发展初期。从对团体心理治疗研究人员和治疗师有利的视角看，二元依恋和团体依恋的测验可以预测重要的团体历程和结果变量，使团体带领者可以据此更加有效地领导具有不同依恋风格的成员。未来有关二元依恋的研究，应探索对于团体成员和带领者依恋风格的各种测验，可以如何预测不同的团体历程和结果变量。因为依恋的测量方式之间仅有部分相互关联，所以二元依恋的所有测验都可能有助于理解团体现象，但方式可能不尽相同。例如，关于成员在团体内经历（如团体凝聚力）的自陈报告，与测量依恋的自陈报告之间可能是相互关联的，而由 AAI 评估的依恋可能与更客观的团体成员变量（如诊断）相关。此外，如果研究者们将来能开发出一种测验，可以测量某一团体成员对另一成员或团体带领者的依恋，而不仅仅是可以预测在团体治疗内外都一样的依恋风格，这将具有重要的研究价值。马林克罗特、甘特和科布尔（Mallinckrodt，Gantt，& Cobel，1995）开发了"来访者对治疗师的依恋量表"（CATS），该量表特别评估了患者在个体治疗中对治疗师产生的二元依恋。未来的研究可对该量表进行验证，或开发相类似的量表，以特别评估成员对其团体和团体带领者的依恋关系。

结论

本章回顾了二元依恋和团体依恋的相关测量，通过探究每种测量的优缺点，强调了测量一种多维结构（如依恋）的复杂性。展望未来，二元依恋测量的研究需要深入探索在何时、何种情况下运用什么样的量表才能对依恋进行更有针对性的测量。相比之下，未来团体依恋测量的研究则需要侧重于发展和丰富现有的团体依恋测量方法，如果可能的话，还可以开发一种全新的基于访谈的测量。此外，我们需要更多的研究来区分二元依恋和团体依恋，但这类研究需要开发另一种更复杂的团体依恋测量。

回到本章开始时盲人摸象的故事，我们现在可以明白，依恋的不同测量就像是仅仅触及了同一只大象的不同部位，因此我们需要做更多的研究。研究文献已经展示了许多依恋测量，这些测量都预测了重要的过程和结果变量，但彼此也仅有部分相关，以上情况表明了依恋理论的复杂性，以及只用一种方法描述大象所有不同部位的困难之处。

第三章

个体治疗和团体治疗中的依恋：实证研究结果

本章首先回顾了一些实证研究，这些研究讨论了患者成人依恋模式在个体治疗和团体治疗的过程及结果中所发挥的作用。随后，我们讨论了治疗师的依恋模式及治疗师与患者依恋之间的相互作用，是如何影响了治疗过程和治疗结果的，并以此结束本章。尽管整本书都融入了实证研究的方法，但是用一章集中总结出支持依恋理论在治疗中的应用的强有力的实证证据是十分必要的。本章的目的在于介绍那些探讨在治疗中如何应用依恋理论的实证研究，为第六至第十一章介绍的临床材料奠定基础。

患者依恋风格对个体心理治疗过程的影响

关于依恋模式在成人的个体心理治疗中的作用，大多数实证研究都着眼于患者依恋模式对治疗过程的影响。通常假设不同依恋风格的患者在治疗过程中会有不同的表现，从而影响医患关系及治疗过程和治疗结果。本节将讨论依恋风格对患者在治疗过程中的表现以及他们与治疗师之间的关系产生的影响。

依恋及患者的治疗中行为

表 3-1 中的研究采用了成人依恋访谈（AAI；George，Kaplan，& Main，1996）测量患者的依恋心理状态，并提出患者的依恋表征和倾向与患者在个体治疗过程中的某些行为有关，例如自我暴露、治疗依从性和求助行为。

表 3-1　依恋与患者的治疗中行为的研究

研　　究	测量方法	主要发现
杜茨尔（Dozier，1990）	AAI（George，Kaplan，& Main，1996）采用科巴克的 Q 集	● 安全感越强，治疗的依从性越强 ● 回避性（即抑制激活）越强，越拒绝接受治疗、自我暴露越少，治疗效果越差
科夫马克、亚当、奥佳华及伊格兰（Korfmacher, Adam, Ogawa, & Egeland, 1997）	AAI（George et al., 1996）	● 拥有安全（自主）的心理状态的患者对治疗更投入，接受的帮助更多 ● 疏离的患者对治疗的情感投入更少，他们更喜欢简单的陪伴，而不是治疗干预 ● 处于未解决型心理状态的患者对治疗的情感投入更少，更有可能需要危机干预

注：AAI 即成人依恋访谈（Adult Attachment Interview）。

具体而言，这些研究表明，与不安全型依恋患者相比，安全型依恋患者倾向于更好地利用治疗机会。例如，他们去寻求帮助和自我暴露的可能性更大。有些人可能会好奇，为什么安全型依恋的个体也会寻求治疗——其实，更加安全的依恋并不一定能使个体免受失落、抑郁、焦虑、歧视或事业和家庭纠纷的困扰，但当问题出现时，它会提高人们寻求治疗和获得支持的可能性。相比之下偏冷漠型依恋的患者似乎最难通过治疗来康复，因为他们很少自我暴露，且拒绝他人帮助——这与那些偏专注型依恋的患者不同。需要进行进一步的研究来探索更加有效的干预措施和治疗策略，以便加强冷漠型依恋成员的情感投入，缓解专注型成员的治疗阻抗。此外，丹尼尔（Daniel，2006）关于依恋和治疗过程的研究综述表明，很少有实证研究考察治疗中行为和依恋相关的系统性误差。她表示，通常认为患者对治疗师的依恋行为可以反映患者对治疗以外其他人的依恋行为。然而，患者是否处在治疗环境中，其表达和寻求机会以满足依恋需求的方式可能存在重要的差异。例如，冷漠型的患者从治疗师那里寻求帮助的可能性很小，而从他生活中的其他人那里寻求帮助的可能性很大。对于不同依恋模式的患者如何参与治疗，以及这些行为是否反映了患者在治疗外的依恋行为等问题，仍需要进一步研究。

依恋与治疗关系

下面的各小节将讨论，在个体心理治疗中与患者依恋相关的治疗关系的两个方面：治疗同盟和移情。

治疗同盟与依恋

因为治疗同盟是治疗结果的稳定的预测变量，所以识别患者个体差异变量以预测治疗同盟的质量和过程将是一个重要的研究领域（Horvath & Bedi，2002）。整体来说表 3-2 中的研究①②③⑦表明，在治疗的某个时间点进行评估时，与不安全型依恋的患者相比，安全型依恋风格的患者与治疗师的治疗同盟更好（Diener，Hilsenroth，& Weinberger，2009；Kivlighan，Patton，& Foote，1998；Mallinckrodt，Gantt，& Coble，1995；Satterfield & Lyddon，1995）。研究⑤⑥关注的是随着时间的推移，患者依恋和治疗同盟得分之间的关系。从该领域有限的研究来看，在治疗开始时，治疗同盟得分可能不会因患者依恋程度而变化；然而，在治疗的中期和末期，对于不同依恋风格的患者，治疗同盟的质量可能存在重要差异（Kanninen，Salo，& Punamaki，2000；Sauer，Lopez，& Gormley，2003）。

表 3-2　患者依恋与治疗同盟的研究

研　　究	测量方法	主要发现
①马林克罗特、科布尔和甘特（1995）	AAS（Collins & Read，1990）	• 对亲密的舒适感与治疗同盟呈正相关 • 对被抛弃的恐惧与治疗同盟呈负相关
②萨特菲尔德和里登（1995）		• 依赖他人的能力与治疗同盟得分呈正相关
③基夫利根、巴顿和富特（1998）		• 对亲密的舒适感和依赖他人的能力与治疗同盟得分呈正相关
④埃姆斯和罗斯（2000）	RSQ（Bartholomew & Horowitz，1991）	• 恐惧型依恋与较低的治疗同盟得分相关；安全型依恋与较高的治疗同盟得分相关 • 专注型依恋和冷漠型依恋随着时间的推移与治疗同盟得分的提高相关，尽管这些研究的效度还有一些问题 • 根据治疗师的报告，专注型依恋与更频繁的关系破损相关，而冷漠型依恋与更少的关系破损相关
⑤坎尼宁、萨洛和普纳迈基（2000）	AAI 的纸笔版本；将患者分为三种类型：自主型、冷漠型和专注型	• 三组患者的治疗同盟初始得分不存在差异 • 随着观察的时间推移，无论是安全型还是专注型患者，呈现高－低－高模式的治疗同盟得分时，就治疗过程中得分下降和治疗结束时得分增长的幅度而言，专注型患者比安全型患者变化的幅度大；对于冷漠型患者，分数从治疗开始到治疗中期是稳定的，到治疗结束时下降
⑥萨奥尔、洛佩斯和戈姆利（2003）	辛普森成人依恋量表（Simpson，1990）	• 在治疗的初始阶段，患者的回避或焦虑对患者或治疗师给治疗同盟的评分没有影响
⑦迪耶内、希尔森罗特和温伯格（2009）	对 12 项研究的元分析，这些研究都检验了个体治疗中患者自陈报告的治疗同盟和患者依恋风格之间的相关	• 从患者自陈报告结果看，安全型依恋与更积极的治疗同盟相关，而不安全型依恋与更消极的治疗同盟相关

注：AAI 即成人依恋访谈（Adult Attachment Interview）；AAS 即成人依恋量表（Adult Attachment Scale）；RSQ 即关系量表问卷（Relationship Scale Questionnaire）。

　　总体而言，这些研究表明，相比于不安全型依恋的患者，安全型依恋的患者会形成更好的治疗同盟。正如人们所预测的那样，随着时间的推移，对于不同依恋风格的患者来说，治疗同盟的变化情况可能存在着重要差异。最后，研究④和其他关于依恋和治疗同盟破裂的研究表明，尽管在前几个疗程中，专注型和冷漠型倾向的患者治疗同盟得分都上升，但相比冷漠型倾向的患者，专注型的患者与治疗师关系破损的情况更多。或许是因为专注型的患者对治疗师感到失望，或者随着治疗的进行感到自己的治疗师能力不足、无法胜任。然而，冷漠型倾向的患者可能在治疗开始时，仅仅投入刚刚足够的情感，以维护基本的治疗关系，其情感投入程度甚至不足以导致关系破损（Eames & Roth，2000；Safran，Muran，Samstag，& Stevens，2002）。

移情与依恋

"移情"这一术语有很多定义，杰尔索和海耶斯（Gelso & Hayes，1998）将其定义为"一种患者对治疗师的替代性的关系体验，是由患者自身的心理结构和过往经历塑造而成的，属于患者早年关系中的感觉、态度和行为"（p. 51）。从依恋理论的角度，移情可能被定义为一种对他人的错误知觉，这种错误知觉源于患者使用长期形成的内部工作模型来预测新依恋对象的动机和行为（Mallinckrodt et al., 1995 年）。然而，尽管已经有了相关的理论（Cortina & Marrone，2003），但是关于依恋和移情的实证研究还寥寥无几。

少数例外情况是，伍德豪斯、施洛瑟、克鲁克、立吉耶罗和杰尔索（Woodhouse，Schlosser，Crook，Ligiéro，& Gelso，2003）抽取了51组正在治疗工作中的"患者－治疗师"组合，研究了一次治疗小节之后患者对治疗师的依恋、移情反应以及对父母养育方式的回忆情况。研究发现，患者对治疗师的更专注或更安全的依恋与治疗师对消极和总体移情程度的评分相关。然而，患者对治疗师的恐惧型依恋与任何类型的移情无关。其中有一些研究结果令人惊讶：作者并没有找到证据来支持他们的预测——对治疗师的依恋更安全的患者移情更少，而对治疗师的依恋更偏恐惧型的患者负性移情更多。对上述结果的一种解释是，安全型依恋的患者在表达他们的移情时会感到更安全，而恐惧型依恋的患者则会避免对治疗师产生亲密依恋——而这种依恋恰会激发移情。

依恋和心理治疗结果

依恋理论家认为，治疗师应尽力满足患者在其童年时期未被充分满足的依恋需求（Bowlby，1988；Pistole，1989）。根据依恋理论，如果患者与治疗师建立更安全的依恋关系，将引起患者在亲密关系中的依恋风格的发生变化（Bernier & Dozier，2002；Davila & Levy，2006；Jones，1983；Mallinckrodt et al.，1995；Sperling & Lyons，1994）。与之相应的是，初步研究表明，在某些情况下，患者亲密关系中的依恋风格与患者对治疗师的依恋存在相关，且从患者对治疗师的依恋关系变化中可以预测患者在亲密关系中依恋的变化（Janzen，Fitzpatrick，& Drapeau，2008；Malinckrodt，Porter，& Kivlighan，2005）。特别要指出的是，几项研究表明，某些心理动力学治疗方法在促进患者发展更安全的内部工作模型方面是卓有成效的（见表3-3）。

丹尼尔（2006）在她的综述中，对依恋的研究及其结果提出了两点说明。首先，丹尼尔认为，因为成人依恋模式会随着时间的推移而发生改变，尤其是在高危临床人群中，所以依恋测量的重测信度较低（Waters，Hamilton，& Weinfeld，2000）。因此，在没有对照组的情况下，依恋模式发生改变可能不是因为治疗，而是因为时间和环境。其次，现有的研究表明，在治疗过程中，向安全型依恋的转变是持续稳定的，而不是仅仅由于随机效应而产生的随机变化。此外，由于安全型依恋在临床人群中十分少见，这种向安全型依恋的转变是大有希望的，值得进一步研究。

表 3-3　患者依恋和治疗结果研究

研　　究	样　　本	量表和时间	主要发现
福纳吉等（1995，1996）	35 名接受精神分析住院治疗的精神病患者	AAI；治疗前与治疗后一年	35 名患者中有 40% 在入院时被归为不安全型患者，但出院时则变成自主型（autonomous）的
特拉维斯、布利维、拜尔德和霍恩梅奥（2001）	29 名接受短程动力性心理治疗的患者	治疗前与治疗后的关系问卷	治疗后，安全型患者的数量显著增加，恐惧型患者的数量显著减少依恋的变化与一般评估量表得分和症状水平相关，表明依恋的变化可能减轻症状
戴蒙德、克拉金等（2003）；戴蒙德、斯托瓦尔－麦克克劳夫等（2003）	10 名接受 TFP 的患者	AAI；TFP 开始时与治疗后一年	3 名不安全型患者转变为安全型，4 名患者变化不大，3 名不安全型患者转变为一种未明确分类的类型。4 名最初被归类为未解决型的患者在后续治疗中未分型
列维等（2006）	90 名被诊断为 BPD 的患者被随机分配到 TFP、辩证行为疗法或改良的支持性心理动力疗法中	AAI；反思功能（Fonagy et al., 1998）编码量表；治疗的第一个月和 12 个月之后	参与者显示 TFP 组的安全型患者的数量显著增加，而其他两组则没有

注：AAI 即成人依恋访谈（Adult Attachment Interview）；TFP 即移情中心治疗（transference-focused psychotherapy）。

患者依恋风格对团体心理治疗过程的影响

团体治疗提供了一种情境，在这种情境中，成员对亲密和亲近的需求可能会显露出来，并在治疗中发挥核心作用（Yalom & Leszcz，2005）。患者曾经与重要他人以及与团体的经历会影响到患者对团体治疗的态度，决定患者在团体中形成的关系，以及他们如何利用团体治疗。本节回顾了那些考察团体成员的依恋对团体治疗过程的影响，以及团体成员依恋在团体治疗中如何被激活的情况的研究。

依恋与团体治疗的期望和态度

尽管有实证研究表明，团体治疗与个体治疗的疗效并没有什么差异

（Burlingame，Fuhriman，& Mosier，2003；Burlingame & Krogel，2005；McRoberts，Burlingame，& Hoag，1998），但是患者们一直以来的态度都是希望在心理治疗的过程中，尽可能减少团体治疗（Piper，2008）。期望和态度至关重要，因为它们可以影响一个患者寻求治疗的意愿（Vogel，Wade，& Hackler，2007）。鲍登（Bowden，2002）发现，在接受治疗时，77%的患者都倾向于个体治疗，只有2.8%的患者倾向于团体治疗。那么问题就变成了，为什么有些患者对团体治疗抱有消极的期望或态度，而有些患者却不然？

　　患者看待团体治疗的方式可能与他看待生活中其他团体的行为方式相似，与他关于他人和团体的内部工作模型是一致的。因此，有研究表明，依恋风格可以预测一个人对团体治疗的期望。具体而言，在恋爱关系中偏依恋回避的人，在团体治疗中感到羞耻和害怕的可能性更高（Marmarosh，Whipple et al.，2009）。除此之外，团体依恋不安全的患者，参与团体活动的次数就更少，对团体持有更多负面的评价，并且也很少能感知到来自团体的支持（Smith，Murphy，& Coats，1999）。相比之下，拥有更安全依恋的患者通常对团体的态度更积极，对团体的互动有更正面的回忆，在团体合作中也表现得更好（Rom & Mikulincer，2003）。从本质上讲，这些研究都表明，患者的二元依恋或团体依恋风格可能有助于进一步了解患者对团体治疗的期望和态度。

自我暴露与依恋

　　亚隆和莱兹克兹（2005）认为，自我暴露可以减轻团体成员的孤立感，并为接下来的团体中所有治疗奠定基础。因此，识别团体成员个体差异变量对预测团体成员自我暴露的数量和质量来说很重要。谢赫特曼和德韦（Shechtman & Dvir，2006）发现，在咨询团体中，安全型青少年自我暴露最多，表现出最具建设性的团体行为，且对团体中其他人反应最积极，而高依恋回避的青少年在这些指标上得分最低。这些作者认为，由于安全型团体成员对他人持有乐观的看法，并渴望亲密关系，他们不仅更有可能更多地进行自我暴露，而且也更有可能在团体中恰当地进行自我暴露，并对其他成员的暴露反应敏感。在另一项研究中，谢赫特曼和里布科（2004）发现，回避型的团体成员，无论是冷漠型还是恐惧型，他们自我暴露的倾向最少，而矛盾型依恋的成员自我暴露的程度适中。那些不安全型依恋的成员特别是回避型成员，由于他们缺乏自我暴露，更容易感到孤立，与团体之间的联系更少。一般来说，与安全型依恋的成员相比，不安全型依恋的成员更难参与到利用团体治疗帮助自己成长的行为里面，包括自我暴露、认知探索、洞察内心和自我开放等（Shechtman & Dvir，2006；Shechtman & Rybko，2004）。

依恋和团体中的成员 – 带领者关系

下面的小节将讨论在团体心理治疗中，成员 – 带领者关系的两个方面，都与团体成员依恋息息相关。这两个方面分别是治疗同盟和移情。

依恋与治疗同盟

一项历时 25 年的研究表明，治疗同盟不仅与个体治疗的疗效有关，也与团体治疗的疗效有关（Abouguendia，Joyce，Piper，& Ogrodniczuk，2004；Martin，Garske，& Davis，2000）。团体治疗的治疗同盟包括团体成员如何看待他与团体的情感联结，以及和其他团体成员、团体治疗师之间在团体治疗目标和任务上的共识（Gaston & Marmar，1993）。一位患者对团体治疗同盟的体验很可能受其依恋的内部工作模型的影响，这些模型会引导他对新的个人和团体产生一定的预期。虽然很少有研究考察治疗同盟在团体治疗过程中的发展及其与依恋的关系，但有一项研究例外。该研究发现对于偏安全型依恋的成员来说，治疗同盟的得分在治疗的开始和后期均保持相似，而偏专注型依恋的患者在治疗结束时对治疗同盟的评价会更积极，偏冷漠型患者在治疗结束时对治疗同盟的评价更消极（Kanninen，Salo，& Punamaki，2000）。此外，塔斯卡和他的同事们的发现表明，随着时间的推移，团体成员依恋程度与治疗同盟得分之间的关系取决于团体治疗的类型。那些依恋焦虑程度较高的人，在人际动力学团体中对治疗同盟的评价随着时间推移会更高，而在认知行为取向的团体中时则不然（Tasca，Balfour，Ritchie，& Bissada，2007b）。显然，还需要对团体成员的依恋和团体治疗同盟进行更多的研究，特别是着眼于治疗同盟的破损－修复过程的研究。

依恋与移情

亚隆、莱兹克兹（2005）和 G. 科里（Corey，2008）认为，团体治疗中的移情是成员与成员，及成员与带领者关系的重要组成部分。虽然理论上是这样（Cortina & Marrone，2003；Markin & Marmarosh，2010），但很少有针对团体治疗的实证研究同时检验依恋和移情。马林克罗特和陈（2004）是目前所知唯一直接研究团体中移情和依恋的人。他们的研究样本包括 12 个训练组里的 76 名研究生。团体成员报告了与父母亲的情感联结有关的回忆、自己的依恋焦虑和回避情况，以及对其他团体成员的影响信息量表评分（Impact Message Inventory Ratings）。作者进行了一项社会关系分析，通过分析发现就他们的影响信息量表评分来看，团体成员倾向于以相似的方式看待除自己外的成员，但每个人的看待方式与他人存在差异。这些差异被视为移情的指标，并与父母照顾中的负面记忆和依恋回避显著相关。这一发现表明，团体成员与早期照料者的依恋的内部工作模型影响了他对其他成员行为的感知，特别是当早期与照料者的关系体验是消极的和回避的情况下。

依恋与团体治疗结果

　　总体而言，依恋风格和团体治疗结果之间关系的研究难有定论。基希曼等人（2009）在整理有关依恋－治疗结果的研究文献时指出，有几项研究表明患者的安全型依恋对团体治疗结果有轻微的积极影响（例如，Meredith，Strong，& Feeney，2007；Meyer，PiUconis，Proitetti，Heape，& Egan，2001；Mosheim et al.，2000；Strauss，Lobo-Drost，& Pilkonis，1999）。与此相反，其他研究发现了回避型（Fonagy et al.，1996）或矛盾型（Sachse & Strauss，2002）患者的优点。基希曼等学者（Kirchmann et al.，2009）认为，这些结果不一致是因为患者及其治疗的特点存在差异（例如，团体成员的依恋状态，患者的诊断、性别，团体带领者的经验水平）或依恋的操作定义不同（参见 Strausset al.，2006）。一些更复杂的研究表明，成员依恋与团体治疗结果之间的关系十分复杂，必须考虑不同的中介变量和团体治疗的类型。例如，对于那些矛盾型依恋的团体成员（专注型团体成员）来说，团体气氛似乎特别重要；对于安全型依恋的团体成员来说，人际学习十分重要；而对于回避型依恋的成员来说，治疗师的接纳和情感上的可用性在预测有利的团体治疗结果时至关重要（Kirchmann et al.，2009）。此外，一些证据表明，在持续一年的随访中，依恋焦虑程度较高的成员可能在团体动力人际治疗中有更好的表现，而依恋焦虑程度较低的成员可能在团体认知行为治疗中有更好的表现（Tasca，Ritchie，et al.，2006）。表 3-4 列了几项最新的研究成果，这些研究的重点是团体成员的依恋如何影响治疗过程和结果。

表 3-4　依恋与团体心理治疗过程及结果

依恋和团体	主要发现
团体治疗过程	
谢赫特曼和里布科（2004）	观察人员表示，在第一次团体咨询中，不安全型依恋的青少年成员越多，他们分享的个人信息就越少。在咨询过程结束时，相比于安全型成员，更多回避型成员在自我暴露、亲密和移情方面分数较低。在团体讨论中，咨询师认为焦虑型成员的工作效率低于安全型成员

（续）

依恋和团体	主要发现
塔斯卡、泰勒等（2004）	一次关于进食障碍局部住院治疗中，依恋预测了治疗完成情况。回避型成员退出团体治疗的可能性更大
谢赫特曼和德韦（2006）	回避性越强的成员自我暴露的程度越低，治疗的效率也越低，同时对团体中其他人的负面情绪也越多
塔斯卡、巴尔福等（2007b）	对于接受团体心理动力人际关系治疗的暴食症患者来说，依恋焦虑水平的增高和回避水平的降低都与治疗同盟的扩张相关。在认知行为团体治疗中没有发现这一点
利林、塔斯卡等（2011）	治疗前较高的依恋回避水平与第1周参与度较低的团体气氛相关，并与团体对个体的团体参与体验的更大影响相关
哈雷尔等（2011）	依恋焦虑水平较高的成员认为团体气氛的回避性和冲突性更强。依恋回避得分越高，社会支持感知得分越低
基夫利甘、洛可可和古洛（2012）	行动伙伴相互依赖模型（APIM）研究发现，依恋焦虑和回避的整体感知与成员对团体冲突的感知呈正相关，而依恋焦虑和回避的整体感知与成员对在团体中的参与度的感知呈负相关
加拉格尔等人（2013）	在团体中，人际学习与依恋焦虑水平而不是回避水平更高的人呈正相关
团体治疗结果	
基尔曼等（1999年）	以依恋为中心的团体治疗促进了团体成员依恋和人际功能的转变。接受了团体干预的成员报告称，在干预治疗结束后的6个月中，他们的恐惧减少，依恋模式向安全型转变
基尔曼等（2006年）	不安全型依恋风格的大学生被随机分配到以依恋为中心（AF）的团体或以关系技能为中心（RS）的团体。AF和RS参与者报告称他们对功能失调关系信念的认同感降低了。AF参与者也报告称自尊心更强，愤怒的情形减少，对愤怒的控制增强
塔斯卡、里奇等（2006年）	与认知行为疗法（CBT）等组织性更强的团体相比，在进食障碍团体治疗中，焦虑水平更高的成员在增强凝聚力的团体治疗中表现更好，更注重人际关系与情绪调节
塔斯卡、巴尔福、里奇和比萨达（2007a）	依恋焦虑水平的变化与团体治疗对抑郁的改善有关
基希曼等（2009年）	289例住院患者的团体心理治疗结果显示，团体气氛等团体因素可以调节依恋与治疗结果的关系
基希曼等（2012年）	五分之一的患者在团体治疗结束时，从不安全型依恋转为安全型依恋，在团体治疗结束一年后，改善程度更加显著
金利与雷诺（2012）	6周的强化团体治疗结果显示，安全型依恋的成员增加，恐惧型依恋的成员减少，并且专注型依恋风格的成员小幅减少。冷漠型依恋成员没有发生改变。安全型依恋和恐惧型依恋（但不是专注型）风格的变化与人际功能的变化相关

（续）

依恋和团体	主要发现
基廷等（据报道）	治疗团体的依恋焦虑水平和回避水平在治疗过程中有所改善。这一改善可以延续到团体治疗之后一年，持续向更安全的依恋转变
麦克斯韦等（据报道）	102名患有暴食症的女性在接受团体治疗后，依恋焦虑水平和回避的情绪发生了变化，这些变化与人际功能变强相关。焦虑水平的降低与抑郁情绪的减少相关。依恋焦虑水平降低或回避情绪减少与暴饮暴食的行为之间没有关系

结论

实证研究的结果表明，在特定情况下，患者和治疗师的依恋模式都与治疗关系、患者在治疗过程中的行为和治疗结果有关。许多对依恋的研究强调了安全型依恋患者的优点，这对需要筛选成员的团体治疗师大有裨益。与此同时，有研究阐明了不安全型依恋与治疗过程和结果之间关系，这对处在各发展阶段的团体带领者（从筛选和为不安全型依恋的团体成员做前期准备，到为患者提供有帮助的治疗过程和结果）来说都有很大帮助。总体而言，仍需要对团体带领者及其成员的依恋进行更多研究。具体来说，在进一步对团体成员依恋与团体治疗结果之间关系的研究中，需要考虑中介和调节变量；同时，在关于如何使更多不安全型依恋的团体成员有效地参与团体活动研究中（例如，进行有效的自我暴露并建立积极治疗同盟等），也需要更多考虑中介和调节变量。

第二部分

依恋在团体治疗中的应用

第四章

团体建设：筛选、分组和团体成员准备

　　本章将探讨依恋在潜在成员的挑选、分组及准备上发挥的作用。尽管有几种方法可以对候选成员进行评定，包括使用团体成员筛选工具，但当前鲜有资料表明在筛选团体成员时如何将依恋风格考虑在内，抑或是帮助团体带领者通过预先考虑依恋风格招募到不容易脱落的成员。

　　本章也探讨了在根据成员治疗需求分组候选成员时，依恋这一因素是如何发挥重要作用的。对于具有某种特定依恋的团体候选成员来说，有最合适的特定团体类型吗？其他成员将会从一起入组的某位候选成员那里获益吗？思考一下团体配置与成员依恋的相互影响是如何在候选成员分组的选择上提供指导帮助的。

　　最后，本章将回顾，为确保高焦虑或高回避的团体成员都能拥有一次成功的团体治疗体验，全面细致的准备过程是如何发挥重大作用的。

筛选团体成员的必要性

　　对潜在成员进行预先筛选是团体心理治疗过程的一个重要环节。由于团体成员要共享个人生活细节、暴露情感反应并且能够收到来自原本陌生的成员的即时反馈，因此可能会出现团体情感退缩、团体冲突以及不和谐的成员关系，更重要的是，可能会出现治疗过程提前终止的情况。尽管团体历程中出现情感退缩、发生冲突可能会对其他团体成员造成困扰，但这些都可能得到解决，因为这些问题都是"随机"产生的（Yalom & Leszcz 2005）。然而，提前退出团体则会造成其他团体成员情绪不稳定，同时也会影响其他的团体终止的情况（MacNair & Corazzini，1994；MacNair-Semands，2002；Yalom & Leszcz，2005）。麦克尼尔 – 西蒙（MacNair - Semands，2002）指出对团体成员预先筛选环节广受团体带领者欢迎的一个原因在于这有助于提高出勤率以及降低提前退出率。她注意到，因为预先筛选实际上是对成员（走向成功所必备的）个人交往技能进行了评估，所以可以让团体带领者挑选出适合团体的成员。因此，将关注点放在关乎团体治疗成功与否的患者变量上尤为关键。

自 20 世纪 80 年代起，美国团体心理治疗协会（the American Group Psychotherapy Association）成立特别工作组，提出一系列临床结果标准化措施（Clinical Outcome Results Standardized Measures，CORE），为团体带领者提供挑选出适合的患者所需的信息，并使评估团体治疗带来的变化变得更容易。CORE 包括对治疗同盟、团体氛围、情感性同调以及凝聚力进行评定。CORE 的提出者及其修订人员基于实证文献制定挑选原则，并且确定患者个人行为、性格以及人际交往史都是团体治疗成败的决定性因素（Burlingame et al.，2006；Yalom & Leszcz，2005）。

基于这些原则，在评定团体成员候选人能否忍受团体可能带来的焦虑的过程中，成员筛选应考虑诸如洞察力、情绪管理能力、应对策略以及既往治疗经历等因素（Burlingame et al.，2006）。这些因素同样可以预测团体成员在应对团体治疗中人际关系挑战方面的表现。布林加姆等（Burlingame，

2006）认为团体候选成员的恰当人选应当是：在人际关系方面存在困难，但具备对家庭问题影响自身当前人际关系的洞察力；具备情感交流和建立人际关系的能力；能够参加聚会且不中途退出；可以与个体治疗师建立治疗关系，或遵守先前的治疗协议——本质上讲，就是具备更安全依恋风格的人。

这些作者认为具备以下特征的患者不适合团体治疗："有太多人际冲突""过度回避""时常陷入自我攻击""有强烈否认的议题""含糊的方式呈现议题""认为自己在团体中会不自在""容易逃避团体任务"，或者"在某种程度上影响团体安全感"（Burlingame et al.，2006）。尽管作者基于实证文献得出筛选因素，但未提供任何理论依据来解释这些因素导致团体治疗效果不佳的原因（Marmarosh，2009）。依恋理论让我们更加全面地理解这些评判标准并对部分患者或许不适宜接受团体治疗做出解释。

基于依恋视角的成员筛选

本节回顾团体带领者在理解团体成员的依恋风格中能够使用的方法，并将其作为入组筛选的一部分。尽管这些方法并非用来确定某种特定的依恋风格，但能帮助带领者确定个人对于加入团体的准备情况。最常见的有效筛选手段是团体带领者对潜在成员及团体访谈过程的反应。除了依赖临床访谈，团体带领者还能够通过自陈式测验方法来确定个体的二元依恋以及团体依恋状况。

访谈：探究依恋风格和入组准备情况

由于在早期人际关系经历中，二元依恋是从和家庭主要照顾者的关系中发展出来的，个体入组访谈很可能以一种鲜活和富有感受的方式激发个体依恋相关的内在表征。作为权威人物，带领者很可能在访谈过程中激发出依恋反应，并能从中发现依恋焦虑和依恋回避的言语及非言语特征。

肢体线索与眼神接触

临床工作者通过观察非言语行为可以深入了解准团体成员的依恋风格。偏回避的依恋风格（包括恐惧型和冷漠型）更可能在身体语言中表现出冷淡或拒绝（Wallin，2007）。例如，他们更可能双手交叉抱胸，对外表现抗拒。他们可能会避免眼神接触。然而，除了回避之外，他们似乎也不会表现出任何活跃性。这类人的总体特点就是冷淡。相比之下，专注型依恋风格在讨论个人价值观、有待解决的人际关系或是希望更多个人接触时，生理上更多展现出焦虑反应（脸红、流汗以及开放的姿态）。然而偏恐惧依恋风格的反应最可能介于两者之间——可能一开始焦虑不安，随后便自我封闭，正如其身体语言所表现的那样。在理解非言语信号的过程中，应注重成员文化背景的影响，因此，临床工作者不能仅仅通过非言语信号就做出任何依恋风格的判断或得出成员筛选的相关结论。

第一人称与第二人称表述

受访者是如何称呼自己的？使用第一人称或第二人称语言是衡量个人交往舒适度的一大指标，尤其是涉及感情经历方面。高焦虑依恋风格的人通常使用第一人称语言来描述关系中的感受，而高回避依恋风格的人更可能使用第二人称语言作为拉开个人距离的方法。

语言特点

受访者在人际交往问题上的回答是细致详尽还是含糊不明？高回避依恋风格的人在面谈期间往往会压抑情感（Batholomew & Horowiz，1991；Main，1991）。他们通常会有如下的回答，"我有个幸福的童年，一切都很正常"。倘若继续询问细节，他们开始含糊其词。通常情况下，需要进一步追问来获得其基本的人际交往信息。相比之下，专注型依恋风格的人不善于情绪管理，更易陷入回忆当中，这会导致他们在谈及人际关系时长篇大论（Tasca，Ritchie，& Balfour，2011；Wallin，2007）。我们会看到他们的反应模式通常是冗长无奇又令人困惑的，伴随着自我贬低和过往亲密关系中未解决的议题。

情感表达程度

情感表达是回避压抑、恰如其分还是过度渲染？正如语言特异性，冷漠型依恋风格的人往往情感表达有限。他们在谈及个人关系的问题时，更可能给予一个不掺杂个人情感的理性回答。专注型依恋风格的人情感表达丰富，尤其是谈及情感失败时。恐惧型依恋风格的人因为既高焦虑又高回避的特性，对亲密关系既渴望又害怕，因此通常表现出强烈而又模糊不明的情感。

团体的关系性目标

个体是带着特殊的关系议题进入团体筛选环节的吗？尽管许多人无法明确表达他们想从团体治疗中获得什么（尤其是在缺乏团体治疗经历时），但没有目标本质上或许就是一种防御。例如，访谈期间，受访者在被问及个人目标时，可能会立刻回答"我不知道"，并表现出缺乏好奇心。而这种缺乏好奇心的防御表现则往往多见于抑制情绪、害怕受伤的冷漠型依恋风格的人身上。相比之下，如果在谈及关于团体关系的目标时，受访者突然变得情绪激动，以一种沮丧的语气回答道"我不知道"，或者表达期望能够与他人建立亲密关系等具体的目标，则更趋向于专注型依恋风格——这两种回答更多见于易于激动、过度激活的团体成员身上。

对"此时此地"过程性评论的反应

在每个入组访谈中，团体带领者会在某些时刻向准团体成员进行过程性的评论。带领者会观察受访者的非言语行为、音调或是情感反应。在某些情况下，可能会用一个简单问题将注意力转移到访谈过程上，例如"所以，在我们讨论这些问题时，你此刻有什么想法"或者"让我们把关注点放到交谈上来，在我们讨论是否加入团体时，你在想什么"。无论是哪种过程干预方式，准成员对于从内容转移到过程本身的反应都能够清楚地表明他们将怎样应对团体治疗中的"此时此地"（假设访谈团体为人际关系团体）。相比之下，专注型个体在相同的转变中则会情绪失控，可能担心自己在"某方面做错了"，或是"你（访谈者）不喜欢我"。而冷漠型成员则更可能顾左右而言他或完全回避该问题。这类人可能会声称自己"就在回答这个问题"，或"这没什么大不了的"。一个偏恐惧型的成员很可能一开始时焦虑，会说"说这些就没什么意思了"，后续再问问题时，便可能会称自己不知道，闭口不谈。由于个体与人际关系创伤之间存在相关（Sroufe，Egeland，Carson，& Collins，2005），该类人很可能在团体中迫于情感压力逃避人际互动。

专注型团体成员的筛选

在专注型团体成员的入组访谈中，专注型依恋风格的人在回答有关亲密关系（例如家庭、恋爱关系）的问题时最有可能陷入情感回忆并表现出焦虑。这种依恋系统的过度激活在几个方面表现得尤为明显。首先，回答问题啰唆冗长，即便是从访谈者那里收到提示要将关注点转移到其他方面，专注型依恋风格的人在回答问题时也会一直将重点放在主要的依恋关系上。其次，专注型依恋风格的人回答问题可能充满情感，带有强烈而又可能模棱两可的情绪。受访者可能会深陷感情之中以至于无法接收到访谈者发出的人际交往信号。（例如：不关注访谈者，忽视需要往后继续的非言语信号。）这类人在这种时刻可能容易激动并在生理上表现出相应症状，例如，脸红、出汗、心跳加速以及肌肉紧张。专注型依恋风格的人在回答和讨论有关团体历程的问题时可能会出现困难，尤其是在情绪受到依恋关系相关问题激活时。这点从下面这个小例子可见一斑。

28岁的艾瓦是一名转诊患者，在入组访谈中情绪激动地与临床工作者表达了自己对母亲的愤怒，随后在谈及其对团体治疗的期待时却时常回答"我不知道"。只要她回答"我不知道"，她便开始再次抱怨她的母亲。她似乎并不能回答这个问题，因为她满脑子都是依恋回忆以至于不能思考关于团体治疗的任何事情。

专注型依恋风格的人在与临床工作者的筛选访谈中，可能还会过度关注（感觉到的）与临床工作者的"同盟"的中断。毕竟患者不停询问关系是否和睦、是否适合以及自我价值的问题并不常见。例如，常见问题可能包括"你认为我适合这个团体吗""你认为我会得到帮助吗"以及"你怎么看"。这种高度警觉的不安全感可能在过度在意临床工作者的非言语信号中有所表现。

30岁的杰米便是一个典型的例子。在一次入组访谈中，团体带领者时常感到杰米似乎十分在意自己的一言一行。在数次访谈关键时刻，杰米说："你……想要说什么？"杰米是典型的高焦虑的依恋风格，她对自己母亲的情感充满矛盾。她总是觉得自己不够好，配不上自己的男友，为迎合每一任男友而失去自我。这种"仿佛"的人格（"as-if"persona）在面谈的初始阶段便展现出来，因为杰米似乎想要表现出团体带领者想要看到的样子，这样她便能达到她想象的带领者期待的标准。

尽管本章大部分内容都在讨论专注型的个体依恋风格，但上述提到的许多标准也同样适用于团体依恋。例如，如果某人表现出过度关注以往遭到团体拒绝或是受到团体内部冲突影响的那些时刻，那么这个人也更有可能属于专注型的团体依恋风格，他们强烈希望成为未来团体的一分子，特别害怕遭到拒绝。

偏冷漠型团体成员的筛选

在入组访谈中，冷漠型依恋风格最可能展现出一种过度抑制的依恋系统。入组访谈的特有情景与团体治疗相似度较高，会增加受访者的回避以及拘束感。毫无疑问，关于亲密关系的问题（例如，"你父母是如何表达感情的"以及"你在人际关系困难方面受到多长时间的困扰"）也会引起受访者的回避、隔离和防御（比如：理智化、情感隔离和否认等）。

尽管冷漠型依恋的人在回答问题时很可能更多给予正向而表面的回答，但"过程"会告诉我们其中的真相（例如，内容与过程；Yalom & Leszcz）。正如梅因（1991）在成人依恋访谈（AAI；George，Kaplan，& Main，1996）中观察得到，积极的回答往往是简短而模糊的。采访者试图获取更多信息，得到的只是更多的回避及含糊其词。因此，采访者很难去获取有用信息，受访者的回答都可能是不带有个人情感且理智化的。这种理智化的一大表现常常是在指代自己时使用第二人称（例如，"你工作努力，一直专注于手头的工作，没时间情绪化"）。情感封闭的非言语信号还可能包括封闭的姿态（例如，双手交叉抱胸，身体向后靠）以及避免眼神接触。

冷漠型团体依恋风格的人很可能在团体层面表现出类似的特征。正如很难从冷漠型二元依恋风格的人身上获取亲密关系方面的有意义的信息，冷漠型团体依恋风格的人在回答有关团体关系目标的问题时，很可能同样简短干瘪，含糊不清。对他们来说，对团体关系目标这类问题的回答最可能是指向"行动"而非期待"感受"。例如，这类受访者可能会说自己的团体目标是"学习技能，在团体环境下取得成功"。倘若采访者继续询问成功的具体内容，冷漠型的人便可能会含糊其词，例如"表现好""工作做得好""做出成绩"或是"我不知道……我不确定自己是否需要加入这个团体"。而这些回答则很可能是有问题的，因为这表明受访者内在动机不足，在自己的人际关系困扰方面缺乏洞察力。因此，这类人很可能会抗拒团体带领者和其他团体成员所做的努力，可能会拒绝表露情感，也不愿表达受伤或是在团体内冒险。倘若压力过大，他们可能会逃离团体。冷漠型团体依恋的另一个特征是在既往团体经历中，都表现出疏离或是孤僻。他们可能会声称自己喜欢独处，或是不与所处团体中的其他人亲近。

　　总而言之，冷漠型依恋往往处于诊断谱系中自恋型人格障碍和强迫型人格障碍之间（Wallin，2007）。自恋型人格障碍者较多将自己理想化（一种满足个人自恋需求的虚假方式），轻视团体带领者和其他团体成员。而强迫型人格障碍者则更想要掌握团体活动和讨论的主导权（Wallin，2007）。负责团体筛选的临床工作者应当意识到这种差异，在访谈过程中寻找这种辨识性特征。

　　接下来的这个例子是有关理想化防御的。37岁的律师艾尔经一位精神科医生推荐加入团体，而他将这位精神科医生理想化了。在问他加入团体的原因时，艾尔很快按照精神科医生所说的回答（"他说这样能够帮助我改善与他人的关系"）。接下来又问他团体是否会对他有帮助，他给予了肯定回答，但是以一种漫不经心的散漫语调说："我猜也没有坏处。当然了，为什么不试试呢。"

　　艾尔的回答虽然简短但一针见血，清楚地表明他不想过多谈及个人对于团体的需要。通过其回答的态度，可以看出他多少展现出对整个访谈过程的主导权，表明这与自己愿意回答的问题相差甚远。这类言语和非言语行为能够帮助带领者确认高回避依恋的准团体成员。

恐惧型团体成员的筛选

　　对于初步的团体筛选来说，了解恐惧型依恋风格的人在人际关系中表现出来的细节是很重要的。首先，负责筛选的临床工作者可能会注意到受访者在某些方面表现出的焦虑感。其次，与其他依恋风格的人相比，恐惧型依恋的人更可能需要保持身体距离（例如，坐得更远），回答问题需要的时间更长但持续对话的可能性又较低（Collins & Feeney，2004）。巴塞洛缪和霍洛维茨（1991）发现与其他依恋风格的人相比，恐惧型依恋的人表现出更高程度的冷漠与被动。据米库林瑟与谢弗（2007b）研究表明，在所有的依恋风格中，恐惧型依恋的人往往对他人同情心最低。这类人更可能是恐惧型依恋风格，且可能处于 BPD 谱系的较为健康一端（Mikulincer & Shaver，2007b）。

团体治疗师通过追问来探寻恐惧型人格的内心世界，从而评估其反思能力和同理心。例如，在询问"你怎么知道你的妈妈是关心你的"这个问题时，倘若受访者回答"我不知道……说不清楚"，那么治疗师可能开始继续问："你能回忆起一个她对你表示关心的时刻吗？"这个问题至少在面谈初期会缓解戒备心理，促进对自己行为背后的心理状态进行思考。在受访者举了个例子后（例如，"有时她会在我和我妹妹表现好的时候奖励我们糖果"），治疗师便紧接着问道，"你怎么知道她觉得你表现好""在那一刻你想象中她对你的感觉是怎样的"或是"在那一刻你对她的感觉是怎样的"，通过这些问题来探测受访者对深层次心理状态的意识程度。换种情况，倘若在筛选过程中，受访者数次谈到父母或是恋人经常生气，那么治疗师可能会问"为什么你觉得他经常对你生气"，来评估受访者对深层次心理状态的关注度，或者通过提问"这个人对你的愤怒是否随着时间变化而发生变化"来评估受访者对心理状态的发展部分的理解。使用这类追问的目的是对受访者参与到反思过程的意愿或能力进行评估。

安全型团体成员的筛选

安全型依恋风格的特征是低焦虑低回避，在入组访谈中展现出开放、参与以及非防御性的姿态。与高回避依恋风格相比，安全型依恋风格对亲密关系更为熟悉且感到舒适，他们很重视亲密关系，往往展现出较高的自尊，认为自己值得他人对自己的关心和爱护（Bartholomew & Horowitz，1991；Collins & Feeney，2004）。

安全型依恋风格表现出较高的反思能力以及强大的精神能力，这从他们的个人经历及在事情发生时的反思能力可以看出。此外，他们也能够从对自身有利的角度反思自己的经历，并且能够准确揣摩出他人的心理感受、想法和答案（Fonagy，Gergely，Jurist，& Target，2002；Mikulincer & Florian，2001；Wallin，2007）。当然，这些是团体成员必备的重要的技能，这个话题稍后会在本章的成员组成部分再次讨论。接下来关于入组访谈和筛选环节的这个例子更加清晰地解释了有关安全型依恋的积极特性。

在筛选环节向团体带领者叙述自己的童年时，马龙说出自己 13 岁时，父母离婚了。治疗师问道："告诉我作为一个 13 岁的男孩，发现父母离婚，对你来说是什么感觉？"当治疗师开始分析离婚对他的家庭造成的影响时，马龙看着治疗师并开始慢慢地抽泣。"我和我爸妈都非常亲近，我很想念一家人曾经在一起的时光，"他说，"我跟妹妹和妈妈一起生活，我爸爸搬到了家附近的一个公寓，周末的时候他照顾我们。不能经常见到爸爸，不能放学后在院子里把球传给他……这样的日子真的很难……这么多年过去了，我一直都很诧异……诧异这件事仍然会让我难过……我意识到我能待在父母身边的次数是有限的。在这样一个易受影响的年纪，家人却不能一直在一起，父母也不会永远相爱了。在那个时候，那件事对我来说是很艰难的一课，又恰巧是在我正开始对女孩子感兴趣，梦想着对方会爱上自己的时候。"

治疗师问："当现在你的感觉出现的时候，你注意到了什么？"

马龙回答说："我已经学着去相信它们……这也是真实地做自己，真实地对待他人的一部分。有时候，它们这样突然地出现在我面前，就像现在，我又觉得很吃惊。尽管这是很久之前的事了，并且现在我也结婚，有了孩子，感觉很幸福，但我觉得这份亲情的缺失依旧存在，我感觉这种缺失让我成为一个更顾家负责的丈夫、父亲。但即便我父母离婚的意义及重要性随着我的成长而发生改变，但这份亲情的缺失在某种程度上将伴我一生。"

在这个例子中，马龙的情感中有一种自然不做作的特质，在与团体带领者讲述个人生活时自然流露。马龙不仅能够完全体会个人情感，而且能在另一个人出现时学会反思。尽管童年时期亲情的缺失造成的痛苦一直挥之不去，但他相信治疗的过程足以让他与团体带领者分享心中的情感。他对团体带领者的问题反应积极，使用第一人称语言，并把过去的人际关系相关事件（父母离婚）与当前家庭内部和人际交往中的体验联系起来。此外，他在叙述事情的时候也很流畅。尽管情绪激动，但他依然能够克制自己，简要说明自己对这次经历的反思。

该案例中一个惹人注目的方面便是马龙的真诚袒露。与其他依恋风格的成员相比，安全型团体成员往往在团体心理治疗中不会隐瞒（Shechtman & Dvir，2006），并且他们在初次团体聚会时也是如此（Shechtman & Rybko，2004）。鉴于初次团体聚会往往对大多数人来说压力很大，马龙的这种表现显得着实令人印象深刻（Shechtman & Rybko，2004）。安全型依恋风格的成员在袒露自我内心时不会觉得不舒适，也会乐于倾听他人心事（Collins & Feeney，2004），因为在孩童时代父母便能给予他们积极回应（Wallin，2007）。因此，他们从已被自己内化了的照顾者身上体会到开明且灵活的思想状态，继而与他人交往中也会乐于展现出这种状态。

尽管安全型成员是最不需要通过加入团体解决情感依恋问题的，但他们仍然能够从团体体验中获益。安全型成员可能加入团体来适应人际关系上的缺失（例如，分手、离婚），生活中的调整变动（例如，新工作、搬家），还有情绪紊乱（例如，焦虑、沮丧）。团体作为社会缩影，提供了一个难得的环境，可以帮助成员发现问题所在，并获得大量即时反馈，提高处理问题的能力（Bernard et al., 2008；Yalom & Leszcz, 2005）。正如我们在本章稍后的团体配置中讲述的，适当的安全型团体成员的出现能够增加团体体验成功的可能性，这在治疗效果上对包括安全型成员在内的所有成员都将是有利的。

评估：在入组访谈中对依恋测量的有力补充

评估，作为综合性筛选过程的一部分，能够帮助团体带领者发现在访谈中不易察觉的依恋信息，进而理解在访谈中表现出来的依恋相关的心理动力。如果团体带领者对二元依恋或团体依恋的快速评价感兴趣，可以回顾本部分第二章中提供的几个简洁明了的方法。

此外，团体治疗问卷法（GTQ；MacNair-Semands & Corazzini, 1998，具体见附录）多用于团体成员的筛选与准备。该方法基于现有团体心理治疗原理，能够让临床工作者对患者的过往经历及加入团体的动机、目标以及想要担当的角色（在任何角色可供担任的设定下）予以评估。团体治疗问卷的作者建议使用评估工具来评估受访者加入治疗团体的意愿度。只需 35～45 分钟，该方法能够很容易地作为整体筛选或准备过程的一部分。团体治疗问卷法尽管不能直接评估出依恋风格，但能够通过设置亲密关系和人际冲突方面的问题进行成年人依恋评估。马尔马罗什（2009）发现这种方法与团体心理治疗筛选中的依恋评估有着极大的相关性，并将团体治疗问卷法与成人依恋访谈法做比较（George et al., 1996）。稍后在本章节提供的卡拉案例特别讲述了团体治疗问卷法在团体筛选中的运用。

团体治疗的入组配置：以依恋为指导

目前为止，本章着重于依恋风格，以及如何通过其相关特性筛选并确定潜在团体候选成员（例如，心智化、表达连贯性以及情感阶段）。现在，我们利用筛选环节搜集的信息将候选成员分组至合适团体中。因此，将依恋风格及其相关特性考虑进入组访谈中，对于提高带领者对准团体成员能否从团体治疗获益的预判能力，变得越来越重要。

专注型团体成员的入组配置

当为专注型依恋风格的人进行入组配置时，团体带领者需要首先明确依恋焦虑的程度与本质。受访者在访谈中虽然表现出中度甚至中高度的焦虑，但仍然至少能够注意到一些人际交往的细节。这样的人或许更适合结构化较弱的团体（例如，人际关系团体、心理动力学团体）。事实上，专注型团体成员的共有特征（例如，自我贬低以及理想化他人）或许也适合这样的团体。因为自我贬低很快会在人际关系团体中显现，团体提供了大量接收人际关系反馈的机会。人际关系团体同样鼓励成员分享各自亲密关系的目标，并探究团体内的哪些行为会阻碍这些亲密关系目标的达成（Yalom & Leszcz，2005）。

在探讨依恋焦虑的本质时，福纳吉的心智化概念是一个很值得考虑的因素。准团体成员反思能力的相关信息能够帮助团体治疗师确定哪种类型的团体最适合高焦虑依恋风格。沃林（Wallin，2007）将专注型依恋的诊断谱系描述为从高功能个体到 BPD。可以设想，尽管高功能人格表现出高焦虑的依恋风格（例如，对感情破损时的坚持、一味容忍接受），但同样拥有反思能力，能够意识到自己给他人的印象如何，能够接纳不同的观点，并且能够知道个人反应相对于现实生活而言是个人心理状态的产物。专注型团体成员能够容忍团体缺乏结构化及情感亲密度，而这两者恰恰明确了团体类型的特征（例如，人际关系团体或心理动力学团体）。

然而，辩证行为治疗（Dialectical Behavior Therapy）团体可能更适合同样展现出低心智化而高焦虑依恋风格（Wallin，2007）。而这种高焦虑情绪低反思能力让人想起 BPD。辩证行为治疗团体最初主要适用于 BPD 群体或具有边缘型特征的群体。这些结构化团体联合采用标准认知行为疗法技术（例如，情绪调整）以及冥想技术（例如，正念冥想、容忍痛苦以及接纳）。团体每周见面约两小时并进行心理教育性技能训练任务，心理教育性技能训练任务分为四个模块：情绪调整技能、核心正念技能、容忍痛苦技能以及驾驭人际关系技能。辩证行为治疗团体寻求帮助成员明确兴趣（包括积极情绪）；通过感官意识培养对当下的非主观注意力；通过接纳、集中、分散注意力以及自我舒缓来增强对痛苦情绪的容忍度；在人际交往中建设性地、有效地阐述自我需求（Linehan，1993；Linehan，Tutek，Heard，& Armstrong，1994）。可以设想，这些团体由于使用提高心智化的正念原则从而培养安全型依恋风格。然而与此同时，不同于无结构团体，这些团体通过教授具体策略来解决 BPD 和专注型依恋风格群体常见的情绪不稳定问题。

另一个适合专注型依恋和具有边缘型特征的准成员的结构化团体治疗是团体心智化疗法（Mentalization-Based Treatment，MBT）。心智化疗法（心智化团体疗法是其中的一个组成部分）是特有的基于依恋理论的治疗方法，是由治疗 BPD 人群发展而来的一种疗法，目标在于提高患者心智化（Bateman & Fonagy，2003；Fonagy & Bateman，2006；Karterud & Bateman，2011）。团体心智化疗法的主要治愈机制是通过此时此地的团体历程来修通心理问题。心智化治疗团体通过观察、探索和理解心智化问题修复反思性思考和感受的心理功能（Karterud & Bateman，2011）。心智化治疗团体的特点在于，带领者会在体现心智化过程的任一重要时刻进行主动干预。这一点与无结构的过程性团体恰恰相反。无结构的过程性团体尽管同样强调当下的历程，但可能会高估成员自我管理团体历程的能力并且低估成员的心智化缺陷。相反，作为心智化治疗团体带领者，会在可能错过对此时此地心智化探索机会的任何时刻暂停团体历程。团体带领者会将团体带回到特定的人际互动中，并认真探究成员彼此的主观体验（Karterud & Bateman，2011）。心智化治疗团体同样鼓励成员之间的情绪镜映和标记功能，这是培养安全型依恋的关键因素（Bateman & Fonagy，2003；Gergely & Unoka，2008；Wallin，2007）。

对专注型到边缘型人格谱系的最后一种配置方案，是在团体治疗之前进行个体治疗或采取个体治疗和团体治疗同时进行的联合治疗。正如本章先前讨论的那样，预先进行个体治疗的经历与团体治疗的可持续性显著相关（MacNair & Corazzini，1994；MacNair-Semands，2002）。拥有一个安全基地（例如个体治疗师）可能会为后续团体治疗的参与度创造条件，并且能够帮助专注型成员容忍团体治疗过程。

冷漠型团体成员的入组配置

团体带领者在招收团体成员时应当认真考虑冷漠型潜在成员的入组配置。部分证据表明，无论何种治疗类型，高度回避在团体中很难改变。例如，塔斯卡、巴尔福、里奇以及比萨达（2007a）发现无论是认知行为团体疗法还是人际动力团体疗法带来的症状改善都与高回避依恋风格的改变没有显著相关。对于高回避依恋风格的成员来说，不去直接解决或刺激依恋的团体疗法（例如，结构化的认知行为治疗团体）可能在促进症状改善方面有所帮助（假设没有成员脱落的情况下）。团体结构化程度越高，引发回避的触发点就会越少，从而团体成员的持续参与度也会增加（Tasca et al.，

2007a）。相比之下，结构化程度较低的团体，如心理动力学或人际关系团体，可能同样适合预先做好团体治疗准备的冷漠型成员（见后续团体准备的相关讨论）。此外，一些更为成熟的团体（如一些已经进行了一段时间的开放性团体）可能更适合吸纳冷漠型新成员，因为经过了成长的团体成员不会对高回避行为有太多的应激反应。

恐惧型团体成员的入组配置

如果恐惧型团体成员在心智化方面一直有困难，那么他可能更适合加入辩证行为治疗团体或心智化治疗团体，而不是人际关系团体。对于有情感控制困难的团体成员（例如，BPD 群体；Line，1993；Linehan et al.，1994），辩证行为治疗团体的疗效显著，该疗法通过整合正念与认知策略来解决情绪问题。从依恋角度来看，这些团体的重心在于容忍痛苦以及情绪管理，这有利于缓解在过度激活与抑制激活两种极端状态之间的情绪波动。此外，结构化的团体模式以及增强技能的工作重心能够帮助缓解团体情形中产生的焦虑。

在接下来这个案例中，我们阐述了某个恐惧型依恋风格的患者的筛选及入组过程。选择该案例的原因在于它呈现了团体带领者在为一位被转介到人际关系团体的成员确定最适合的团体治疗类型时遇到的困扰。该案例强调了带领者如何对特定成员进行入组前筛选，以及通过筛选如何给转介者找到合适的治疗团体而不是进入预先想转介的人际关系团体。

案例分析：人际关系团体心理治疗不适用的情况

卡拉，一位 30 岁的拉美裔女性，由之前的心理医生转介准备加入团体。团体带领者在电话里简单地与卡拉聊了聊并安排了一轮入组访谈。当团体带领者问她对团体感兴趣的理由时，卡拉说因为她的心理医生觉得这个想法不错。她当时并没有说出任何想要加入团体的理由。

一亲眼见到卡拉，团体带领者便注意到她看起来很紧张。卡拉避免眼神接触，浑身僵直不自然，看起来谨小慎微。团体带领者注意到她的焦虑，以一个开放性的问题开始了筛选环节："是什么让你对团体治疗感兴趣的？"尽管卡拉声明自己并不知道对团体治疗的主要兴趣点在哪里，但她立刻开始详细叙述自己的童年生活。卡拉的父母都来自委内瑞拉，后来移居到美国，在那儿生了她。卡拉说自己是独生女，父亲在自己 20 岁时去世了，而自己在与父亲的关系中有"被抛弃"的议题。她接着说到父亲在自己小的时候一直工作到很晚，觉得父亲在她与工作之间总会选择工作。"他一直都在抛弃我，活着的时候从来没有陪过我。"卡拉说道。她讲到父亲曾在参加自己高中毕业典礼时中途离开去工作，那个时候那种"被抛弃"的感觉达到顶峰。除了感到被抛弃，卡拉还讲到父亲的"控制欲"，她记得在自己学业选择（例如，大学专业）中从父亲那里感到的"令人窒息的压迫感"。团体治疗师注意到在团体带领者仅问了一个寻求团体治疗原因的相关问题后，她便很快陷入悲痛的过去中。卡拉很容易就变得情绪化，从而无法保持专注。

团体带领者想要评估其他的情感依恋并询问她与母亲和朋友的关系。相对于与父亲之间的关系，卡拉将她与母亲之间的关系描述为"真正的亲密无间"。但当带领者接着询问这种亲密的具体细节时，卡拉犹豫不决并透露出对于母亲过于依赖自己的无奈感，但她很快补充说非常爱自己的母亲。很明显，卡拉对母亲的感情很矛盾，并且对于说出自己对母亲的复杂感情这件事又很焦虑。她会描述与母亲的关系很亲密，但又会对母亲的管控愤愤不平。显然对于跟母亲划清边界，卡拉心里并不舒服；而对于说母亲的"坏话"，卡拉也感到内疚自责。卡拉的家人鼓励她住在家人附近，要与家人亲近。在美国其他委内瑞拉家庭中，这是一个普遍规则。在表达出想要住得离家人更远的意愿时，卡拉感到她正在抛弃她的家庭。

　　带领者凭直觉感到卡拉在拉丁美洲的教养文化与对家人的情感依恋中苦苦挣扎。他想要探究卡拉是如何看待生活中的重大别离的，例如离家上大学，因此问道："你曾离家去上大学吗？如果是，离家的感觉又是怎样的？"卡拉回答说："家对我来说真的很令人苦恼。"她补充说在州外度过的大学时光对她来说是一个亮点，因为"那里才叫生活"。她讲到自己在学校里有朋友，有公寓还有学术兴趣。团体带领者问："这段经历中的哪方面可以让你感到十分特别？"卡拉回答说："我觉得可能自己想要开始寻找自己了，我也不确定。我只知道当我回到家时，一切都迷失了。"这个答案对团体带领者来说意义重大，因为这表明卡拉在回到家时便似乎会迷失自己，与母亲待在家里会使她感到自己没有空间可以独处。然而，更加令人好奇的是卡拉决定搬回家住。当谈及决定回家时，卡拉说自己别无选择——一方面因为照顾母亲是拉丁美洲文化的传统，另一方面因为自己对母亲的依恋很深。

　　卡拉说自己目前没有亲密的朋友，偶尔保持联系的还是相隔甚远的大学朋友。在团体带领者问到现在没什么朋友的原因时，她说很难在家乡交到好朋友，甚至为自己的职业感到羞愧，不愿意约会，因为"我的生活没有什么真正吸引人的东西……况且我从来没有真正信任过男人"。

　　卡拉表现出对抑郁和焦虑的担忧，在过去的15年里看过好几位心理治疗师和精神科医生。她估计，在那段时间里，医生给她开了多达20种精神科的药物，但这些诊断和药物都没有起到任何积极效果。卡拉说，她觉得谈论自己的问题毫无帮助，这些医生也从未真正关心过她。团体带领者又向卡拉询问了过去接受精神医疗服务的具体经历。卡拉透露自己觉得精神科医生经常违背她的意愿给她开处方，并且她认为他们没有倾听她的需求。因此，那些医疗服务人员无法被信任且令人失望。带领者接着问卡拉，在她感到失望时，是否会告诉治疗师。卡拉回答说没有。她说自己仅仅是治疗结束后再也不会去了。然后带领者又询问了一些成功的经历，卡拉只举出了一个例子。她说，那位精神科医生在用药方面很灵活，他愿意让她更多地参与到治疗决策中，这样能够让她更加信任他。值得团体带领者注意的是，这是她分享的所有治疗中唯一一次成功的经验。当问及为什么她现在准备进行团体治疗时，为什么会觉得团体治疗将不同于她以往那些令人失望的个体治疗经历时，卡拉没有回答。她笑着说之前的精神科医生之所以推荐她参加团体治疗，可能只是因为他不知道该拿她怎么办。

　　基于这些反馈，团体带领者想要测试卡拉在收到团体反馈时的表现。他说："卡拉，我想给你一些反馈，类似于你在团体治疗中可能会得到的反馈。你能接受吗？你觉得可以吗？"卡拉点点头，但看上去有些焦虑。团体带领者说："卡拉，我很欣赏你今天的坦率。你似乎真的很想加入这个团体，而且非常努力地在我面前表现出高兴的样子。另一方面，我也了解到你对过去的治疗师非常失望。这也让我怀疑我能否不负所望还是说最终可能也会让你失望。我担心你会决定离开而且不回来了，而且我们大家都不知道究竟是为什么。"卡拉看上去很惊讶，然后翻了个白眼。

　　卡拉的脸上不再流露出喜悦，团体带领者注意到卡拉正努力思考这份反馈。当带领者问她有什么感受时，她回答说"沮丧，我也不知道"，随后便不再说话。带领者决定从卡拉生气的即时反应中后退一步，并试图提供更多的信息来帮助她理解人际关系团体的目标。他解释说，这个团体就像是外部关系的一个缩影，人们可以从中了解自己是如何与他人相处的，以及哪些事情可能会阻碍自己与他人的亲密感。他花了一些时间来讨论一个人际关系团体的运作流程，以及在这类团体中团体成员应当如何工作。在描述完团体运作方式后，团体带领者问卡拉："我注意到在我反馈到你可能会退出团体时，你翻了个白眼。那么在听到我在思考这件事时你是什么感觉?"卡拉说她不清楚自己是什么感觉。带领者说他注意到卡拉沉默了，眼神疏离，显得很苦恼。他注意到，由于她回避审视自己在团体历程中的角色，她似乎先发制人地关闭了自己以保护自己免受伤害。访谈清楚地表明卡拉在人际关系团体中很可能会不太顺利，但在做出最终决定之前，团体带领者想要额外使用一些评估工具。

在访谈一开始，团体带领者便要求卡拉完成团体治疗问卷，他认真看过卡拉的回答，问卷回答与其在访谈中的行为是一致的。对于某些问题，她的回答很详细，而对于另一些问题，她的回答要么是不完整的，要么是极其模糊的。例如，在家庭方面，卡拉回答了一些问题，比如她的父母如何关心她（"我的母亲通过告诉我她爱我，以及不让我离开她的身边来表示她的关心""我的父亲是个酒鬼，他没有表现出对我的关心。对他来说，工作比我更重要"）以及如何对她生气的（"我的父亲总是沉默不语，我妈妈总是大喊大叫"）。虽然她没有回答自己在家庭中扮演一个什么样的角色，但她描述了自己难以信任他人，"对一切都感到焦虑"。

更重要的是，在问及她在那些让她感到难受的关系中扮演的角色这个问题时，卡拉回答"我不知道"。这些回答表明，卡拉在反省自身上表现出明显的退缩，并且缺乏容忍"差评"的能力。在纸上描绘自己的家庭时，她画了一个大圈代表母亲，又在大圈里画了一个小圈代表自己。在最边上的一个对角，写着"其他人"，只不过没有画圈。这幅画恰恰印证了卡拉对自己的描述，在母亲面前自己微不足道，生活完全处于母亲的掌控之中，对于卡拉来说，母亲是神圣而又令人憎恨的。在人际关系的问题清单上，她列出以下几个问题：过于依赖他人；经常发脾气；拒绝社交活动；感觉受到孤立且孤独；难以社交；难以信任他人；感觉被抛弃；缺乏个人认同感；没有他人的保证就无法做出决定；亲密关系结束时感到崩溃。

对于团体问题方面，她在"我期待即将开始的团体治疗"一项旁边打了一个问号。有趣的是，虽然她没有列出任何具体的参与团体的目标，却列出了两件可能阻止她实现目标的事情——"我自己"和"其他人"。从本质上说，她意识到自身会是实现自己的团体目标的阻碍因素，哪怕自己不是，团体中的其他成员也会成为阻碍因素。这个回答透露出卡拉的个人看法，即"我与其他人是对立的"。

访谈和团体治疗问卷的结果为以下结论提供一定支持：卡拉是不安全型依恋风格，鉴于她高焦虑和高回避的特征，很可能是恐惧型依恋风格。她渴望与他人亲近，在人际关系中表现出高度焦虑，为了避免被拒绝，她会很快与他人保持距离，并在受到威胁时采取逃避行为。当卡拉感觉到潜在的威胁时，我们看到她在过度激活策略和抑制激活策略之间的转变。而高焦虑高回避的表现在团体治疗问卷中的人际关系选项得以明确展现。此外，卡拉的人际交往模式展现出既寻求依赖又害怕拒绝的心理。一方面，面对拒绝，她既生气又恐惧。在预计他人可能会抛弃自己时，她便将别人推开。另一方面，在个人关系中她既被动又依赖他人，鼓励他人来管控自己，害怕孤单。

虽然团体带领者经常鼓励高回避依恋风格的成员加入团体治疗（包括恐惧型和冷漠型），但在人际关系团体中，恐惧型人格往往是不合适的。恐惧型人格往往会无法控制个人情绪，并表现出极大的疏离感，从而容易成为替罪羊，并会影响团体凝聚力。在招收团体成员的准备期间，团体带领者担心卡拉的戒备心理、缺乏自我反省能力（例如，毫不犹豫地回答"我不知道"）、强烈表达负面情绪，以及害怕被抛弃的高度焦虑会成为她与人际关系团体中其他老成员建立友谊的阻碍因素。基于这些原因，他认为卡拉在当时不适合加入人际关系团体。

在提出替代性治疗方案时，带领者采用麦克尼尔和科拉奇尼（MacNair &

Corazzini，1994）提出的工作框架，即在允许患者加入人际过程团体之前提供个体治疗或团体技能训练（例如辩证行为治疗，DBT）。因为充分考虑到卡拉提出的有关抛弃和控制的议题，团体带领者决定提供两种方案并让她自由选择。带领者意识到卡拉可能会感到被拒绝，因此他需要照顾到她的感受。团体带领者向卡拉解释说，有人发现在进行团体治疗之前进行个体治疗有助于培养方向感、增强治疗动力。他补充说，这可能有助于她在开始团体治疗前树立目标。另外，他认为转到辩证行为治疗团体也是一个值得推荐的选择。他向她解释说，辩证行为治疗团体具有固定的技能训练模块，这些技能与她的议题有一定关系，例如无法调节情绪，在人际关系中感到愤怒和沮丧，渴望获得直接反馈等，可能对她有更多的帮助。

在团体带领者给出这些治疗方案后，卡拉似乎立刻变得有些烦躁，并表示她曾尝试过个体治疗，但发现没有任何帮助。她带着愤怒说道："我需要的是改变。"很明显，团体带领者在提出其他治疗方案的那一刻，便瞬间激起了卡拉的愤怒与戒备，积压多年的受挫与被抛弃的感觉瞬间爆发。带领者意识到这一点，在倾听卡拉的诉说后，对她的愤怒和沮丧深表同情。在对自己的情绪进行了处理之后，卡拉的愤怒有所减轻，她拒绝了个体治疗方案，但同意转至辩证行为治疗团体。

尽管跟进式访谈并未使卡拉获得进入人际关系团体的机会，但这是一个很好的教学示例，展示了如何根据多种因素进行入组前的综合考虑。首先，我们看到通过访谈技巧和评估过程，带领者能够根据准团体成员的依恋风格和人际交往能力做出合理假设。其次，在考虑依恋风格以及患者的人际交往史、防御机制以及情绪调节能力后，或许可以预估准成员的团体适配度。最后，在提出替代性治疗方案并让患者自由选择时，带领者能够考虑患者的感受，并解决可能因未能加入团体而引起的失落感。

依恋与团体配置

在前面的部分中，我们研究了依恋风格在团体成员的筛选和入组中所起到的作用。尽管患者可能适合进行团体治疗，但是将他们分配到什么类型的治疗团体常常受到已经存在的团体或即将成立的团体配置的影响。"配置"（composition）是一个术语，指的是团体中成员及其相关个体特征的组合（Piper，Ogrodniczuk，Joyce，Weideman，& Rosie，2007；Piper，Ogrodniczuk，Joyce，& Weideman，2011）。一个团体的配置需要达到个人内在特征（例如，个人特质）与团体内在特征（例如，团体类型 ）的平衡。尽管存在一些例外情况（见本章），但团体带领者进行团体配置的目标通常是召集不同的成员，这些成员在营造及维护具有凝聚力的团体氛围的过程中，既可以相互支持，又可以彼此挑战（Bernard et al.，2008）。有趣的是，并没有具体证据表明团体的"配置"是实现此目标的关键要素。在促进凝聚力方面，团体成员的选择和准备可能更为重要（Bernard et al.，2008）。此外，尽管许多治疗师相信团体配置对于取得团体治疗成效十分重要，但缺乏实证研究来证明这一观点（Piper et al.，2007）。

团体配置的最常见方法是同质性－异质性方法，它通过团体成员的相似性或差异性来进行团体配置（Kivlighan & Coleman，1999；Lieberman，Wizlenberg，Golant & DiMinno，2005；Piper et al.，2011）。同质性团体中的每位成员都有一个共同的主要特征（例如，在焦虑型团体中，所有成员的共性是高度焦虑）。而在异质性团体中，成员在某个主要特征方面则各不相同（Piper et al.，2007）。许多治疗师似乎更倾向于同质性团体（Lieberman et al.，2005；Perrone & Sedlacek，2000）。而这种偏向可能是基于凝聚力理论（Yalom & Leszcz，2005），该理论指出具有相似性的成员往往共同点较多，相处起来更为舒适，也能更快地营造一个相互支持的氛围（Piper et al.，2011）。但另一方面，这种对于同质性团体的临床偏好并没有得到足够的实证支持（Piper et al.，2011）。此外，皮佩及其同事（2007）检验了治疗复杂性创伤的短程团体的客体关系质量（Quality of Object Relations，QOR）特征，发现团体类型（同质性与异质性）与治疗结果并无明显差异。

皮佩（Piper，2007）率领的这项研究，检验了团体配置与治疗结果之间的关系，发现这种关系与依恋理论有关，原因有很多。首先，依恋和 QOR 在理论结构上有相似之处。而且，依恋安全程度和 QOR 密切相关（Goldman & Anderson，2007）。QOR 的定义是指，从原始关系到成熟关系的连续谱上，一个人建立特定关系类型的倾向性（Piper et al.,2007）。QOR 较低的人倾向于建立原始关系，而 QOR 较高的人倾向于建立更成熟的关系。研究发现，QOR 是团体配置的一个重要变量，因为它可以预测团体成员是否能够随着时间的推移而继续留在团体中并从中受益（de Carufel & Piper，1988；Piper et al.，1991）。人与人之间的关系越成熟，并能相互鼓励，则对解释性心理疗法中的挑战的忍耐度就越高。这一客体关系成熟度与依恋风格的安全性存在明显的相似性，因为两种理论结构中的关系模式是一样的。

其次，尽管皮佩等（Piper et al.，2007）并没有支持团体配置类型的相关论据，但他们确实发现，在团体中安排足够数量的高 QOR 团体成员（p.132）可以让团体更为成熟。他们在研究中发现团体中高 QOR 的患者比例越高，团体的成员焦虑症状的改善越明显。只要团体存在足够多的高 QOR 成员，团体中的低 QOR 患者的症状就会有所改善。而大量低 QOR 成员的存在则会损害团队的凝聚力。由低 QOR 组成的同质性团体会强化原始的人际功能，如低利他主义、低自我表露、缺乏信任。在这种消极的团体环境中，因为缺乏群体凝聚力，高 QOR 团体成员不会得到提高。

还有一些文献资料为这些发现提供了理论支撑。马尔齐亚利和布卢姆（Marziali & Blum，1994）发现，BPD 患者的同质性人际关系团体具有很高的脱落率。他们解释说，许多患者无法忍受团体的退化特质，受不了团体缺乏凝聚力。依据合群度与活跃度，伯纳德及其同事（Bernard et al.，2008）推荐异质性团体，并发现如果一个团体完全由逃避型（低合群度）或顺从型成员（低活跃度）组成，那么这个团体中的人际张力将很低。因此，成员之间也没有足够多的人际交往的学习机会。

总之，在配置团体时，人际交往能力较强的成员、安全型团体成员，或是低焦虑低回避成员对人际交往能力较弱的成员以及其他团体成员更为有利（Bernard et al.，2008；Piper et al.，2007，2011）。团体成员参与度高、愿意承担人际关系风险并能够随时随地敞开心扉，这样的团体不仅凝聚力强，也会不断成长（Bernard et al.，2008；Yalom & Leszcz，2005）。安全型依恋风格占比较多的团体有助于确保整个群体可以包含和容忍不安全型依恋成员的不成熟的人际交往模式。马肯和马尔马罗什（Markin and Marmarosh，2010）建议团体带领者选择安全型二元依恋或团体依恋成员。尽管团体中或多或少有一些安全型依恋风格的团体成员，但他们承认在接受这类转诊患者时仍存在困难。鉴于本章中列举出的原因，他们不建议团体带领者接受在二元依恋和团体依恋方面均不安全的成员。

依恋和团体准备

团体的准备工作，通常以入组培训的形式开展，时长从一到两个个体咨询节段到多个个体咨询节段不定，与团体带领者进行一对一会面。通常情况下，在成员加入团体后，团体治疗师会在团体治疗开始之前召集所有成员并召开会议（Yalom & Leszcz，2005）。多项研究表明，团体带领者必须向准团体成员准确描述在团体治疗准备阶段会经历的事情。（Bernard et al.，2008；MacNair & Corazzini，1994；MacNair-Semands，2002；Yalom & Leszcz，2005）。期间，团体带领者帮助每个新成员设想团体经历，讨论团体规则及规范并获得成员的知情同意。团体成员的依恋风格会影响到团体准备阶段的各个方面，具体将在下面讲述。

入组培训阶段

大量实证研究和临床实践表明，团体预先准备既有益于团体成员也有益于整个团体（Bernard et al.，2008；Burlingame et al.，2001；Yalom & Leszcz，2005）。这些入组培训通常以个体面询的形式展开，旨在为成员进行团体治疗前的准备，并且与团体治疗正式开始后（例如，在最初的几次团体会面中）所进行的团体准备完全不同，该主题在第十二章中将依据案例进行深入讨论。

亚隆和莱兹克兹（2005）指出定期与团体初选候选人会面很重要，以免在招募其他团体成员期间出现候选人的流失。以体验和情绪准备为重点的入组培训看起来特别有益，因为它们可以提前感知团体治疗将会促发什么议题（Bernard et al.，2008；Burlingame et al.，2001；Yalom & Leszcz，2005）。团体治疗前的入组培训阶段也会提高团体参与度（Bernard et al.，2008；MacNair-Semands，2002；Piper & Perrault，1989；Yalom & Leszcz，2005）。

此外，团体准备过程的主要目标包括与团体成员建立治疗同盟，减轻团体治疗的初始焦虑或错误认知，提供有关团体的明确信息和教育以促进适当的知情同意，以及团体带领者与团体成员之间就团体目标达成共识（Bernard et al.，2008；Piper & Ogrodniczuk，2004；Yalom & Leszcz，2005）。

在带领者和成员之间建立健康的治疗同盟是成功团体的关键。对相关研究的回顾发现，团体治疗同盟不仅与团体治疗整体疗效之间密切相关（Burlingame et al.，2006；Joyce，Piper，& Ogrodniczuk，2007），而且还说明团体预先准备对于团体初期治疗同盟的形成和后续团体凝聚力的发展都至关重要（Burlingame et al.，2006；Joyce，Piper，& Ogrodniczuk，2007）。亚隆和莱兹克兹（2005）观察到，带领者对成员的多元性的包容和接纳是团体成员之间建立强大同盟关系的首要因素。布林加姆及其同事（Burlingame et al.，2001）建议带领者利用在团体准备聚会中建立的同盟关系，来促进团体治疗开始时团体的凝聚力。从依恋的角度看，团体入组培训的阶段非常重要，因为依恋风格很可能在准备过程中被激活，从而使带领者熟悉新成员处理人际关系的方式。例如，专注型依恋成员可能会在团体准备过程中采取过度激活的情绪管理策略，带领者可以帮助该成员了解他如何应对被触发的情绪，这有助于他与带领者一同更安全地探索在准备阶段激活的依恋风格，从而促进与带领者的安全基地的建立。

尽管大多数成员加入团体往往是因为焦虑（Bernard et al.，2008；Yalom & Leszcz，2005），但是对于不安全型依恋风格来说，这种焦虑往往会有不同的表现形式。例如，高依恋焦虑的人随着时间的推移在团体治疗同盟中会展现出更多积极的表现，但他们同样可能更需要在各个环节以及关系破损和修复过程中增加团体参与度（Kanninen，Salo，& Punamaki，2000；Rom & Mikulincer，2003；Tasca，Balfour，Ritchie，& Bissada，2006；Tasca et al.，2007a，2007b）。换句话说，对于专注型的个体来说，最重要的是要感觉到随着时间的推移团体成员之间能够越来越亲密。幸运的是，由于无结构团体（例如，心理动力学或人际交往团体）为团体关系破损的当即处理提供了许多实践机会，因此这些团体成员最终可能会发现这一过程带来了更高的团体参与度（Tasca，Balfour，Ritchie，& Bissada，

2006；Tasca et al.，2007a，2007b）。此外，团体冲突可能对害怕被拒绝的专注型成员威胁性更高。因此，在团体准备过程中，让专注型成员更多地了解最初几次团体聚会引发的人际交往类型和随着团体参与过程的发展出现的变化是非常重要的（Tasca，Balfour，et al.，2006；Tasca et al.，2007a，2007b）。团体带领者还可以鼓励和帮助专注型依恋风格的成员培养自我反思能力，从而为团体治疗中出现的关系破损和修复过程做好准备（Tasca et al.，2007a；Wallin，2007）。

另一方面，高回避依恋风格成员更有可能消除新群体为他们带来的任何焦虑。在偏冷漠型成员看来，团体成员彼此之间联系不多，对治疗的投入也不多（Illing，Tasca，Balfour，& Bissada，2011）。此外，在团体治疗的初始阶段，冷漠型成员往往表现出较低的团体参与度，这也会妨碍团体功能的发挥（Illing et al.，2011；Joyce，Piper，& Ogrodniczuk，2007；Tasca et al.，2004）。毫不奇怪的是，高回避依恋风格的人往往觉得随着团体进行，治疗同盟也在减弱（Tasca et al.，2007a，2007b），并且更有可能退出治疗（Tasca，Taylor，Bissada，Ritchie，& Balfour，2004；Tasca et al.，2007a）。为了让冷漠型团体成员对团体治疗有更为充足的准备，团体治疗师可以通过花更多时间解释团体规范并帮助他们设想在面对团体人际关系挑战情况时会做何反应（Illing et al.，2011；Tasca et al.，2007a，2007b；Yalom & Leszcz，2005）。这项工作会提高冷漠型成员参与团体治疗的积极性（Tasca et al.，2007b）。因此，重要的是要向团体成员强调在团体疗法互动过程中进行的人际关系探索的价值所在（Tasca et al.，2007b）以及解决他们在情绪表达方面可能出现的任何困扰（Illing et al.，2011；Yalom & Leszcz，2005）。

研究人员探究了许多成员对团体治疗的错误认知，以及这些错误认知会如何影响他们投入团体的能力（Nichols & Jenkinson，2006）。尼克拉斯和詹金森（Nichols & Jenkinson，2006）认为，团体成员在加入团体之前就存在恐惧或错误认知，这导致他们在初次会议时便感到不知所措或受到创伤。他们认为，在加入团体之前解决这些错误认知至关重要。马尔马罗什、惠普尔等（Marmarosh，Whipple，et al.，2009）研究了高焦虑和高回避依恋风格成员对团体治疗的错误认知，发现不安全型依恋风格对团体治疗表现出更多的恐惧，并对团体存在一些错误认知。这些作者还建议在实际治疗开始之前，在入组培训过程中帮助不安全型团体成员处理他们的焦虑和对团体治疗的恐惧。

知情同意和团体规则：心智化的作用

一般而言，知情同意在团体治疗中至关重要（Bernard et al.，2008），可以通过口头或书面形式征求患者的知情同意。而对于团体治疗，这两种形式都非常必要，通常情况下，这一过程发生在入组培训阶段（或筛选阶段，前提是筛选也是为入组培训阶段服务的）。书面的知情同意通常为某种形式的团体协议，概述团体的运作方式和对每个团体成员的个人期望。这种告知形式还为在入组培训阶段中口头预测和讨论即将到来的团体体验提供了一个有用的机会，有助于新团体成员为加入团体做好准备（Bernard et al.，2008）。亚隆和莱兹克兹（Yalom & Leszcz，2005）提出，为患者提供一个系统的团体准备"是一个去神秘化的过程"（p.303），不仅能够让患者对团体有一个现实的了解，并且可以澄清所有错误认知。

根据亚隆和莱兹克兹（Yalom & Leszcz，2005）所述，团体准备工作包括提高患者对人际关系疗法的了解，讲述团体治疗将如何解决人际关系问题，并提供参与团体活动的适当建议，帮助团体成员将团体治疗效果发挥到最大，预测团体治疗中可能会产生的失望情绪，制定考勤合同并讨论团体治疗具体疗程，提高对团体成功的期望值，并制定有关分组配置和保密性的基本规则。他们将这种方法称作"为团体治疗做准备的认知方法"（p.303），因为团体带领者通过使用简单又易于理解的语言与患者协作，以明确患者对团体的预期，并在知情后对是否加入团体治疗做出选择。

当一个人从依恋的角度看亚隆和莱兹克兹（Yalom & Leszcz，2005）提出的这种认知方法时，会发现这种认知方法提高了团体成员的心智化水平（Fonagy et al.，2002）。正如第一章和第五章中叙述的那样，心智化是对自身和他人的所有行为和情感背后的内在心理状态的理解。因此，以口头形式与团体成员审阅书面合同也是一种有用的方式，可以帮助他们从心理上反思自身对团体规范和期望的反应。例如，团体合同通常会介绍关于外部联系的规则。它可以说明：

当个人是正在参与团体治疗的成员时，不允许制订团体以外的社交聚会计划。团体以外的关系会增加团体内形成亚团体的机会，也会降低团体成员之间的安全感。如果在团体外部有机会见面或进行任何其他互动，将互动的过程及时带回团体，并在团体内部进行及时处理是非常重要的。

反思能力较差的专注型团体成员在读到本章时可能会立即感到沮丧，认为团体带领者是在掌控团体，并限制其与任何团体成员建立现实关系的可能性；又或者他会相信在团体内部难以避免会产生亚团体，自己还将被亚团体排除在外，于是对加入团体感到不安。当下，该团体成员感到十分沮丧，无法清楚地思考，心里预想可能会发生的依恋损伤。冷漠型团体成员可能会迅速浏览协议（如果有的话），不考虑任何情感和人际关系方面的内容。在前面的示例中，该成员可能会认为，"谁在乎团体成员的集体活动呢？无论如何，我也不想在团体外与任何人交谈"或"这份协议太蠢了，团体内部必然会出现亚团体"。尽管他们可能了解团体流程和规则的相关信息，但是当以依恋为基础的模式一旦触及，他们可能无法预测自己在团体聚会期间的反应。但是，当团体带领者将心智化牢记在心，与不安全型依恋的团体成员共同讨论协议时，则有机会和成员在入组准备的聚会期间一起探索他对团体规范和期望的反应（或没有反应）。

因此对于团体带领者来说，通过解决团体成员在准备过程中产生的焦虑和恐惧，来扮演一个安全基地的角色就变得格外重要。亚隆和莱兹克兹（Yalom & Leszcz，2005）描述了团体准备工作中旨在提高成员安全感的几个认知领域。第一个领域是将成员的症状联系起来并提出与人际关系议题有关的问题。这样，团体带领者能够帮助成员了解人际关系议题与其症状之间的关系。将症状与人际关系议题联系起来可以帮助成员了解团体历程将如何减轻个人痛苦、缓解症状。如果不进行这种联系，成员们将无法确定团体如何减轻他们的抑郁或焦虑。

第二个领域是提供有关如何最大化利用和参与团体活动的建议。团体带领者向成员解释如何在团体中激活自我和他人的内部表征以及自身是如何影响团体互动的。例如，带领者可以帮助高回避成员理解在何种情况下可能会产生退出团体的想法。带领者甚至可以与该成员进行角色扮演，以了解成员在接收反馈时的感受并帮助该成员为团体历程做准备。

除了为潜在团体历程做准备之外，带领者还可以讨论潜在的失望和尊重彼此边界的重要性。正如马尔马罗什，惠普尔及其同事（Marmarosh，Whipple，et al.，2009 年）所观察到的那样，团体带领者为冷漠型成员做准备的目的除了在于提高团体工作效率外，还希望着重关注这些患者对于在团体中遭受羞辱或暴露隐私的恐惧。通过提供保证、解决恐惧的方法以及对成员在团体中自我暴露和自我表达程度保持耐心，团体能够帮助他们为潜在的挫败感做准备，同时预先想好具有建设性意义的应对措施。这种做法有助于为长期存在人际交往困难的成员建立积极主动的心理框架，并最大限度地减少脱落而阻碍团体历程的可能性。

亚隆和莱兹克兹（Yalom & Leszcz，2005）强调在准备过程中重复的必要性。尽管没有使用任何依恋术语，但他们指出，患者在预先准备的培训阶段产生的焦虑情绪可能会导致对过往记忆的减弱或歪曲。高回避成员倾向于对依恋相关的经历模糊化和理想化的回忆（Main et al.，2003；Mikulincer & Shaver，2007b；Tasca，Ritchie et al.，2011）。此外，研究人员发现高焦虑成员在与依恋相关经历的记忆上往往相对零散和不连贯（Main et al.，2003；Mikulincer & Shaver，2007b；Tasca，Ritchie et al.，2011）。如果培训阶段激发了与依恋相关的记忆（就像可能会发生的那样），培训期间收集到的信息可能质量不高或准确度无法保障。因此，除了提供每周一次的书面总结，在最初几次团体会面上有意重复重要的概念也是很有必要的。（Bernard et al.，2008；Burlingame et al.，2006；Yalom & Leszcz，2005）。这种类型的重复也有助于心智化的提高和对团体的安全依恋（Fonagy et al.，2002）。

结论

在本章中，我们从依恋角度审视了团体筛选、配置和准备过程。我们对依恋现象（例如，思维连贯性和反思能力）及其相关的可观察特征（例如，情感、身体姿势、语言、语调）进行描述。这些现象可能在筛选面谈中出现，并有助于帮助团体带领者在团体候选人中发现依恋焦虑和回避。更重要的是，我们证明不同的团体适合具有不同程度的依恋焦虑和回避的团体候选人。具体来说，我们提供了卡拉的案例，该案例适合结构性更高的团体，但不适合人际关系团体。我们认为，评估候选人依恋风格可以帮助带领者确定适合各自团体的人选。

筛选只是将候选人成功配置的第一步。一旦团体人选予以确定，提前进行入组准备便是至关重要的。在本章中，我们讨论了初次面谈如何为团体历程打下基础，并帮助不安全型依恋团体成员明确在团体治疗中可能遇到的问题。对成员来说有帮助的是，在准备阶段回顾团体规则、通过与团体带领者互动来发展团体凝聚力。此外，我们也讨论了不安全型依恋团体成员（可能中途退出的风险更高）可以继续留在团体准备阶段，并配置到具有适当安全型和不安全型成员的团体中的原因。

第五章

团体治疗中促进安全型依恋的过程

基于依恋的治疗旨在建立一个安全基地，在这个基地上可以发生修复性体验，并且可以调节和理解情绪（Beebe & Lachmann，2002；Cozolino，2002；Schore，1994，2003；Sroufe，1996；D.Stern，1985）。为了在团体治疗中实现这一点，带领者致力于创造一种团体氛围，在这种氛围中，个人可以探索自己的依恋表征以及在团体会谈期间触发的情绪调节模式（Clulow，2001；Fosha，2000；Hughes，2007；Wallin，2007）。无论理论取向如何，团体治疗中基于依恋的关键治疗过程是共情性同调，通过团体历程和反馈促进心智化，识别移情或者转移性曲解，洞察情绪和认知，感受矫正性情感体验，内化，以及团体凝聚力（见表 5-1）。本章从前到后都在论述这些过程影响凝聚力的方式，并且在本章的结尾处专门讨论了依恋风格如何影响团体凝聚力。

表 5-1　基于依恋的团体治疗过程

共情性同调以及对核心情感体验的共情	促进信任，帮助调节过去经常回避的痛苦情绪，减少孤独感，促进团体凝聚力；引发矫正性情感体验；促进对自我和他人的认知的改变

（续）

促进心智化	促进自我理解、情绪调节、从他人角度看问题的能力和共情；增强亲密感
识别移情及转移性曲解	促进对他人观点的理解，提高内在自我对事物的耐受力，并获得对他人更准确的看法；挑战基于过去而不是基于当下互动的知觉；促进心智化和共情
来自人际学习和反馈的情绪、认知洞察	促进人们更深入地了解自己的感受及其与团体中正在发生的事情的关系；将此时此地的反应与过去联系起来；促进理解个体是如何回应他人的；学习反思自己影响他人和社会关系的行为方式
核心情感的矫正性情感体验	挑战之前对他人和自我的预期；通过积极的亲密交流，强化新的存在方式；发展团体凝聚力；培养信任；增强亲密感
内化	改变对自己和他人的看法；团体促进对关系的运用来处理团体外的困难或痛苦的情境；以更安全的关系体验取代创伤关系经历的战斗－逃跑反应模式
团体凝聚力	促进归属感；涵容情绪；鼓励探索关系破裂的内在缘由；促进团体体验的内化

共情性同调：促进心理表征的改变

照料者的共情对于促进儿童识别、容忍和有效沟通情感的能力至关重要（Schore，2003）。团体带领者和照料者一样，在治疗团体中促进成员上述能力的修复和发展。亚隆和莱兹克兹（2005）认为，"如果成员能够超越表面行为，对彼此的内部体验和潜在意图变得敏感，那么他们相互攻击和指责的可能性就会降低。因此，共情是成功团体中的一个关键因素"（p. 42）。有研究者（Corey & Corey, 1997）补充说，带领者的共情是团体治疗中"与信任密切相关"的东西（p. 143）。怀特（White，2000）补充说，对认知行为团体治疗师来说，"共情是至关重要的"（p. 10），使他能够知道何时挑战，何时不挑战团体成员。

实证研究表明，在团体治疗中没有共情，成员就有被误解的风险，团体变得更加疏离。有研究（Johnson, Burlingame, Olsen, Davies, & Gleave, 2005）发现，在团体治疗中，带领者共情不足是消极关系因素的成分之一，而带领者的共情是积极纽带关系的一个重要成分。有研究者（Kivlightan，Multon，& Brossart，1996）发现，当带领者更加共情时，成员报告团体中有更多的人际影响。

　　不幸的是，共情经常与单纯的友善、支持，或者准确地反映另一位成员所说的话混为一谈（Rowe & MacIsaac，1991）。尽管这些都需要一定程度的积极倾听，但共情要求带领者或团体成员根据另一个独特的人或团体感受某一情境的方式，将自己沉浸在他们的体验中。它需要将自己的观点放在一边，在保持独立的同时，走进对方的内心，通过对方的眼睛看世界。

　　值得注意的是，共情并不意味着带领者不分享令人不快的反馈——虽然这可能会被视为对抗性的表达，但只要那个反馈是在共情的立场上提出的，就是有效的共情性反馈。在团体治疗中，共情可以作为一个工具，用以促进信任和自我接纳，让人可以更深入地探索情感，并形成一个环境，在此环境中团体成员可以更勇敢地进行探索以揭示自己更脆弱的部分（Greenberg & Elliott，1997；Rowe & MacIsaac，1991）。在团体历程中，共情受到团体成员的安全感、干预时机和团体凝聚力的影响。为了共情成员，团体带领者必须将团体放在心里。下面的例子展示了带领者是如何共情某个成员和整个团体的（此时团体治疗共进行了八次）描述了带领者如何随着时间的推移关注自己的反应，同时也将自己沉浸在团体中某一特定成员的生活中。团体带领者的目标是促进团体内安全基地的建立，以便成员可以相互提供共情和反馈，挑战自己和他人的不安全工作模型，增进彼此的矫正性情感互动。

临床案例：治疗师共情与促进心智化

　　团体进行了八周，一位冷漠型的成员山姆虽然定期参加会谈，但总是避免在团体中进行亲密接触。尽管他是尽责的，但他回避敞开自己的心扉，表现出他在外部关系中所描述的那种冷漠，而正是这种冷漠导致他寻求团体治疗。他会关注其他成员的需求，支持他们，但回避自己的感受、想法或欲望。有时他的冷漠看起来像是对别人和团体毫无兴趣，但没有一位成员去面质他回避的内在本质。后来终于有一位团体成员汤姆问山姆在想什么。汤姆问这个问题，似乎是由于汤姆在会谈中透露了关于他自己童年的一些个人信息，而山姆保持沉默并且看起来无动于衷。汤姆一直在谈论他的愤怒，以及这些愤怒是如何影响他的人际关系的。汤姆分享说，他的愤怒很可能源于他母亲在情感上对他的虐待。当汤姆挑战山姆，问他在团体中的想法时，山姆开了一个玩笑。

山姆：我在《纽约时报》上看到过关于母亲的事情。我认为没有一个
母亲不虐待孩子，这是做母亲的角色要求。你知道，这是字典
里对母亲定义的一部分。[山姆正在远离由汤姆的分享引发的自
己的情绪，他通过幽默转移了更严肃的有关母亲情感虐待对话
中自身的感受。]

团体：[听了山姆的笑话之后笑了，团体成员似乎也对汤姆的暴露及其
引发的东西感到不舒服。当汤姆静静地坐着时，他们一起开怀
大笑。带领者想象着汤姆感受到的伤害和愤怒，静观接下来会
发生什么。]

安妮：[一位专注型的成员] 我有一个问题，今天想在团体里提出来。
我似乎总是谈到这个问题，所以你们都很熟悉。我知道你们以
前听我说过这件事，但这是我需要再谈一遍的事情。我知道我
应该和我的丈夫分享我的感受，正如我们在这里讨论过的，但
他似乎不明白这种感受有多令人难过。总之他就是不去触及那
种感受。[安妮开始详述她对丈夫的许多抱怨。带领者认识到
整个团体难以表达冲突引起的内心感受，成员们正在为如何将

这些感受在团体中表达出来而感到为难。所有成员内心都曾与愤怒、冲突进行斗争,并努力忍受更加脆弱的情绪。他们在努力避免相互之间正在发生的情绪情感,而无法关注团体的内在历程。]

乔: 安妮,我认为你避免质问他是正确的。如果我说所有男人都是这样,你会感觉好些吗?他们有时候就是没有感受。我也并不总是擅长这一点。

约翰: 我讨厌人们给男人贴上没有感受的标签。我是个男人,但我有感受,而且上次我留意到了某些感受。我认为你只需要在合适的时间告诉他。你会在他一天结束回到家时贸然和他谈论感受吗?你在一个人疲倦的时候去让他聆听抱怨,这将永远于事无补。

安妮: 没有,我是在等。我总是在等。当他累了的时候,我从不贸然尝试接近他。但是看起来等待也从来都不管用。他似乎从来不会在意我的感受。不管我怎么努力,他都听不见我说话。
[安妮和团体成员继续分享他们对安妮和她丈夫的反应,这对成员来说是一个更安全的话题。随着团体成员问更多关于安妮和她丈夫的问题,团体历程变得更加乏味和死气沉沉。汤姆也保持沉默。]

带领者: 我不得不注意到团体中越来越缺乏活力。感觉好像我们不仅不能帮安妮解决这个问题,而且这团迷雾正在逐渐笼罩着大家。我注意到,我们都一直专注于帮助她处理她对她丈夫的愤怒,而不是帮助她去面质丈夫。我想知道,我们是否能在这里努力解决避免冲突的问题,并能在今天的团体中相互帮助修通这个议题。[与团体成员感同身受的带领者能够想象,要承受走向更真实和更脆弱带来的不适，成员内心的挣扎非常艰难。带领者认为是时候促进对团体中正在发生的事情的探索，而不是以一种毫无生气、失去活力的方式继续下去。]

团体：[沉默，带领者等待。]

带领者：我注意到大家很沉默，我想知道大家在想什么或者有什么感受？

乔：我不明白你说的迷雾是什么意思。

安妮：是的，我认为这个团体正在帮助我理顺我和我丈夫的关系，有时这对我也很有帮助。

琳恩：我明白了。我觉得我们改变了话题，我们并没有真正关注我们之间正在发生的事情。我真的不知道我们是什么时候偏离主题的，可以这么说。

带领者：我同意，琳恩。我禁不住回到会谈开始的时候。我觉得一开始有很大的能量，我注意到我们远离了这个能量。有没有其他人注意到这个情况，或者可以回忆起我们偏离主题的时候？[带领者正试图帮助成员退后一步，思考团体历程，以及是什么导致成员远离团体中的情感。这种好奇心促进了成员们退后一步，并对团体体验进行了心智化。]

杰森：在汤姆问山姆他在想什么之后，我觉得事情变了。感觉就像在那之后我们转移了话题。[带领者点头。]

带领者：你能多说一些你注意到的情况吗？

杰森：嗯，我不想让任何人为难，但我想知道汤姆是不是在生山姆的气。[其他成员看向汤姆和山姆。]

安妮：我注意到汤姆在那之后就不说话了，我在想他是不是生气了。

汤姆：嗯，我想我只是想知道他为什么这么安静，所以我问了那个问题。

带领者：汤姆，你能再多说点吗？

汤姆：［将目光从山姆身上移开。］我不记得了。我只想知道山姆在想什么。这是我在他把它变成笑话之前想问他的问题。［很明显汤姆很不舒服，对这个玩笑有些感受。又是一个长时间的沉默。］

琳恩：那件事发生的时候我很难过。我也注意到了那个笑话，不知道山姆是不是不想回答那个问题。讲笑话是改变话题的一种方式。我知道我是这样的。［琳恩对山姆的不适表示共情，但并没有就他的回避对团体造成的影响与他对峙。］

汤姆：我想我觉得似乎没有什么事情会困扰山姆。他总是那么冷静，情绪稳定。有时候，他似乎一点也不在乎。他讲了些笑话，大家都笑了，但我想知道他此刻正为什么而挣扎。［带领者要求他继续说。带领者还做了个手势，让汤姆在给山姆进行反馈时看着他。带领者觉得让团体在直面山姆时更加舒服和自在是很重要的。］

带领者：汤姆，希望你可以帮助山姆更多地理解，你怎么会觉得他不关心你在团体里说的话，好吗？［带领者希望帮助汤姆更多地关注团体内行为，这样山姆就可以看到他在此时此地的团体历程中会给人留下什么印象。山姆的冷漠型依恋风格导致了他在团体中情绪的失活，这就是他来团体要加以修通的问题，而汤姆正在给他重要的反馈。］

汤姆：［现在看着山姆。］听着，我可能是错的，但我刚刚分享了所有这些私人的东西，这对我来说并不容易。我看了看……还有，嗯……你不是在开玩笑，就是看起来不感兴趣。上周我注意到你在玩手机。有时候我只是觉得你不理解或者你不关心这个团体。［团体沉默了。］

尽管带领者知道汤姆的意图是好的，山姆的拒人千里让他很受伤，但她也很清楚山姆很难做出回应，因为他想要回避情绪，特别是冲突。在团体入组访谈期间，她了解到山姆长期忍受酒醉回家的父亲的身体虐待，而且他与人亲近的经历几乎总是伴随着虐待。带领者也意识到这个团体并不知道山姆的过去。带领者与山姆共情，认为并不是山姆听不懂汤姆说的话，也不是他不关心汤姆的痛苦经历，而是山姆很难处理这些类似的感受，这些感受导致他退缩，让情绪失活，或使用幽默来减轻情绪的强度。

汤姆拥有更安全的依恋风格，他能够在团体中谈论他的虐待和愤怒。另一方面，山姆有一种冷漠型的依恋风格，当他感觉受到威胁或被情绪淹没时，他会让情绪失活。带领者可以想象当汤姆分享他童年的受虐记忆时，以及后来对质山姆时，山姆会感受到极大的困扰，但她也觉得山姆能够在团体中容忍这个过程。虽然她知道山姆会在这种对质中挣扎，但她也知道山姆需要开始考虑他在会谈中无意识退缩的问题。带领者对山姆的共情促使她决定，现在是时候让他和其他成员一起探讨这个议题了，即他们的情绪失活是如何影响彼此的关系，以及如何固化了自身孤立的状态。

这位带领者意识到山姆的反应很重要，关键是找到一种方式让他在此时此地的会谈中表达自己。虽然带领者当时关注的是山姆，但她知道所有成员都可能感受到此时此地的对质和攻击性带来的焦虑和恐惧；带领者也在与整个团体共情。

这位带领者还希望，通过深化此时此地的互动，促进成员真正的核心情感暴露，如果山姆能够不惧冒险在团体中暴露自己，团体将有机会为他提供一次矫正性情感体验。

> **带领者**：[对山姆说]我可以看到你现在有些退缩，你可能感觉退缩也许是当下最好的做法，因为你很熟悉这种方式……你会觉得这是最好的选择。但我相信你现在内心有很多事情在发生，很多事情是团体不知道的，这会让你感觉不到被理解。沉默，

退缩，让你一直孤独。山姆，这是一个机会让你可以做一些不同的事情。[山姆在会谈中第一次与带领者进行眼神交流。然后他摇摇头表示不同意。]

山姆： 不同？[他说话柔和，带着讽刺意味。]我只是不选择把我的感受全部表露出来。[他停顿了一下。]你们都认为我无法理解你们。其实我理解，好吧。你以为我不在乎。

[山姆停下来。他的脸变红了，他控制着似乎被压抑了多年的情感。]

带领者： [没有退缩，她用柔和而有力的语气鼓励山姆，与山姆的强度相匹配。]别停下来，山姆。告诉我们，告诉汤姆，继续。[山姆等待。]

山姆： [用紧张而有压力的语气]为什么，为什么我要告诉他们，你……告诉别人任何事情？

带领者： [停顿]因为这很重要，山姆。[再次停顿]这就是原因。因为它发生了。因为所有这些愤怒和痛苦都在吞噬你的内心。它们正在吞噬你，让你变得孤独。[带领者正在帮助山姆在会谈中表达他的情绪。]

山姆： 告诉他们什么？我爸爸每晚都把我打得面目模糊？这就是我应该告诉所有人的吗？[他停顿了一下。]为什么？没有任何原因。[再一次，他停顿了一下。]好的，汤姆，我很安静，但我听到了你说的话。你妈妈太可怕了。对不起，我看着不像是在听你说话，但我确实听到了。也许我只是受够了。我爸爸几乎每晚都打我。他会醉醺醺地回家。先从我妈妈开始，然后转而挑我的刺儿。先是大声辱骂，让我感觉自己狗屎不如。这还不够，紧接着又对着我的脸拳脚相加……他一走进门，我就知道会发生这种事。我每次都要挣扎着对付这一切，直到我可以夺门而逃。我受够了这些废话。你们认为我这是不明白还是我不在乎？我知道孤独是什么滋味。我从16岁起就一直是一个人。[山姆的声音嘶哑了]你们觉得我为什么来这个团体？因为我无法在生活中拥有成功的关系，每当我试图依赖一段关系时，我都会失败。我的生活真是一塌糊涂。[山姆的怒火突然增加，随着他的怒火，他的悲伤也随之浮现出来。他在这次团体聚会中开始流泪。带领者注意到其他团体成员是沉默的，但情感非常投入。带领者为团体成员充分地与山姆共情留出了足够的空间，山姆开始在团体中体验他的愤怒和失落的核心情感。带领者觉得，当山姆把真实的自己带到会谈中时，团体会很自然地把手伸向他。]

汤姆：[向山姆倾斜]对不起，山姆。我一点也不知情。你一点也不比我们其他人更糟。我知道经历地狱是什么滋味，唯一的办法就是依靠自己。这不是你的错。你认为不在乎就能解决问题，但你没有做错什么。[汤姆的语气非常有共情性，他显然对山姆感同身受。看着汤姆在团体中向山姆表达真诚的理解，让人非常感动，山姆努力保持与汤姆的联结，但也只能短暂地与汤姆对视，然后迅速地躲闪开去。]

在这次会谈的后期，带领者跟进了汤姆对山姆情感反应的重要性，当山姆变得更加脆弱的瞬间，她邀请汤姆说出更多对山姆的感受。

汤姆：嗯，我觉得我现在了解山姆了。当我以为他没有在听我的时候，我很沮丧。我不知道他的想法，不知道他脑子里在转着什么。也许这让我想起了我的父亲，他也很安静，我不知道他是否在乎我。听说我们有这么多共同点，我真的很惊讶。我想我不再感到生气了。我也真的很高兴看见所发生的这一切。[其他团体成员也分享他们的体验，在会谈结束时，乔适时加入了一些幽默。]

乔： 我想在字典里不只是"母亲"被放在"虐待"这个词下面。家庭成员的名单肯定整整齐齐地排在下面。[团体成员爆发出笑声。山姆也笑了，和汤姆做了眼神交流。这一次与之前不同，团体带领者一方面继续关注山姆，另一方面意识到在结束会谈之前，团体需要时间进行自我调节。]

这是个非常好的例子，体现了带领者如何通过共情直觉地捕捉到山姆已做好准备容忍对峙，于是带领者将团体引导向对山姆在团体中的退缩行为进行深入探索。带领者也意识到，在会谈结束时，成员们需要从情感参与中后退一步。共情让带领者知道什么时候"离开"是一种分心，以及什么时候"离开"可以让成员们进行自我调节。带领者对团体成员依恋历史的了解也是至关重要的，因为她能够理解团体内抑制激活策略和过度激活策略的根源。沃林（2007）指出，"这样的了解还可以增强我们对患者的内在体验和童年经历进行想象、理解和与之共鸣的能力"（p.85）。从依恋的角度来看，团体治疗是有效的，因为它为患者解离的过去经验提供了探索的空间，并为新的关系体验创造了可能的机会。

经过几个月每周一次的团体会谈，团体成员真正开始相互信任，分享更多脆弱的感受，暴露出自己更私密的部分，并进行更多的相互交流。这些新的交流促进了像山姆所体验过的那种矫正性情感体验。这个团体变得更有凝聚力，成为成员的安全基地，他们开始承担风险，挑战自动化的人际模式。不仅准确的共情可以促进矫正性情感体验，共情的失败也同样可以做到这一点。

共情失败：促进矫正性情感体验的机会

研究人员一直关注治疗关系破裂及其修复在个体心理治疗中的重要性

（Safran，Muran，Samstag，& Stevens，2002）。斯通（Stone，1992）解释了在共情团体环境中反复的共情失败经历如何促进自体（self）的发展。从依恋的角度来看，带领者对破裂的识别和历程化，以及承认临床错误的能力可以促进信任感，并增强团体成员在团体中的安全体验。再次回到上述团体会谈中，一位团体成员安妮感到非常受伤，因为带领者忽视了她，专注于汤姆和山姆的关系。在之后的一次会谈中，带领者注意到安妮避免与她进行眼神交流。她不知道安妮受到了前一次会谈的伤害，但她知道有些事情不对劲。

　　带领者：（对安妮）我注意到你的目光转向别处，我想知道是不是有什么事让你不安。[安妮看起来非常不舒服。]

　　安妮：一切都很好。[安妮微微一笑。]

　　带领者：我听你说一切都很好，我尊重你的说法。但我确实注意到你不愿看我，这是和以往不同的。我担心你内心其实可能有一些困扰而你却不愿告诉我，就像你和你丈夫之间一样。如果有什么事情困扰着你，或者我做了什么让你不高兴的事情，而我却不知道，就不能和你一起解决。[带领者想要树立一个健康的对质模式，给安妮一个机会在团体中表达她的感受。带领者知道这正是成员们在努力挣扎的困扰，她希望在承认关系破损和修复方面做出表率。]

　　安妮在那次会谈上第一次看着带领者，眼里含着泪水。当被问到为何流泪时，她承认自己感到很受伤，因为带领者在前一次会谈上打断了她的话题。带领者回忆起她的确打断了安妮，她承认这伤害了安妮。

　　带领者将安妮被打断的感受进行了历程化，安妮说她感到孤独和被拒绝，就像她小时候的感觉一样。安妮和一个生病的母亲一起长大，她进进出出医院。由于母亲的健康问题，她经常忽略安妮不快乐、愤怒或孤独的感受。照顾上的不对等让安妮将童年的大部分时间都集中在母亲和母亲的健康上，而牺牲了自己的探索和发展。安妮发展出一种更加专注型的依恋风格，她长期在自己复杂的感受中煎熬和挣扎，在关系中总是感到无法满足，包括在与丈夫的关系中也一样，她经常感到非常挫败，感到总被遗忘，并且十分黏人。

当被问到更多关于她在那一刻流泪的感受时，安妮说眼泪实际上代表了她被团体带领者感动的感受，和她的母亲、丈夫不一样，带领者注意到了她的反应，表现出对安妮的感受很关注。在团体对安妮的反应进行工作的基础上，她进一步表达了自己正体验到一种希望，人们是可以和她在过去的关系中感受到的情况有所不同的。我们再一次看到，在团体会谈中，带领者的共情和发现关系破损的能力非常重要。促进对中断的探索加速了修复，从而增加了成员的信任和希望，还为成员树立了健康的人际关系模式。

触发痛苦与希望

对团体成员而言，体验到他人的共情，是一种"令人吃惊的体验"（Fosha，2000，p.226），他们终于能感觉自己并不孤单，可以感受到在他人的心里和头脑中有自己存在的位置。根据福沙（2000）的观点，共情会产生积极的情感，比如爱、感恩和希望。共情是一个成功的照料关系和一个安全基地的主要成分之一。团体中某个成员在听到其他成员表达了对他真实感受的理解后，常常会泪流满面。当被问及这种突如其来的情感表现时，他们经常会说，他们对其他成员的共情性表达感到惊讶和感动。在前面描述的团体会谈中，当带领者意识到安妮的愤怒情绪时，安妮感受到了希望。在此之前，山姆发现在他描述了自己的虐待经历后汤姆流泪了，这让他很感动。山姆后来说，这是他经常思虑的问题，因为他很少体验到男性的共情或敏感度。他不相信这是可能发生、可能得到的。

　　就像共情可以注入希望一样，共情也可能会在那些从未经历过深刻同调的团体成员心里激发一种强烈的失落感和痛苦。它可以重新唤醒渴望，意识到被情感剥夺，感受到愤怒（Fairbairn，1952）。有些人可能会对这种程度的亲密感到害怕和不知所措（Lachmann，2008）。福沙认为，虽然共情可以唤醒痛苦的情感和摆脱这些情感的欲望，但它也促进了对丧失的哀悼。这就是发生在山姆身上的事。当团体表现出对他童年痛苦的共情时，他最初的反应是自己的悲痛被加重了。然而，在接下来的团体会谈中，山姆经常回到他熟悉的自我满足的状态。他感到在之前的会谈中激起的渴望被暴露了出来，他需要从这一过于强烈的体验中退后一步。虽然已然不是他在团体开始时的同一个状态，但他内心情绪仍然试图转回安全的位置，直到他可以冒险承受脆弱的状态为止。这一探索和退缩的过程成为团体会谈中公开谈论的一个过程。

对共情的多重体验：一致性确认

　　在个体治疗中，共情主要来自治疗师，与之不同的是，团体治疗能提供来自多名成员的共情性同调，形成一种能量来挑战成员来自过去生活的强大内部表征。对于山姆来说，在他脆弱的时候，反复被团体理解、重视、接纳的经历，挑战了他对依赖和软弱的消极看法。随着时间的推移，他认识到，过去觉得安全的事情——独自一人，不像和别人在一起并能够按照自己原本的样子被接纳那样有益。更重要的是，他认识到其他人，特别是男性，并不总是危险、拒绝和虐待的，依赖他人并非不可避免地导致失望。当山姆挑战自己的回避行为时，其他成员也被鼓励挑战他们的依恋风格。

　　在团体治疗中，转移性曲解和移情反应是通过一个称为一致性确认

（consensual validation）的过程进行初步修改的，在这个过程中，带领者
和成员们给出相同的反馈，团体成员可以对照这个反馈来比较自己的感知
（Yalom & Leszcz，2005）。当多人提供相同的反馈时，团体成员很难否认
或逃避自己的依恋扭曲（Yalom & Leszcz，2005）。从本质上讲，来自多个
其他人的反馈突显并挑战不安全的内部工作模型对自我和他人的扭曲，缓
慢地改变自动化的、根深蒂固的、不安全的依恋结构。

与核心情感共情

尽管共情被认为是团体治疗中最重要的成分之一，但对防御性的材料
或情感的共情在治疗中并不总是有帮助的。正如沃林（2007）所说：

表达对患者主观体验的共情的确是有帮助的，但前提是我们的共情并
不局限于患者的明显感受，而是延伸到患者可能还无法感受或表达的情感。
有一种警示特别重要，即当成员表达的情感（例如愤怒或敌意）掩盖了其他
情感（例如依赖或脆弱）时，这些表面情感的表达似乎更有问题，但可能更
具有适应性（p. 334）。

这位带领者本可以将注意力留在山姆体验的表面，在那个层面上他感
到想要"坚强""不喜形于色"。带领者本可以停留在明显的内容上：防御
性情绪——愤怒，或者防御行为——默默承受痛苦。相反，带领者想象自
己进入一个被酗酒和虐待的父亲反复殴打的小男孩的内心。她感受到山姆
在某种程度上责怪自己，他为失去父亲，也为一生都在回避关系，产生了
令人难以置信的悲伤和痛苦。在会谈期间，带领者共情福沙（2000）所描
述的核心情感。在福沙（2000）的模型中，核心情感，无论多么痛苦或无
法忍受，都有助于治愈和改变患者。福沙认为，当一种情感处于核心位置
时，将它表达出来，会让人感觉到这种情感不是不可撼动的，这对患者非

常有益（Fosha，2000）。福沙将核心情感体验定义为"在没有防御的情况下，直接和发自内心地体验情感生活的所有方面"（p.16）。相反，防御性情绪会产生"无处可去"的感觉（p.17）。福沙（2000）认为防御性情绪可以防御潜在的核心情感体验，这些体验太可怕，太难承受，以至于无法去体验。本质上，防御性情绪加重了对更脆弱和更可怕的核心情感的回避。

在案例材料中，我们看到了山姆的防御性情绪——愤怒，加重了对更脆弱的核心情感——悲伤——的回避。当带领者共情核心情感时，山姆感到可以自由地表达更脆弱的情感——失落、自我厌恶和孤独的感受。团体成员也被他的自我暴露所感动，更加靠近他而不是与他对抗。这种体验是可以带来改变的，也有助于增强团体内部的凝聚力。

虽然共情是至关重要的，但这还不够。科胡特（1984）是最早强调在治疗过程中交替进行共情和解释的重要性的一位理论家，因为这样的交替可以促进认知性洞察，并将早期经历和需求与此时此地正在发生的事情联系起来。研究者在团体治疗中验证了对科胡特理论的支持。利伯曼和戈兰特（Lieberman & Golant，2002）发现，一些团体带领者，在团体中表现出更多的支持和暴露，在提供共情的同时，帮助成员了解此时此地团体历程中发生的事，会带来更好的团体治疗结果。更有说服力的证据来自戈尔德、巴顿和基夫莱坦（Gold，Patton & Kivlighan，2009）的一项研究。他们使用复杂的统计分析来探索疗效因子的影响，并发现只有一个变量与团体成员人际问题的减少相关。这个变量被称为体验和反思，即将关注情感因素的会谈和关注认知行为因素的会谈交替运用。我们既能看到对情感体验进行加工的价值，又能看到促进情感参与的同时提高成员通过团体互动获取意义的能力的重要性。

团体带领者以各种方式促进洞察：通过对成员过去成长经历与此时此地的关联进行解释（本章后面将描述），帮助成员反思他们此刻的体验，提升他们观察自己、他人和团体内各种现象的能力。这种反思过程就是福纳吉（Fonagy）和他的同事们（2002）所说的"心智化"。

促进心智化

反思能力让我们能够在不威胁到自己自体感的情况下，尝试理解别人的内心世界。这是团体治疗成功的首要因素。例如，一个安全型依恋的团体成员能够聆听另一个成员对团体事件的体验，即使这种体验与他自己的体验有所不同，他还是能够对差异感到好奇，并根据这次对话重新评估自己的看法。他们有一种可以同时获取不同体验和情感的能力。"心智化提供了感受和行动之间的缓冲，如果要在冲动变得势不可挡之前控制住，如果要观察和理解自我和他人的动机，这种缓冲是必要的"（Fonagy & Target，2008，p.32）。缺乏心智化会抑制人们在情感上的亲近、妨碍对关系破损的修复、降低彼此间的亲密感。反思能力是随依恋一起发展的，并与依恋的安全程度相关（Fonagy & Target，2008；Gergely & Unoka，2008）。

更偏向专注型的人可能会被自己的情绪困扰，这会妨碍他们反思团体现象。他们很难意识到自己过去的经历正在影响他们此时此地的感知。他们对拒绝的恐惧过于强烈，以至于不能倾听别人的意见，也不能观察团体历程。他们难以后退一步去探究团体成员的反应，总是担心其他人会故意攻击自己，这可能激活他们在与早期依恋对象的关系中形成的吸引注意力的策略。

相反，更偏向冷漠型的个体可能与自身的脆弱性和感受脱节，以至于他们不能共情他人，也不能进入他人的情感世界。像山姆一样，他们可能会简单地退缩到自己的内心世界中，以逃避他们认定会出现的不可避免的拒绝和不被理解的痛苦。

当我们回顾针对山姆的那场会谈时，我们看到了带领者在团体中促进心智化的例子。带领者意识到山姆没有回应汤姆，因为在团体历程中，他内心的情感和冲突正在被激起。他表面上表现出退缩和冷漠，但这并不意味着他内在没有感受或没有反应。其他团体成员，不知道山姆的过往经历，会根据他们自己的过往经历，向他投射不同的情感、反应和观点。汤姆察觉到山姆没有在听他说话，认为他不在乎。通过团体历程化的工作，成员开始质疑自己基于内部工作模型的臆测，并体会到这些模型是如何受到他们早期与照料者关系的成长历史的影响的。

内容和过程是心理治疗的重要组成。在团体治疗中，更重要的是，团体带领者能够超越表面的内容，观察到成员因为对冲突和愤怒的回避使团体陷入僵局的这一潜在过程。带领者静候团体的进展，然后选择恰当时机帮助团体成员面对他们的回避，鼓励探索团体作为一个整体正在发生着什么。带领者邀请成员退后一步，观察和反思团体历程。邀请他们思考正在发生的事情，而不仅仅是用行动进行反应。请他们关注"他们感到精力充沛的时候"和"气氛变得不那么活跃的瞬间"。带领者鼓励成员思考他们的内在感受，以及成员之间发生的互动，并分享彼此的观点。福纳吉和他的同事们（2002）支持治疗师邀请成员加入团体历程化的工作，而不是总是扮演擅长洞察人心的专家角色。例如，带领者说："我现在感到很困惑。大家似乎在改变话题。我想知道今天团体里发生了什么？"然后她给团体成员留出了回应的空间。

当团体成员开始分享他们的观点时，他们才发现自己想象中的真实其实并不准确，只是投射而已。山姆在团体聚会中并非无忧无虑。恰恰相反，他不知所措，依靠冷漠防御不安。成员们发现看起来漠不关心的外表下面可能藏着深刻而复杂的情绪根源。成员们还学会了关注彼此的即刻反应和回避冲突、惧怕亲密的行为。他们逐渐意识到，要想知道别人心里在想什么，需要先问一问，然后再倾听。成员们还发现，自己内心正在发生的事情可能是隐藏在视线之外的，而在别人身上看到的现象，往往反映了观者自己的个人感受和人际关系历史。通过团体中的真实互动和对这些过程进行反思，团体成员可以洞察到自己是谁，为什么他们的感受和行为方式是这样的，以及以前的经历是如何影响他们当下的感受和行为的。

识别移情与转移性曲解

根据沃林（2007）的观点，依恋治疗中的移情是指一种固执坚持对他人行为做出某种特定解释的心理过程，尽管事实上这种行为还有很多其他可信的解释。当团体成员在不安全的依恋中挣扎时，他们经常基于他们以前的体验来感知他人，而这些感知往往是不准确的。

亚隆和莱兹克兹（Yalom & Leszcz，2005）将这些类型的扭曲称为转移性曲解，这个术语借用自沙利文（Sullivan，1953），指个人倾向于扭曲对他人的看法。在团体治疗中，某一个成员与另一个成员建立联结往往不是基于后者的"现实特性"，而是基于"前者自己幻想中对方的人格化（personification）特征"（Yalom & Leszcz，2005，p.21）。用依恋理论来解释，即是团体成员基于过去内化的依恋关系来体验整个团体、团体成员和带领者（Mailinckrodt & Chen，2004；Wallin，2007）。

当使用依恋视角来检视团体成员之间的人际行为时，团体带领者的首要任务是：①识别与依恋相关的行为；②引导团体成员走向更安全的人格组织（Bowlby，1988；Pistole，1989，1997）。为了从①点到②点，团体带领者帮助成员确定他们的内部工作模型如何扭曲了他们对自己和他人的看法。对于偏专注型的成员，如安妮，这些扭曲通常包括以下预设：团体始终是缺乏支持的，成员是不可接近和充满拒绝的（Bartholomew &

Horowitz，1991；Pistole，1997），而自己是孤独无助，不值得被爱和支持的（Bartholomew & Horowitz，1991；Wallin，2007）。对于偏回避型的成员，如山姆，这些扭曲包括如下偏见：团体要求严苛，吞噬自我，或互不相关（Bartholomew & Horowitz，1991；Pistole，1997），而自己是孤傲优越或自给自足的（Mikulincer & Shaver，2007b）。甚至偏安全型的成员，如汤姆，在解释人们的行为和意图时，也会依赖于与重要他人的早期互动经验来进行判断。

尽管所有依恋视角的团体治疗都侧重于识别与依恋相关的行为，并帮助成员逐渐发展出更安全的关于自我和他人的内部表征，但在促进洞察方面的干预水平，仍然取决于治疗团体的类型。

促进洞察

亚隆和莱兹克兹（2005）描述了团体促进洞察的四个水平。它们的范围从水平一，学习理解别人认知你的方式可能与你所预期的不同（例如，接收关于依恋相关行为的人际反馈），到水平四，学习理解早期经历如何导致成员在团体内外表现出特定的人际互动模式（例如，理解一个人的羞耻感和对亲密关系的恐惧是基于早期的性虐待经历的）。

亚隆和莱兹克兹（2005）认为，第一个水平的洞察就是根据成员在团体中接收到的原初反馈来学习人们给他人形成印象的方式。例如，汤姆告诉山姆，虽然山姆的笑话引起团体成员发笑，但阻碍了其他成员在团体中了解他。汤姆给山姆提供了人际反馈，使山姆最终可以使用在团体中的这些反馈，来处理他在团体外对待其他人的方式。亚隆和莱兹克兹认为，第二个水平的洞察更多处理的是自己与团体中其他成员互动的复杂性。这种洞察，聚焦于团体成员学习理解自己与他人的交往模式。例如，在团体中，汤姆披露了自己在面对与山姆相似的挑战时自己内心的挣扎，在汤姆的帮助下，山姆了解到他还倾向于回避与团体中的其他人分享他的情感，以此来逃避痛苦的感受。从他在团体内的互动方式中，山姆了解到自己会避免依赖团体成员，就像自己在生活中，当自己需要他人的时候，却会避免依赖他人一样。山姆开始意识到他在团体中常常运用的"失活策略"。第三个水平的洞察包括使潜在动机具体化，帮助成员学习理解他们人际互动方式的内在原因。例如，团体成员探索了山姆避免在团体中表达他脆弱情感的原因。随着时间的推移，山姆获得了对自己回避行为来源的洞察，比如如果他要表达他的需求或感受，他会害怕丢脸、会感到失望和羞耻。第四个水平的洞察是更深入地进行自我理解，包括山姆潜在的羞耻感的起源。成员们将山姆早年生活中的身体虐待和情感忽视，与他害怕被羞辱或在人际关系中感到失望联系了起来。从本质上讲，山姆的早期经历和他回避的成人依恋风格之间存在着联系。他在团体中了解到，早年与照料者不断重复的痛苦的人际互动经历使他隔离了自己的需求，并通过自给自足来应对自己内心的脆弱和无助。

依恋风格在所有这些层次的洞察中都扮演着重要角色，无论它们是否是某一次特定会谈中讨论的焦点。对于一些团体，成员可能仍然专注于此时此地（水平一和水平二），并且主要识别"过度激活"或"抑制激活"策略以及它们如何影响团体中的关系。对于其他团体，成员可能会更深入地探索这种过度抑制或过度投入的根源，以培养更多的共情能力，促进对团体中的人际行为和反应的理解。

识别过去的关系模式

鲁坦和斯通（Rutan & Stone，1993）认为洞察是团体治疗的重要组成部分，团体成员需要有新的关系体验才能获得洞察。他们说：

感受到自己的敏感性和脆弱性，有助于一个人控制每天的压力。洞察，使患者能够发现行为模式某一方面的问题，有希望避免之前可能变成问题的情况再次发生。当然，并不是所有的冲突都消失了，但许多冲突可以通过自我觉察避免反复发生。（pp. 140-141）

山姆能够在团体中表达他的真实情绪，感受到自己内心的愤怒和悲伤，同时发现这些情绪是可以忍受的（即情绪洞察），他逐步理解了自己对内心感受的回避反而导致他总是处于孤立状态（即认知洞察）。除了这种整合性的洞察（Gelso & Harbin，2007），他还能够在团体中产生情感体验，这促进了他自己的信任感、归属感和自我价值感。这些体验促使他在团体中有了更多的勇气，投入与他人交往的练习中。因为山姆一生都在逃离关系，所以他不善于与人共情，不善于给予反馈，甚至不善于倾听。他可以与人短暂闲聊，但在亲密关系中他却非常煎熬。

经过两年的治疗，山姆对自己的冷漠如何伤害他人并让他人感到愤怒和孤独有了越来越多的洞察。他了解到，他情感表达方式是出于退缩的目的，而在别人身上却引发了愤怒、沮丧和失望的感觉——而这正像他自己内心压抑了的那些感受。更重要的是，他明白自己间接地表达感受的做法，在孩提时代是有效的，因为他曾多次受到虐待。随着时间的推移，他在团体中了解到，他不再需要像小时候那样处理问题，有时他所预期的结果实际上并不会发生。经过 2 年的治疗，他获得了这一洞察，他意识到，一旦他本能地退缩，他就会再次陷入关系中的挣扎，而难以真正投入和维持人际关系。

趁热打铁还是趁冷打铁

对于一些团体成员来说，当铁是热的，房间里的情绪正活跃时进行解释是有帮助的；对于其他成员来说，当铁是冷的，情绪稳定的时候打铁是有帮助的，他们可以整合团体中的各种反馈。沃林（2007）将其描述为"耐受力之窗"（window of tolerance，p.297）。这个窗口是指，一个人可以在不妨碍其加工自己内在体验的能力的情况下所体验到的唤起程度。本质上，我们描述的是一种既可以刺激团体成员，又不至于导致其崩溃的、恰当的唤起水平。对于容易被情感淹没的成员（焦虑模式），和对于否认痛苦情绪体验的成员（冷漠型依恋模式），适合他们的干预方式是不同的。

对于偏向于专注型的团体成员，他们更容易被情感席卷，在各种感受的煎熬中艰难地思考，对他们进行过早的解释很可能会被他们感受为是在拒绝和攻击他们，或者被他们体验为是关系的破裂。相反，对于那些更倾向于隔离或退缩的冷漠型团体成员，抓住他们的情感可以帮助他们在情感体验被解离或否认之前将其与解释联系起来。

对作为一个整体的团体的解释也是如此。如果团体是专注型依恋为主的，关注不信任、偏执和对攻击的恐惧等问题，那么在后期团体能够耐受这些情绪之前，解释可能会激起更多的焦虑，这对成员反而没有帮助。如果一个团体是疏离的，缺少活力的，那么，充满情感的解释可以使成员焕发生机，情绪振奋。如果解释遇到阻抗，或者不够准确，带领者能够尽快纠正，并承认自己对干预时机或内容的错误判断，这是最重要的。

在我们前面的例子中，发生在山姆身上的情形是"趁热打铁"。山姆的依恋风格属于冷漠型，习惯于"没有感受地处理信息"（Fosha，2000）。带领者想要寻找各种机会帮助山姆感受自己在团体中的情绪反应。这就要求带领者在团体中同时注意语言和非语言情感的表达。带领者鼓励山姆和他的情绪待在一起，即使他的本能是自我封闭和逃避退缩。她将他的回避行为解释为他童年时的一种自我保护的反应，但现在这种反应是有害的，只会带来持续的孤立状态。山姆随后能够释放强烈的愤怒和悲伤的情绪，这有力地揭示了他丧失和孤独的成长经历是怎样禁锢了他当下的感受和表达。这为团体创造了机会，以一种与山姆的预期相悖的方式做出反应，进而促使山姆对自己长久以来的错误预期进行反思和质疑。

而对安妮来说，情况则完全不同。由于她专注型的依恋风格和过度激活情绪的倾向，"趁冷打铁"是一个更好的方法。山姆的回避和退缩不断激活她的被抛弃感，并在几秒钟内使她陷入情绪失调（underregulation）的痛苦循环中。带领者已经学会在成员情绪体验升级并变得太激烈之前，快速捕捉情绪崩溃、即将失控的瞬间，并及时地进行处理和干预。当安妮逐渐感到情绪失控时，她被曾经被抛弃和拒绝的记忆淹没，这种情感太过强烈，让她无法在同一时间既能思考又能感受。

在一次会谈中，安妮试图与山姆接触，但他的面部毫无表情。他疏于表达的行为触发了安妮潜意识中有关被忽略和漠视的痛苦记忆。她的身姿变得僵硬，表情变得严肃，眉毛皱了起来。几秒钟之内，她就表现出一种自动化反应，迅速沉浸在永远都是被忽视的痛苦心境中。团体带领者仔细观察成员互动，帮助安妮在她的非言语行为浮出水面的瞬间迅速识别她的感受，从而打破这种不断升级的恶性循环。她说，"安妮，我刚才注意到你的脸色变了，我有一种感觉，在你心里发生了重要的事情"。通过放慢这个过程，安妮的反应在它变得过于崩溃之前有机会得到探索，这让她开始能够理解自己不断增长的挫折感的根源。至关重要的是，带领者帮助安妮提高了同时进行"情绪感受和信息处理"的能力（Fosha，2000）。

团体治疗中，除了帮助安妮理解发生在她身上的事情，山姆还能看到他的沉默和空洞的凝视是如何影响他人的。听到安妮感到被抛弃时，他感到很惊讶，因为他的木讷其实反映的是他不知道说什么才能让她感觉更好。此外，他还表示，当安妮对他讲话时，他经常感到无力，因为他深感压力以至于难以说出"正确的话"或处理她的"惩罚性的愤怒和失望"。在带领者的解释的帮助下，安妮了解到因自己害怕被抛弃而出现的自动化反应，常常会带给其他人焦虑，担心让她失望或者再次感到被抛弃。这个团体能够识别安妮的过度激活行为带来的恶性循环，她的敏感导致他人的抑制，而抑制性行为反过来又导致安妮更多的过度激活的反应。这是一个非常好的例子，通过审视团体成员针对某个成员特有的应对方式所进行的复杂反应，可以为团体中的所有成员带来帮助和成长。

促进核心情感的矫正性情感体验

从依恋理论的视角看，矫正性情感体验（Alexander & French，1946）是指拥有各种过去人际互动经验的团体成员在团体中体验到核心情感（core emotions），通过内化新的积极感受，来取代过去创伤性的依恋体验。这些体验在一个团体中特别强大，因为它们发生在多个人在场的情况下，而不是仅仅只有一个治疗师在场。本质上讲，他们在团体中体验到的新关系具有一种力量，可以修正他们关于自我和他人的不安全内部表征。回到本章中的临床案例，会发现在会谈中对山姆影响最大的并不是带领者。实际上，是汤姆的真诚对峙和情感支持促进了山姆的矫正性情感体验。山姆从来没有遇到过一个既能生他的气，同时又能表达脆弱并富有同情心的男人。虽然对于山姆来说，感到脆弱和被关心是非常不舒服的，所以一开始他退缩了。但他后来透露，他退缩是因为感觉"太强烈"了。当进一步邀请他描述这种感觉时，他说当时感觉整个身体都绷紧了，口干舌燥，无法吞咽的感觉，连开口说话都十分困难。这位带领者指出，这听起来像是他在描述一种喉咙噎住的感觉。他第一次感受到了一些东西，但无法用语言来表达。这次相遇为山姆铺平了道路，随着时间的推移，他可以表达更多的情感，并走向更亲密的关系。

促进内化

重要的是要记住，既然我们从孩提时代就能将重要他人与我们的关系内化为自我和他人的内部工作模型，我们也可以通过在治疗团体中的人际关系来内化自我和他人的新表征。团体成员可以学会将团体置入内心（Marmarosh & Corazzini，1997）。带领者如何帮助成员内化团体体验，使其逐渐转化成为更安全的自我和他人工作模型？福沙（2000）认为，对临床医生来说，重要的是处理重要的亲密时刻——治疗中的矫正时刻，这是难得的当场体验的机会，可以帮助来访者产生不同的感受。此外，

这些干预充满支持的力量和亲切的关怀。它们将亲密的议题置于团体治疗的前沿和中心，温柔而坚定地表达，这不是一种普通的谈话，而是一种以挑战安全感为目标的，治疗师和患者携手并肩的勇敢历程（p. 239）。

这不仅在个体治疗中很重要，在团体治疗中更是至关重要的。亚隆和莱兹克兹（2005）强调了帮助团体成员识别团体中的关键时刻的重要性，并描述了一些团体带领者如何邀请成员观察带领者每周团体后对会谈的处理。

治疗师可以在重要的时刻发生后立即与成员进行深入的回顾，问："在我们一起分享了这么多东西之后，当下在团体中是什么感觉？"或者："特别有幸在团体中见证了这样的真诚和勇气，我想知道你们大家此时此地有什么样的感受？"根据福沙（2000）的观点，对治疗中的亲密时刻进行再度加工，能促使成员逐渐接纳这些改变其生活的重要体验并将其内化。根据鲁坦和斯通（1993），"内化是最高级和持久的变化机制"（p.63）。

从依恋的视角看，团体治疗是对自我和他人内部表征的修正。偏向专注型的团体成员能够相信自己是有能力的，与他人是平等的，是有价值的

团体成员，不再是局外人。而不像过去那样认为自己情感脆弱、充满缺陷，他人内心强大、充满力量，对于那些偏冷漠型的团体成员则能够将自我看成既是自给自足又是可依赖他人的。而不再将自己看作是优越和自给自足的、别人是依赖黏人的。

例如，山姆后来能够表达，他可以感受到自己在团体中的退缩行为。过去，山姆只会做出简单的反应，但现在他可以退后一步，分享他身上正在发生的事情，让其他人参与到这个过程中，并将他的体验与团体联系起来。安妮在会谈中开始能够让自己停下来，能够说出她觉得自己在团体中变得愤怒，并且她已经能够知道当她感到受伤时会发生这种情况。尽管在会谈期间她并不总是清楚是什么威胁着她，但她不会立即感觉自己是"坏的"，她能够识别出熟悉的模式，并避免将自己的愤怒投射到团体中的其他人身上。

促进团体凝聚力

在关于团体治疗的研究中，被写得最多的疗效因子是成员与团体发展出的关系。根据米库林瑟和谢弗（Mikulincer & Shaver，2007b），团体凝聚力反映了成员将团体视为安全基地的程度，类似于早期照料者，是成员在遭遇困境时可以求助的资源。尽管团体凝聚力的定义备受争议（Dion，2000），但通常用于描述成员对团体的归属感以及他们对其他成员的亲切感（Joyce，Piper，& Ogrodniczuk，2007）。亚隆和莱兹克兹（2005）认为，这种"我们"的感觉不仅是有意义的团体工作的必要条件，也是团体成员改变的先决条件。它为团体工作中需要承担风险和容忍冲突等充满挑战性的方面奠定了基础。G. 科里（Corey, 2008）同意并表示，"没有'团体'的感觉，一群人仍然支离破碎，成员在他们的防御下故步自封，那么他们的工作必然是肤浅的"（p. 111）。

实证研究已经支持了凝聚力的重要性，研究结果表明，在团体中体验到更多凝聚力的成员更容易平稳度过团体历程中的情绪起伏（Budman，Soldz，Demby，Davis，& Merry，1993；Kottler，1994），在团体中可以更加有效地暴露自身容易受伤害的部分（Tschuschke & Dies，1994），无论治疗类型如何，他们都会在团体治疗中产生更加明显的变化（Joyce et al.，2007；van Andel，Erdman，Karsdorp，Appels，& Trijsburg，2003）。研究人员还发现，团体凝聚力与过程变量有关，这些变量包括团体成员的出席率（Connelly，Piper，DeCarufel，& Debanne，1986）、脱离的决定（Hand，Lamontagne，& Marks，1974）、团体中的参与度（Budman et al.，1993）、容忍冲突的能力（MacKenzie，1994），以及对团体的满意度（Perrone & Sedlacek，2000）。虽然许多研究支持团体凝聚力的重要性，但很少有研究提供将依恋风格与团体凝聚力的发展相联系的实证支持。

陈和马林克罗特（Chen & Mallinckrodt，2002；Mallinckrodt & Chen，2004）最先研究了依恋在短期模拟咨询团体中的效应，他们发现团体中的回避型成员对团体的兴趣较小，在评价其他成员的人际特征方面也不太准确。具体而言，作为课程要求的一部分，陈和马林克罗特研究了参与人际关系团体的研究生。他们发现，依恋焦虑程度高的成员在团体中表现出有问题的人际行为，如不自信、爱报复和侵入性。他们还发现，依恋回避与团体吸引力（一种类似于团体凝聚力的衡量标准）呈负相关。此外，他们还发现，焦虑型依恋和回避型依恋都与对自己和团体中其他人的不准确认知有关。焦虑型依恋的成员高估了他人的友好，而回避型依恋的成员则高估了他人的敌意。这些发现支持了内部工作模型如何影响成员在团体中对同伴行为和意图的感知。这些看法很可能会影响一个人对团体成员、带领者和整个团体的感觉，也会影响凝聚力的发展。那么，带领者可以做些什么来促进不安全型依恋的团体成员的凝聚力？

促进凝聚力的带领者因素

伯林盖姆、富里曼和约翰逊（Burlingame，Fuhriman，& Johnson，2001）强调团体带领者行为对促进团体凝聚力形成和发展的重要作用，并用六个基于实证的带领者行为准则将其描述出来。这些准则描述了带领者如何通过制订团体治疗计划、带领团体中的言语互动，以及促进团体中的情感亲密来形成和发展团体凝聚力（所有这些都与我们在本章中关注的治疗过程平行）。这些准则强调，带领者应从他们筛选团体成员的那一刻起就开始共情团体成员，直到后续治疗中不断促进更深层次的情感体验。

这三位研究者认为，带领者应该树立此时此地的反馈模式，引导有效的人际交流，并营造一个让成员感到安全的环境。虽然他们没有说明团体成员的依恋风格可能如何影响上述建议，但我们相信，一旦了解依恋风格在团体历程中可能发挥哪些作用，团体带领者会十分受益。例如，如果能考虑到不安全型依恋的团体成员可能在提供反馈方面的体验更少，而在接收反馈时更具挑战性，这可能是有帮助的。偏专注型的成员可能会因为害怕被拒绝或引起冲突而避免给出反馈，并且他们在接受反馈时也可能更加敏感。偏回避型的成员，比如山姆，可能会退缩，并且不能充分领会人际过程背后的目的。他们可能很难识别出自己的感受，并忽略了分享反馈的重要性。正如我们在案例中看到的那样，团体带领者需要中断过程，为这些团体成员提供更多的帮助，并为成员如何有效互动树立榜样。带领者还需要共情那些受到不敏感行为的负面影响的成员，比如山姆的回避或安妮对现实关系的抱怨；在成员感到关系破裂时提供更多帮助，以促进凝聚力。通过允许山姆在团体中表达他的真实感受而不是让他继续疏离，团体成员之间更加亲近了，未来冒险探索所必需的凝聚力也增加了。

另外两个准则，强调带领者对干预时机的敏感性，以及带领者在会谈中为情感参与和在场（presence）树立榜样的重要性（Burlingame et al.，2001）。

我们已经讨论了带领者思考如何最好地促进洞察的重要性。在案例中，我们看到带领者是如何根据团体成员处理此时此地人际互动（这种互动常常激起他们的情绪反应）的能力不同而进行不同的干预的。这位带领者还通过对团体成员互动的活跃性正在下降这一现象进行揭示，为成员们树立了"在场"的榜样，包括关注到山姆的内在痛苦，并鼓励他表达自己；还包括询问安妮是团体互动关系中发生了什么导致她逃避眼神接触。所有这些干预都促进了成员变得更加接纳脆弱和信任团体，这增加了团体的凝聚力。

凝聚力的积极效果

鲍尔比（1988）理论的一个基本概念是，安全基地可以促进依恋安全，因此，一个有凝聚力的团体应该促进依恋安全。罗姆和米库利茨（Rom & Mikulincer，2003）发现，团体凝聚力可以改善焦虑型依恋风格士兵的功能。一个有凝聚力的团体对于寻求认同感和安全感士兵具有很强的支持作用。从本质上讲，军事团体起到了安全基地的作用，减少了紧张和痛苦对焦虑的士兵们的负面影响。团体促进了一种归属感，提高了士兵执行团体任务的能力。

虽然凝聚力促进了焦虑成员的功能，但未能改善回避型成员的功能，这些成员往往强调自力更生。事实上，具有回避型依恋风格的士兵在有凝聚力的团体中感觉更糟，因为它挑战了他们内在的独立欲望和对依赖的消极态度。对于某些团体治疗师而言这是非常重要的信息，他们原本可能认为所有成员都能享受高凝聚力团体的好处。在现实中，随着团体凝聚力的增强，一些成员面临着挑战，这使他们更有可能脱落。然而，如果他们努力控制离开的冲动，这些成员可能会随着时间的推移而获得好处。丁格和绍恩堡（Dinger & Schauenburg，2010）发现，对于核心问题与联结困难有关的回避型依恋风格的团体成员，增加凝聚力对于他们的积极变化尤其重要。从本质上说，如果这些偏向回避型依恋风格的成员留在团体治疗中，并面对他们在亲密关系中的内心挣扎，会增加他们在团体中的归属感，恐惧的症状也会随之减少。

结论

从依恋理论的角度看，从以退缩或情绪崩溃为主的不安全姿态到以投入和情绪调节为主的更安全姿态的改变，是团体治疗的主要目标。带领者试图帮助个体成员识别自己基于依恋的内部表征，这些表征常在团体中迅速活现（enacted），促进矫正性情感体验，并修正关于自我和他人的焦虑和回避的内部心理模型。带领者的目标是帮助团体成为一个安全基地，为成员提供一种安全感，这样他们就可以在团体历程中探索自己的内在状态，并在团体内部发展与他人情感上的亲密。

丽娃、瓦赫特尔和拉斯基（Riva，Wachtel，& Lasky，2004）认为，"一个必不可少的带领者行为是指能培养一个安全、积极和支持的团体氛围，同时带领者也要足够强大，能够承受极为强烈的情绪、挑战和成员之间的互动"（p. 41）。带领者随时随地充分考虑团体和成员的感受和体验的能力，有助于促进团体的安全感和冒险精神。

团体治疗过程中，通过带领者的共情，探索的过程变得可能。团体中的情绪敏感度拓展了情绪调节和探索的空间，以便寻找情绪反应与想法和体验之间的联系，而这些想法和体验常常是令人不悦或意识不到的。一旦成员感到足够安全，可以探索自身的反应并反思他们的体验，他们就会获得自我观察的敏感性，提高思考自己及他人在团体中的反应的能力；也就是说他们获得了心智化的能力。更重要的是，成员在团体历程中反复练习这些技能，并开始发展更复杂的方式来识别、表达和容忍自己和他人的情绪。成员们学习变得更加能接纳脆弱，并探索是什么抑制了人际关系的亲密。亚隆和莱兹克兹（2005）认为，团体成员的共情能力：

　　有助于将学习成果从治疗团体迁移到更广阔的现实世界中去。没有对他人内心世界的感知，关系是令人困惑、沮丧和强迫性重复的，因为我们在自己的故事脚本中盲目地将他人设定成预先确定的角色，而不考虑他们的实际动机和愿望（p. 179）。

　　通过这些人际互动获得的洞察带来了相应的情感体验，随着时间的推移，这些体验逐渐内化。这些新内化的自我和他人的表征取代了先前不安全依恋的表征，它们使人可以享受亲密感，并且能够在团体之外追求安全的成人关系。感觉不再孤单、更加信任他人、自己更有价值，这些改变不仅有助于减少症状，还可以增加生活满意度。

第六章

对专注型成员的团体治疗

　　基于依恋的治疗团体，聚焦于成员早期依恋经历如何在此时此地的团体成员关系中重现，对于偏专注型依恋的团体成员可能特别有效。我们想提醒读者，虽然术语"专注型"通常表示依恋类型，但我们将这类成员定义为亲密关系量表测验中表现出高依恋焦虑低依恋回避的成员。这些人经常带着过去的依恋创伤和当前人际关系中难以满足的依恋需求等问题来到团体（Tasca，Illing，Lybanon-Daigle，Bissada，& Balfour，2003；Tasca，Ritchie et al.，2006）。

　　本章分为三个部分。首先，我们讨论了在偏专注型依恋的团体成员和作为一个整体的团体之间，以及在专注型成员和其他具有相似或不同的依恋类型的成员之间可能发展出的团体动力。其次，我们概述了专注型成员的团体治疗目标，并就团体治疗如何促进这些目标的实现提供了建议。最后，通过一个案例来说明偏专注型的团体成员与依恋相关的问题，以及团体带领者可以进行的干预策略和方法。

专注型成员与团体

偏专注型依恋的患者通常是读懂别人想从他们那里得到什么的专家，他们擅长吸引他人，至少在最初是这样（Wallin，2007）。这些人形成了取悦他人的特殊技巧，因为在童年时，他们必须仔细观察照料者的情绪和心理状态，才能满足自己的依恋需求（Connors，2011；Dozier，Stovall，& Albus，1999）。由于这个原因，专注型成员最初很受团体的喜爱，因为他们可能过度适应他人的愿望和需求。专注型成员最初的魅力之一是，他们经常给人留下脆弱的，需要在人际关系中得到照顾的印象。作为回应，团体被吸引来"拯救"专注型的团体成员，将他们看成软弱和情感脆弱的人（Wallin，2007）。与此相一致的是，米库利茨（1998）发现，当依恋焦虑得分较高的人处于压力之下时，他们会放大自己感知到的缺失，并试图依赖他人以获得他们的共情和支持。以下示例说明了这种动力。

对凝聚力的挑战

在一个治疗团体中，成员们在一些潜在的敌意和竞争情绪的推动下，形成了一种互相指责的模式。然而，有一个特定的团体成员在这种动力中幸免于难，并且似乎总是能从团体冲突中顺利过关。当团体带领者指出这个团体成员受到了不同的对待，不知何故似乎不可触碰时，其他成员回答说，虽然他们自己"足够强大可以承受"，但他们觉得她是如此"敏感""温柔"和"情绪化"，他们必须照顾她，保护她。作为对这个"无助"团体成员的照顾和保护的回报，其他人感到被需要，感觉自己更强大，更能干，更特别。因为专注型成员擅长镜映其他成员，使他们感觉到自己很特殊，很强大，如果挑战专注型成员，会带来风险，使他们失去因她而获得的更高的心理地位。然而，过度保护这个团体成员，却在无意中强化了她脆弱和无助的自我意象。

专注型团体成员最初的魅力掩盖了许多依恋的不安全感。随着这些依恋的不安全感在成员的互动中发挥作用，团体很可能会从保护和接近专注型成员转变为对其感到沮丧甚至怨恨。偏专注型的成员总爱在浪漫关系中寻求无限度的亲密，一根筋，爱吃醋，喜欢理想化他们的伴侣而且过度依赖他们（Feeney & Noller，1990）。通常，无论是在治疗团体内还是在团体外的其他关系中，这些特征最终会让其他人感到窒息、沮丧，开始对这个人不断索要安慰和亲近的行为产生怨恨（Bartholomew & Horowitz，1991）。在团体中，其他成员最终会从专注型成员的剧烈情绪和过度需求中退缩，而团体外现实生活中的重要他人也会如此。可悲的是，这种戏剧性的转变，从最初感觉被团体接近和关心，到感觉被团体排斥和疏离，重现了早期的家庭动力，在这种动力中，照料者对专注型成员依恋需求的满足总是不够一致。

团体对专注型成员的矛盾情感与专注型成员对团体的复杂情感是平行的。由于专注型成员有将他人理想化并渴望建立联结的倾向，他们很可能在一开始就以积极的眼光看待团体，并迅速发展出强烈的联结感和归属感（Bartholomew & Horowitz，1991；Rom & Mikulincer，2003）。因此，人们发现，专注型的团体成员会围绕保持与团体的亲密感形成个人目标（Rom & Mikulincer，2003）。然而，随着时间的推移，这些成员往往会对别人的轻蔑感到愤怒，并感到被个别的团体成员或带领者、团体本身拒绝的失望（Bartholomew & Horowitz，1991；Smith，Murphy，& Coats，1999）。专注型成员对团体既有积极又有消极情绪的倾向得到了研究的支持，研究表明，偏向专注型的人在意识层面和潜意识层面对他们的伴侣持有既积极又消极的看法，并且由于过去创伤性的依恋经历而对伴侣的亲密动机感到无法确定（Mikulincer，Shaver，Bar-On，& Ein-Dor，2010）。

与其他团体成员的互动

团体其他成员对专注型成员的反应方式，可能部分取决于这些成员自己的依恋风格。具体地说，偏冷漠型风格的团体成员可能会对专注型成员过于强烈的亲密需求感到懊恼甚至厌恶。冷漠型成员会为自身的依恋需求感到羞愧并且否认这一需求。因此，看到这些需求在另一个人身上被放大，冷漠型的团体成员可能会产生受威胁感。相反，偏专注型的成员可能会感觉到彼此的友好关系，并联合在一起，达成一项隐形的协议，以缓解彼此的依恋焦虑，这可能是"好的"，因为他们的依恋需要得到满足；又抑或是"坏的"，因为这些依恋不安全感被过度放大，而不是得到挑战。有趣的是，在作者带领的几个团体中，同一团体中的多名专注型成员相互帮助，因为每个人都向对方镜映了其在人际关系中的感受。例如，苏珊和香农在团体中成了好朋友，不断地肯定和确认彼此，并做出关心和支持对方的高大姿态。然而，随着团体的进展，香农对苏珊不断需要她的确认感到懊恼。最后，当团体带领者问她们之间是否存在潜在的紧张关系时，香农回答说："我现在知道和我在一起是什么感觉了，我要是那个人，我也会选择离开自己！"在苏珊身上看到自己的倒影，让香农洞察到了她在人际关系中带给别人的感受，这激励她开始尝试不同的人际互动行为。

人际力量

在基于依恋理论的团体治疗中，重要的是要理解专注型团体成员给团体带来的力量，而不仅仅是他们经常带给团体的人际困难。虽然每个人都有自己独特的长处，但某些概述可能适用于偏向专注型依恋风格的成员。专注型成员往往是最投入的团体成员，从不错过会谈，总是询问其他成员的情况并表现出关注（Pistole，1997）。塔斯卡、泰勒、比萨达、里奇和巴尔弗（Tasca，Taylor，Bissada，Ritchie，& Balfour，2004）发现有证据表明，依恋风格更焦虑的成员因为害怕失去治疗关系而不太可能退出团体。哈雷尔、谢克特曼和卡特罗纳（Harel，Shechtman，& Cutrona，2011）发现，在支持－表达型治疗团体中，依恋焦虑水平更高的团体成员更有可能既从团体获得支持，又向其他成员提供支持。这项研究表明，尽管依恋焦虑高的患者往往更多表现为需要帮助，不断地从他人那里获得积极的支持（Brennan，Clark，& Shaver，1998），但他们也喜欢给予他人支持，这是一种人际力量，一种积极的团体行为。对于专注型成员来说，他们最大的人际问题，即关心并与他人以及团体建立联结的能力和欲望，这也是他们最大的人际力量。

对偏专注型成员的团体治疗目标

增强心智化

由于他们早期的依恋体验中有一个心事重重和前后矛盾的依恋对象，偏专注型成员很难对自己强烈的情绪体验进行调节并赋予意义，同时也难以理解他人的想法和感受（Fonagy，Gergely，Legist，& Target，2002；Fosha，2000；Main，Goldwyn，& Hesse，2003；Tasca，Foot et al.，2011）。识别和描述自己以及他人的想法和感受的困难，限制了专注型成员在团体内外形成亲密关系的能力，以及利用团体治疗的能力（Tasca，Foot et al.，2011）。我们建议，团体带领者可以通过表达情感，帮助团体成员洞察行为背后的情感，并鼓励团体成员在此时此地进行人际反馈，来增强偏专注型成员的心智化能力。这三种方式有助于中断偏专注型成员对自我批评的关注和因为感知到他人的轻视而产生的愤怒（也就是那些通常会干扰反思功能的情绪)(Tasca，Foot et al.，2011）。

将感受言语化：将情绪体验用语言表达出来

偏专注型患者很难用语言来表达他们的情感体验（Tasca，Foot et al.，2011；Wallin，2007）。因此，他们很难获得足够的距离来对他们的感受进行认知和反思，并且可能会被自己的情绪压倒（Mikulincer & Florian，1998；Mikulincer，Shaver，Sapir-Lavid，& Avihou-Kanza，2009）。其他团体成员，以及带领者，可以就如何表达和反思自己的感受做出榜样。事实上，亚隆和莱兹克兹（2005）指出，模仿行为是团体治疗中的一个主要疗效因子。通过提出问题，提供解释，分享个人体验，提供建议和指导，团体还可以帮助偏专注型成员探索和识别他们的感受。下面的案例片段展示了专注型成员在表达和反思他们的情感体验时所遇到的困难，并提出了团体如何通过将他们的情感体验转化为语言，来帮助这些成员建立他们的反思功能。

案例示例：在团体中发展心智化

爱丽丝，是一个偏专注型依恋风格的团体成员，当约翰表达了对团体的失望时，她立马变得自我批评，并且立刻因为他的不满而自责。她的本能反应是试图减轻他的愤怒和失望，以保持她自己在关系中的安全感。然而，在团体中，第三个团体成员汤姆质疑约翰的失望，并质问约翰是否没有从团体中得到任何东西，是因为他还没有"把自己放在那里"。这种直接的对抗给了爱丽丝一个思考自己下意识的自责反应的机会。

团体带领者利用这个机会直接问爱丽丝，她是否对约翰有那么一点生气。一般说来，爱丽丝与她的愤怒情绪是脱节的，因为她害怕表达愤怒会导致别人抛弃她。她不是以健康的方式表达愤怒，而是内化自己的愤怒，并受到自我谴责的折磨。然而，看到另一名团体成员示范健康的对抗，再加上团体带领者的鼓励，可以帮助爱丽丝更深入地反思她当时的情绪反应，并将它们用语言表达出来。

促进对潜在感受的洞察

当个人难以反思和理解自己的情感、想法和行为时，他们往往会冲动地做出自毁行为，而不知道自己为什么这么做。对于团体来说，在团体带领者的指导下，保持好奇心并提供解释帮助专注型成员反思其体验是至关重要的，这样他们最终能够洞察到他们行为背后的情感。

案例示例：在团体中获得洞察

凯西，一个偏专注型的团体成员，不能理解她为什么在上周的团体会谈后过量服用药物。相反，在团体会谈中，她在自我批评和愤怒中循环，因为她认为她的室友对她缺乏关心。她没有直接表达自己对其他团体成员不够关心她的愤怒，而是将注意力集中在对自己和室友的愤怒上。团体带领者试图打断凯西的自我批评和愤怒，问她："我想知道你为什么在上周的团体之后服用过量药物？这是不是和你上周对团体的感受有关？"根本上讲，在团体的帮助下，团体带领者促进了凯西后退一步，反思潜在的情感和动机，并获得对她的自我毁损或不适应行为的洞察。

鼓励人际反馈

在此时此地传递的人际反馈可以帮助接受反馈的团体成员共情其他成员的心理状态，从而促进反思功能。在团体治疗中，偏专注型的患者有机会确认自己对另一位成员的想法和感受的看法是否正确。对于某些人来说这一过程是关键的，他们难以描述别人的想法和感受，不明白这些想法和感受是如何在别人的头脑中被体验的（Fonagy et al., 2002）。其他团体成员反馈他们对偏专注型成员的感受可以帮助专注型成员建立反思功能。

案例示例：通过团体成员人际反馈增强心智化

爱丽丝对其他成员的拒绝非常敏感。她特别害怕被本拒绝，本有一段成长史让他总是觉得自己会令他人失望。一些团体成员鼓励本直接表达他的愤怒情绪，而不是对自己感到失望。本转身对爱丽丝说："我觉得你一直盯着我，只是等着看我会不会做什么来伤害你。这感觉就像是一场考验，让我想和你保持距离。"团体带领者继续帮助爱丽丝发展她的反思功能，问她她认为在那一刻本对她的感受是什么，然后和本确认爱丽丝的感知是否准确。这个过程使爱丽丝能够对照另一个人的人际反馈来检查她对他人感受和意图的感知能力，帮助她更准确地理解另一个人的心理状态。在回应团体带领者的询问时，爱丽丝高度关注本的负面反馈，并想象本一定很讨厌她。然而，本澄清说，他真的想取悦爱丽丝，当他似乎找不到合适的词语来安慰爱丽丝时，他觉得自己不够好。因为本的人际反馈挑战了爱丽丝对自己的负面看法以及她对他人感受和动机的感知，帮助爱丽丝更好地认识和描述他人的想法和感受，并开始改变她负面的自我认知。

帮助专注型团体成员调节情绪

套用戴安娜·福沙（2003）的话，偏专注型依恋风格的团体成员总是在感受（feel）情绪（同时感到迷惑（reel）），但无法处理（deal）情绪。与此相一致，研究还发现专注型依恋风格的患者表现出失控的情绪和不良的自我调节能力，并且夸大负面情绪（Mikulincer & Florian，1998；Mikulincer et al.，2009）。另一项研究也发现，这些患者可能会夸大负面情绪，因为他们很容易反复地进入与依恋相关的痛苦记忆，这使他们处于持续的激惹状态（Mikulincer，1995）。在团体治疗中，专注型成员可能因此让自己和团体被他们的剧烈情感和依赖需求所淹没。塔斯卡、富特等人（Tasca，Foot，et al.，2011）建议专注型团体成员"下调"所感受到的强烈情绪。然而，我们建议，虽然专注型成员需要学会更少地体验特定的情绪，但他们实际上需要学会更多地体验其他类型的情绪。

如本书第五章所述，福沙（2000）区分了核心情感和防御性情绪，体验到核心情感可以给患者带来改变与疗愈，而防御性情绪则掩盖或防范这些潜在的核心情感体验。她将核心情感体验定义为"在没有防御和焦虑的情况下，直接和发自内心地体验情感生活的所有方面——包括但不限于各类情绪以及与自我和关系相关的情感体验"（Fosha，2000，p.16）。相反，防御性情绪发生在"因为害怕更痛苦，个体受一种情感引导而避免感受另一种情感"时（p.115）。福沙（2000）也描述了红色信号情感（red signal affects），如焦虑、恐惧和羞愧，其强烈程度足以"发出心理威胁的信号"（p.114）。我们建议，需要帮助专注型成员"下调"防御性情绪和红色信号情感，并"上调"核心情感体验。

对于具有更高依恋焦虑的团体成员，团体带领者如何区分需要减轻的防御性情绪和需要强化的核心情绪？沃林（2007）认为，高焦虑患者已经学会从意识中排除狂怒和失落，因为这些情绪在早期依恋关系中没有得到共情性的回应，这个过程被鲍尔比（1988）称为防御性排斥（defensive exclusion）。专注型依恋风格的患者可能会升级对自我的愤怒情绪，如自我批评，以抵御愤怒、真正的失落和悲伤等核心情绪，这些情绪在早期依恋关系中难以安全地去体验到。总是处于一种对别人和自己的持续的愤怒和失望状态绝不是令人愉快的，但是患者可能认为这些情绪比潜在的狂怒和失落感更容易承受。本质上，越是专注型的团体成员越会产生愤怒和自我批评，从而避免感受到与过去的依恋创伤相关的更难以忍受的感觉。同样，专注型团体成员对拒绝的强烈焦虑可能被归为一种红色信号情感，提醒其关注那些真实的或想象的丧失和抛弃威胁。虽然这种焦虑的目的是防止专注型成员遭受进一步的失落和拒绝，但红色信号焦虑对这些患者来说是有问题的，因为它会让他们持续地感受威胁，不断需要保护自己免受可能的丧失（Mikulincer & Shaver，2003）。

自我批评、愤怒和对被拒绝的恐惧往往会干扰专注型团体成员反思他们情感体验的能力（Tasca，Foot，et al.，2011）。这可以被视为一个过程，在这个过程中，专注型成员的防御和红色信号情感会干扰他们体验和处理核心情感的能力。在福沙（2000）的模型中，如果对核心情感的表达和加工得到完成，核心情感就会进入体验的新高度；如果没有完成，防御性情绪和红色信号情感会逗留，并且这些情绪的体验通常被团体带领者和成员描述为"绕圈子""走不动"和"被卡住"（Fosha，2000，p.17）。从这个意义上讲，专注型团体成员可能会表现出在自己的情绪（或者更具体地说，他们的无助、愤怒、自我厌恶和焦虑的感觉）中"晕头转向"，表现出很差的反思功能，使团体感到沮丧，因为他们无法超越这些防御性情绪，进入潜在的核心情感体验。团体带领者如何帮助专注型成员降低防御性情绪，以便核心情感可以在团体的安全范围内被体验和处理？团体带领者可以选择解释防御性或红色信号情感的防御功能（Fosha，2000）。

案例示例：通过解释防御性情绪来帮助调节团体成员的情绪

简，一个偏专注型的团体成员，要求团体对她应该如何处理与老板的冲突，提供具体的建议和支持。团体的其他成员对她在解决这个问题中所扮演的被动角色，以及她不断向他们施压，要求他们提供建议，变得越来越懊恼。团体带领者注意到了这种动力，并对简的无助感所起到的防御功能进行了解释。她问：

简，我想知道你是否很难在自己的内心寻找这个非常私人化问题的答案，因为你的内心有一种恐惧，担心如果你这么做了（自己寻找答案），当你真的需要我们的时候，我们就不会再帮助你了？

这一解释让简触碰到了她对被遗弃的根深蒂固的恐惧，而团体带领者帮助简探索了她的恐惧，因为这些恐惧在团体中上演了。走出她无助和情绪化的状态，公开地探索她的恐惧和不安全感，让团体对简充满共情，并更有效地支持到她。

或者，团体带领者可以试着完全绕过防御性情绪（Fosha，2000）。例如，当团体试图帮助简探索她对老板的感受时，简变得一心害怕团体对她感到恼火，就像她的老板一样。简对团体的拒绝感到焦虑，这使她无法反思自己对与老板关系的感受。团体带领者试图完全绕过简的焦虑，问道：

简，似乎当我们试图帮助你反思你对某事的感受时，这种对拒绝的焦虑变得更强烈，让我们无法帮助你理解正在发生的事情。你是否愿意把这种焦虑放在一边几分钟，这样我们都可以更好地帮助你理解正在发生的事情？

由于专注型团体成员害怕被拒绝，对于团体带领者来说，重要的是要运用共情鼓励他们尝试探索和扩展内在的感受（Prerm，2011）。作为团体带领者，要特别记住，专注型团体成员通常会避免体验他们的全部情绪。强烈而真实的悲伤、愤怒和失落往往隐藏在这些患者精心设计的防御之下。至关重要的是，团体带领者应帮助团体充当起专注型成员的安全依恋对象，随着核心情感在团体中出现，去共情、肯定和容纳其核心情感。

减低对丧失和抛弃的恐惧：团体凝聚力和归属的愿望

在一个有凝聚力的治疗团体内体验到一种安全感和归属感，可以减弱焦虑成员对丧失和抛弃的恐惧以及他们在人际关系中的匮乏感（Tasca，Foot et al.，2011）。从依恋的角度，团体凝聚力反映了成员在多大程度上将团体视为潜在的安全基地或提供安全感、归属感和亲密感的避风港（Mikulincer & Shaver，2007a）。虽然焦虑型依恋风格的团体成员可能会将他们对他人的心理表征投射到团体上，认为团体会拒绝他们并令他们失望，但米库利茨和谢弗（2007a）提出，具有高度凝聚力的团体会减缓这些投射，使得焦虑的成员发展出对团体更安全的依恋，尽管他们的内部工作模型通常是不安全的。与此一致的是，罗姆和米库利茨（2003）发现，团体凝聚力改善了团体成员的社会情感和工具性功能（instrumental functioning），并减少了依恋焦虑对团体任务中工具性功能的不利影响。对这些发现的一种解释是，凝聚力的体验向专注型成员发出了支持、亲近和共识的信号，帮助他们减少对拒绝和丧失的恐惧，更多地专注于团体的任务。同样，团体凝聚力可以为专注型成员提供必要的安全感和归属感，以投入到团体的治疗任务中。为了促进专注型成员的团体凝聚力体验，团体带领者可能会问：

蒂姆，上周当你没有来的时候，我听到这个团体说，他们真的很想你，因为你是这个团体中至关重要的一部分。听到这个反馈，感受到自己是某个整体的一部分，你是什么感觉？

实质上，团体凝聚力可以让专注型成员感到能够自由地去探索感知、感受和与团体互动的不同方式，挑战他们不安全的内部工作模型（Mikulincer & Shaver，2007a；Rom & Mikulincer，2003）。团体凝聚力可以帮助专注型成员内化更安全的内部工作模型，因为团体提供了他们在孩提时代没有体验过的归属感和接纳感。感觉自己是一个更大的团体的一部分，可能会挑战专注型成员的信念——他们一直以为自己从根本上不讨人喜欢，其他人会拒绝或抛弃他们——进而塑造一种更积极的自我认识，相信自己是值得成为团体一员的人。

案例示例：一位专注型团体成员

克丽丝塔是一位 22 岁的女性，被诊断患有广泛性焦虑障碍（generalized

anxiety disorder），她的个人治疗师和团体治疗师都描述她有"类表演型人格"，其特征是过度的情绪化和寻求关注的行为（American Psychiatric Association，2000）。她有酗酒和自残的历史。她也有暴饮暴食和催吐的历史，尽管这些症状在开始团体治疗时已经不明显。在入组访谈中，克丽丝塔告诉团体带领者，她想加入治疗团体，因为她经常感到焦虑不安，不喜欢或不了解自己，感觉与自己隔绝。虽然有这些问题，但克丽丝塔是一个出色的物理学博士生，获得了一项极富竞争力的研究基金。她在她博士研究项目中的一位教授的实验室里工作，她说她将这位教授看作一位父亲。克丽丝塔给人的第一印象是，讨人喜欢，善于合作，积极治疗，并且很容易相处。然而，在顺从的外表之下是深深的依恋不安全感。

克丽丝塔形容她的父亲是爱她的，但只有当她表达了对他的兴趣追求感兴趣的时候。根据克丽丝塔的说法，她的父亲是一个"巨大的自恋狂"，他会一次消失几个星期，没有任何解释。当他从这些长时间的缺席中回来时，他会给她大量的礼物和关注，称克丽丝塔是他的"最好的女孩"。在讨论她母亲时，克丽丝塔的情绪变得十分激动和崩溃。她告诉大家，自从她记事以来，她的母亲一直"断断续续"地抑郁。克丽丝塔形容她与母亲的关系非常亲密，更像是"朋友，而不是典型的母女关系"。然而，克丽丝塔经常对她的母亲感到愤怒，说她不允许克丽丝塔做自己，不准她"长大"。克丽丝塔曾经不断尝试捍卫自己的独立性和自主权，却遭到了母亲的愤怒情绪的回击，这让克丽丝塔感到内疚和焦虑。同样，在治疗团体中，一旦克丽丝塔开始感到愤怒，她就立即体验到内疚和焦虑，以至于没有机会完全体验自己的愤怒。

毫不奇怪，克丽丝塔的恋爱史复杂坎坷。她描述了一系列强烈但短暂的浪漫关系，在这些关系中，她改变自己以取悦男朋友。为了促使对方更投入，她很早就与恋人发生了性关系。尽管她不断努力取悦他们，但她最终仍然会感到被男人拒绝。她总是容易被那些情感淡漠和情绪压抑的男人所吸引，因为这是她所钦佩的。

在团体治疗的前几次会谈中，克丽丝塔对自己的感受进行了自我暴露，在团体成员之间建立了联系，支持其他成员，表达了她在团体中对亲密的愿望，甚至对成员之间的互动提出了一些有帮助的过程评论。起初，带领者很高兴她能加入这个团体。然而，随着团体的发展，克丽丝塔的依恋动力在团体这一小社会（social microcosm）中被触发和重构（Yalom & Leszcz，2005）。克丽丝塔变得越来越沮丧，因为团体成员未能暴露更多信息或做出更多建立亲密关系的姿态，她的挫折感以被动攻击的方式表达了出来。当团体成员表达出她看起来很沮丧的看法时，克丽丝塔热情地否认，慷慨地道歉，表达了对冒犯团体的极度恐惧。总的来说，克丽丝塔一心担心冒犯团体成员并被他们拒绝。

克丽丝塔经常将她对别人讨厌她的恐惧投射到这个团体上，这实际上是她自我厌恶的表现。当克丽丝塔独自一人时，她感到孤独和焦虑；她通过喝酒或割伤自己来应对情绪。在她对孤独的焦虑和恐慌的背后，是她对自己的负面看法，以及害怕被人拒绝的恐惧。她的孤独感并没有得到解决，因为她总是追求那些由于某种原因无法满足她依恋需求的人。同时，她经常忽略自己依恋需求得到满足的情况，例如当其他成员对她表示支持和关心的时候。克丽丝塔总是放大拒绝的情形，缩小支持和关心的情况，这在她早期的依恋经历中是有意义的，在她的依恋经历中，她的依恋对象是心事重重、前后矛盾、缺乏共情的。在接下来的内容中，我们将以克丽丝塔为例来说明与依恋相关的问题，以帮助那些偏专注型依恋风格的团体成员，并提供团体带领者可以进行的干预策略和技术。

反思功能与心智化

因为克丽丝塔童年时的主要依恋对象没有准确地共情她，也没有从孩子的状态来帮助她调节情绪，所以她从未学会将自己的情感、欲望和意图与他人的情感、欲望和意图分开来进行反思。感受自己对父母的愤怒对克丽丝塔来说太具威胁性，所以她将愤怒内化并时时自责（Fonagy et al.，2002）。可以预期，在治疗团体中，克丽丝塔会常常自我批评，而不是进行自我反思，这明显阻止了她对自己更深层次的探索。团体带领者的目标是通过打断克丽丝塔的自我批评并审视她行为背后的感受和原因，帮助克丽丝塔与令她崩溃的情绪保持一定的距离（Tasca，Foot et al.，2011）。在下面的案例片段中，团体带领者使用团体成员的反馈来帮助克丽丝塔认知他人以及反思她自己的感受和意图。

> **露西**：我能看出来克丽丝塔割伤过自己，这真的让我害怕。

> **带领者**：克丽丝塔，听到你割伤过自己让露西害怕，是什么感觉？
>
> ［团体带领者鼓励克丽丝塔反思她对他人感情的情绪反应。］

> **克丽丝塔**：我感觉真的很糟糕。就像我是团体的累赘，我担心你们现在都恨我，因为是我让你们经历了这一切。［克丽丝塔无法区分她自己的自我憎恨和团体中其他人的感受和意图。她也回避了露西对她的关心。］

> **带领者**：克丽丝塔，你提到了团体里的人恨你，但是你对露西刚才说的话有什么感觉？你说你感觉不好。你愿意多说一些吗？

> **克丽丝塔**：我感觉很糟糕，但我想我真的不知道她为什么害怕。

> **带领者**：露西，你能告诉克丽丝塔，是什么让你害怕吗？

> **露西**：嗯，我担心克丽丝塔会意外伤害自己。我也能想象她很痛苦。她并没有真正谈到这一点，但当我看到她的伤疤时，我可以想象出来。［通过深入观察，并认同激发自我毁灭行为的痛苦情绪，露西在为反思功能做榜样。］

> **克丽丝塔**：那让我感觉很糟糕。我不想让你担心。我相信你希望我离

开这个团体，这样你就不用和我打交道了。

带领者：克丽丝塔，我突然意识到，你的自我批评妨碍了你接收到露西的反馈中更积极的情感——她真诚的关心。你要不要想想是什么让你很难听到这个？[在这里，克丽丝塔的自我批评妨碍了她理解露西的心理状态——情感和意图，因为她把自我憎恨投射到露西身上。团体带领者鼓励克丽丝塔反思这个过程。]

克丽丝塔：你说得对。我只是不敢相信你会在乎我，而总认为你更希望我离开团体。我会不由自主地想象你觉得和我在一起非常糟糕[看着露西]。

露西：我一点也不认为你很糟糕。我真的很担心你最终会伤害自己。我知道有时候我很难接受别人说我的好话，因为我脑子里总有我父亲批评的声音，可能你也是这样，克丽丝塔？[露西是一名偏安全型的成员，她树立了反思功能的榜样，并挑战了克丽丝塔内心总是担心遭到他人拒绝的消极的内部工作模型，这个模型妨碍了克丽丝塔准确理解露西对她的感受和意图。]

带领者：露西，我很感谢你分享这一点。克丽丝塔，我知道这很难，但我要请你暂时把自我批评放在一边，接受露西的反馈，她很担心你。撇开自我批评不谈，露西说她担心你的那一刻，你感觉如何？[团体带领者要求克丽丝塔把自我批评放在一边，反思和识别自己的感受。]

露西真心关心她，令克丽丝塔很感动，带领者帮助克丽丝塔感受此时不再孤独，而是被支持和关心的新的矫正性的体验。在这个过程中，克丽丝塔能够更好地反思自己在与露西的这种互动中产生的感受，并能描述出露西的感受和意图。

糟糕的情绪自我调节

对于像克丽丝塔这样的具有专注型依恋风格的患者，负面情绪可以被他们自己识别出来，但会升级并最大化到失控的程度（Mikulincer et al.，2009；Mikulincer & Florian，1998）。依恋焦虑的患者往往会被情绪淹没，没有能力理解或反思自己的情绪，这有时会导致短暂的自我抚慰的行为，但这种行为往往具有破坏性。克丽丝塔依赖饮酒、自残、性行为，以及暴饮暴食和催吐来调节她的情绪。这与塔斯卡等人（Tasca et al.，2009）的一项研究结果是一致的，该研究发现有证据表明，患有进食障碍和依恋焦虑的人会体验到情绪的过度激活，这可能会导致他们用暴饮暴食和催吐的行为，来作为一种应对情绪的方式。

与福沙（2000）之前阐述的情感体验的分类理论一致，克丽丝塔在情感上被困在防御性的位置，她的核心情感被挡在了外面，在无助、自我厌恶和被拒绝带来的焦虑之间反复循环。在这里，团体带领者的目标是帮助减少克丽丝塔的防御性情绪和红色信号焦虑，以便核心情感体验可以浮现出来，并可以被修通和处理，阻断愤怒、失望和自我厌恶带来的令人崩溃的没完没了的循环。

> **带领者**：克丽丝塔，我发现每当我们尝试理解你在团体中的感受和行为时，你对你自己和你妈妈的愤怒情绪就会充斥整个房间，分散了我们的注意力。我知道不这样很难，但设想一下，如果你没有对自己或你的妈妈感到愤怒，你现在会有什么感觉？［团体带领者指出防御性情绪，并要求患者把它们放在一边，以便核心情感可以浮出水面。］

> **克丽丝塔**：我不知道。我很困惑。这和我的教授有什么关系？［当带领者要求患者将防御性情绪放在一边时，她的防御系统被激活了。］

带领者：困惑……自我批评……愤怒……我想知道这些是否都是保护自己免受痛苦的方式。稍等片刻，让我们试着把它们放在一边，了解你身上现在正在发生什么。我们一起试试可以吗？［团体带领者解释防御性情绪，并在患者允许的情况下再次尝试绕过防御性情感。］

克丽丝塔：［停顿］我只是感到空虚和孤独，感觉真的很需要帮助（开始哭泣）。［患者的核心情感开始浮现，然后在团体内详细阐述并得到肯定。］

带领者：你在这里和谁在一起感觉最不孤单？［团体带领者希望促进一种矫正性情感体验，在这种体验中，克丽丝塔体验到安全的依恋关系，并感到能够安全地表达核心情感。］

克丽丝塔：我想是金姆。

带领者：你能告诉金姆你现在的感觉吗？

克丽丝塔：［看着金姆。］有时候我就是觉得很空虚。我讨厌独自一人，就像和陌生人在一起。我知道这听起来很可悲，但有时候我只是想要一个拥抱。

带领者：金姆，你现在对克丽丝塔有什么反应？

金姆：我为她感到难过。我想给她一个拥抱。

带领者：克丽丝塔，这让你有什么感觉？

克丽丝塔：我感到焦虑。我能感觉到全身紧张。我不想成为你的负担，金姆。我担心如果我让你感到难以承受，你可能会抛弃我［红色信号焦虑］。

带领者：如果你不感到焦虑，知道金姆想要拥抱你，你会有什么感觉？［团体带领者要求克丽丝塔把红色信号焦虑放在一边。］

克丽丝塔：太棒了……不那么孤独［接触到核心情感］。

因为克丽丝塔的核心情感的出现，团体继续帮助克丽丝塔更深入地体验和处理它们。抛开焦虑和自我批评不谈，克丽丝塔能够触碰并体验被金姆接受和关心的核心情感，同时也能感受到她因过去没有这种依恋关系而产生的深深失落。

对自己的自主性和个体化的恐惧

在孩提时代，克丽丝塔早早地学习到，关注和关爱会使她变得更加依赖，而分离则会遭到抛弃、愤怒或拒绝的惩罚。与她的母亲和父亲在一起，依赖和融合被不断强化，克丽丝塔的自主性和自体感被防御性地排除在外。克丽丝塔对挑战团体以及表达自己观点和需求感到十分焦虑，这很可能是上述早期依恋体验的结果，小时候自主性的表达受到了照料者的惩罚。在接下来的案例片段中，团体带领者的目标是帮助团体利用冲突来增强彼此的亲密度和团体的凝聚力，以便像克丽丝塔这样专注型的成员能够体验到，分离和自信并不会导致自己担心的那样被抛弃，而是会增强亲密感。

在团体的风暴期，期待团体治疗继续并认为很有帮助的成员，与试图终止团体并认为治疗无效的成员之间发生了冲突。克丽丝塔为那些想要离开的成员而责备自己。尽管大多数成员都否认对她有负面感觉，但一个偏冷漠型的团体成员克里斯告诉克丽丝塔，他发现她的需求过度，如果他们在团体之外见面，可能不会和她成为朋友。对此，克丽丝塔直视克里斯的眼睛，问道："你为什么这么讨厌我？"她立刻哭着跑出了团体治疗室。团体带领者离开了房间，鼓励克丽丝塔回到了团体中；然而，团体会谈结束了，对先前互动的处理需要等待下次聚会进行。从接下来的案例片段中可以看出，在下一次团体会谈开始时，克丽丝塔开始迅速而激烈地为与克里斯之间发生的事情责备自己，将整个互动和随后的冲突归咎于自己。

克丽丝塔：我只是想再次为我上周的话向大家道歉。

克里斯：我不明白。你说你觉得我们的讨论是肤浅的，现在你又说你不是那个意思？

克丽丝塔：我很抱歉！有时候愚蠢的东西会从我嘴里冒出来。

爱丽丝：嗯，我确实觉得我们上周讨论的是表面的东西。

克里斯：好吧，我没有那种感觉！

克丽丝塔：请不要再为这个争论了！我什么都不该说的。

克里斯：我觉得你在撒谎，克丽丝塔。告诉我们你的真实感受！

克丽丝塔：我没有说谎。我不敢相信你会这么说 [流泪]。

带领者：克丽丝塔，我知道你受伤了，但我认为多去想想克里斯究竟表达了什么是很重要的。克里斯，你听起来对克丽丝塔很生气。克丽丝塔上周说这个团体的讨论很肤浅，现在又来道歉，这让你很心烦。

克里斯：嗯，我觉得她只是为了避免惹人生气而道歉。感觉不是真的。

爱丽丝：我也有这种感觉。我想更多地谈一谈这个团体，以及克丽丝塔上周对它的感受。克丽丝塔，我很高兴听到你所说过的话，我想多谈谈这件事。

带领者：听起来你们所有人都在表达一种愿望，希望自己是诚实的，能够说出自己的真实感受，即使这样做可能会让人感到不舒服，甚至会导致冲突。克丽丝塔，似乎当你表达了与团体中其他人不同的观点时，你感到非常焦虑，很快就收回了。因此，我们并不总是能看到你更强大、更自信的一面。你觉得把自己的这些部分展示给大家看的时候，会有什么让你感到害怕？

克丽丝塔：我不知道。我很难相信别人。我听到了大家想让我说出我真正的想法或感受，但我害怕如果我这样做，我最终会受到惩罚。我担心现在每个人都因为我而彼此生气，我多少会因此而惹上麻烦。

爱丽丝：我今天并不是真的生克里斯的气，我只是不同意他的看法。我绝对不会因为你表达了自己的意见而生气。我很佩服你上周的所作所为。老实说，当你这周把它收回去的时候，我感到很失望。

克丽丝塔：[流泪] 我以前从来没有听过有人这样说佩服我。我上周逃离这里是担心你们会恨我。

过度激活策略

像克丽丝塔这样的有专注型依恋风格的患者，总想尽量缩小情感距离，以调节他们对失落和拒绝的焦虑情绪（Bartholomew & Horowitz，1991）。专注型的患者倾向于过度强调与人际关系相关的风险（Boon & Griffin，1996）。因此，他们总是保持他们的依恋系统处于激活状态，表现为对实际和潜在的依恋威胁的高度警惕，随时采取身体和心理上的"亲密寻求策略"（proximity-seeking strategies，Mikulincer & Shaver，2003）。当谈到人际关系时，克丽丝塔的座右铭是："有效的进攻是最好的防守！"她就像用细细的梳子在梳理其他成员和带领者的行为，寻找可能被拒绝的蛛丝马迹。可悲的是，这些过度激活的策略产生了意想不到的后果，反而将团体中的其他人推开了，而这正是克丽丝塔最担心的结果。在这里，团体带领者的目标是减轻专注型成员对拒绝和丧失的恐惧，不必使用人际关系中的过度激活策略。

在此时此地处理团体成员的反馈，挑战了克丽丝塔不安全的内部工作模型。几名团体成员向克丽丝塔提供了反馈，指出她不断向他们施压要求得到安慰使他们感到很恼火，感觉自己对她的关心没有得到承认。但当她不寻求安慰时，成员们反倒感觉离她更近了。虽然这个反馈最初对克丽丝塔造成了伤害，但团体带领者帮助她看到，从这个反馈中，她可以看到，自己并不需要费尽努力就能被团体接受，这不同于她和父母在一起的经历，在那里她必须不断保持警惕才能满足自己的依恋需求。

令人惊讶的是，克丽丝塔最有效的矫正性情感体验来自克里斯的反馈，克里斯是一个偏冷漠型的团体成员，他曾经看不起克丽丝塔对亲密的渴望和对安抚的渴求。克里斯在团体治疗中取得了很大的进步，这些进步让他能够从一个不同的角度看待克丽丝塔和自己对她的反应。在团体即将结束时，克里斯向克丽丝塔透露：

> 我认为，看到你如此渴望与团体中的其他人亲近，对我来说是很可怕的。我害怕被情感窒息，但也有一小部分的我很羡慕你能如此轻易地与人亲近，因为这对我来说一直都很难。

听到克里斯的反馈，克丽丝塔泪流满面。与克丽丝塔的父母不同，克里斯能够承认，是自己的依恋不安全感阻止了他满足克丽丝塔的依恋需求，这挑战了克丽丝塔自我批评的信念——他人未能满足这些宝贵的需求是她自己的错。此外，克里斯反馈到他实际上钦佩克丽丝塔可以舒服地与人亲密，这极大地挑战了克丽丝塔认为其他人都会反对和拒绝她的错误观念，并且与以前的依恋体验不同，这使她感到被重视和被关心。

结论

这一章试图刻画和描述偏专注型的团体成员的困境，这些成员常常觉得，如果被留下独处或被拒绝、被抛弃，自己可能会崩溃。他们的自体感是如此依赖于他人的认可，以至于独自一人会带来绝望的渴求和难耐的焦虑。团体治疗有一种独特的力量来缓解这些患者的依恋焦虑，为他们提供一种不曾体验过的归属感和接纳感。团体治疗还为这些患者提供人际反馈，质疑他们不安全的内部工作模型，同时形成更安全的内部工作模型，信任他人，信任自己的优势和内在价值。在克丽丝塔的例子中，我们看到一个被自我怀疑和被遗弃的恐惧所困扰的人，她被自己的情绪压倒了，以至于她只有通过见诸行动（acting-out behaviors）来应对她的内心世界。然而，我们也看到这个团体在许多方面如何充当克丽丝塔的安全依恋对象，帮助她调节自己的情绪，并在更灵活的内部工作模型（他人会帮助自己，而自己也是有能力有价值的）基础上形成健康的依恋。

第七章

对冷漠型成员的团体治疗

　　本章侧重于偏冷漠型团体成员——那些具有高依恋回避和低依恋焦虑的成员。我们的重点是这些成员如何与团体中的其他人建立关系，以及团体治疗如何通过激活（enacting）成员过去的自我和他人的工作模型来促进这些模型的变化。本章分为三个部分。首先，我们讨论在偏冷漠型成员和团体之间可能会展开的动力。其次，我们描述带领者的依恋风格如何影响其与偏冷漠型团体成员进行工作。最后，我们概述冷漠型成员的团体治疗目标，并就团体治疗如何促进这些目标的实现提出建议。我们会用一个案例说明偏冷漠型的团体成员的依恋相关议题，以及团体带领者的干预策略和方法。

偏冷漠型成员与团体

　　根据沃林（2007）的说法，偏冷漠型的患者通常会避开能引起脆弱感的情绪，并且当这些情绪在治疗中被激发时，他们会感到很难应对。他们经常依靠微妙的线索来表达他们潜在的情感，而不是用语言表达他们的内心体验（Guerrero，1996；Wallin，2007）。这些患者常常会嘴里说一切都很好，却同时紧握拳头，避免和他人眼神接触，或者在深感痛苦的人际互动中面带微笑。冷漠型成年人更喜欢与他人保持更远的物理距离（Kaitz，Bar-Him，Lehrer，& Grossman，2004），较少进行面部凝视，较少表达声音和身体支持，在与伴侣互动的视频中较少聆听伴侣的声音（Guerrero，1996）。

此外，这些偏冷漠型的人经常进行防御性的自我强化，这意味着他们压抑了自己的消极方面，转而专注于自己的优势（Mikulincer & Shaver，2007b）。同时抑制负面情绪，表现自我夸大的一面，这进一步掩盖了真实自我的所有方面。自我膨胀和回避情绪是这些人的特征——抑制情绪激活（deactivation）的典型例子。他们学会了摒弃自己对他人的需求，包括对团体成员、带领者和整个团体的需求。研究人员已经发现，偏冷漠型的个人倾向于忽视团体的利益，聚焦于他们的个人目标而不是团体目标，并对他们所属的团体持消极态度（Rom & Mikulincer，2003）。

例如，艾米会通过在带领者谈话时打断他来尽可能减弱带领者的重要性，通过拒绝成员的反馈来贬低成员的价值，并通过将团体与其他更令人向往的团体进行比较来贬低团体的重要性。随着时间的推移，其他成员会因为艾米轻视他们开始与艾米对抗。一位名叫弗兰克的成员透露，他相信艾米一定认为自己"对团体来说太好了"。艾米同意了，似乎并不介意这一反馈。她经常将团体与她的对峙看作他们嫉妒她的证据。团体成员最终开始排斥艾米。当带领者探究艾米被排除在外的反应时，她分享了这对她来说并不新鲜。她小时候经常被拒绝，然而她反思这一点时却不带任何情感。很明显，她学会了通过拒绝别人，来增强自己的自尊，保护自己免受不可避免的拒绝。尽管有这样的发现，团体治疗对艾米来说仍然是一个具有挑战性的过程，最终她退出了团体。

对凝聚力的挑战

团体治疗对于偏冷漠型的个体来说是一种挑战，因为寻求帮助的行为挑战了他们的内部工作模型，他们认为自己是强者，而他人是弱者。需要团体或在团体中承认他们的脆弱性，有可能唤醒最初导致情绪抑制的痛苦的早期丧失（Beebe & Lachmann，2002；Schore，1994）。实际上，罗姆和米库利茨（2003）发现，具有偏冷漠型依恋的个体有更大的"团体特异性焦虑"，因为加入团体的压力抑制了他们否认焦虑的能力。不幸的是，继续以自负和优越抵御这种脆弱性的方式会让他们感到更加孤独和被拒绝（Fosha，2000）。米库利茨和谢弗（2007b）指出，即使依恋回避的个体的确感觉很孤独，但他们仍会继续使自己钝化，并从社会关系中脱身。毫不奇怪，柯克帕特里克和哈赞（Kirkpatrick & Hazan，1994）发现，更多地使用回避的防御与形单影只和孤独感增加是相关的。

这些成员的困扰不仅使他们更多地在团体历程中感到煎熬，而且经常导致团体治疗的过早终止。塔斯卡和同事（2004）发现，偏依恋回避的女性更有可能退出团体治疗。因为这些团体成员在团体中更多感受到挑战，更容易有过早终止的风险，所以团体带领者需要时刻记住他们对痛苦过去的回避对他们是有帮助的。虽然他们表面上常常显得傲慢或独立，但他们已经对寻求接近的行为失去了信心；他们经常寻求关系，但又没有能力接受亲密关系（Mikulincer & Shaver，2007b）。

与其他团体成员的互动

因为冷漠型的团体成员避免直接表达他们的真实感受或内心状态，或者他们对此无法觉察（Fraley & Shaver，2000），带领者很难识别他们潜在情绪或内在问题（Cassidy，1994；Main & Weston，1982；Wallin，2007）。因此，观察他们以投射性认同在他人心中诱导出来的感受和体验，是了解这些人如何在团体中真正体验自己的一种途径（Wallin，2007）。

比昂（Bion，1961）是第一个将投射性认同的概念应用于团体的人，并将投射性认同定义为一种过程，即成员否认自己不可接受的方面，并将其投射到团体、带领者或成员身上。亚隆和莱兹克兹（2005）将团体中的投射性认同定义为"将一些属于自己的（但被否认的）内在属性投射给另一个人，让后者产生一种不可思议的吸引－排斥的过程"（pp.365-366）。鲁坦和斯通（Rutan & Stone，1993）澄清了投射性认同是一个两方系统，因为它需要一个人投射不想要的部分，另一个或多个人接受团体中的投射。通过探索投射性认同，我们可以了解冷漠型团体成员的内心活动，他们可能没有意识到自己潜在的感受或需求，并且我们可以看到团体中正在被激活的东西。在亚隆的（Yalom & Gadban，1990）团体治疗的演示视频中，描述了一个冷漠型成员在团体中进行投射性认同的精彩例子，下面将进行描述。

案例示例：与冷漠型团体成员的互动

一个偏冷漠型的团体成员丹，他总是迟到，并且避免充分参与会谈。亚隆在团体中首先对丹没有参与到团体中的现象进行了质疑。起初，成员们表达了他们想让丹加入团体的愿望，但是他的空洞的反应让他们开始质疑最初他为什么来这个团体。在会谈期间，他将迟到归咎于他的工作，将他的问题归咎于他的妻子，并贬低其他成员要他参与团体的要求。渐渐地，在会谈期间，成员们变得越来越沮丧，最终，他们变得咄咄逼人，试图从他那里得到反应。亚隆让所有的女性团体成员来"告诉丹一天到晚都和他在一起会是什么样子……和他结婚会是什么样子"。女性成员们告诉他，成为他的妻子将会多么具有挑战性。丹继续保持表面的平静、冷淡和沉着，丹变得更加防御和退缩是可想而知的。

在会谈的某个时候，一名女性成员透露，丹私下告诉她，他对这个团体感到沮丧，并且经常觉得这是浪费他的时间。我们还了解到，丹从小一直受到他父母的酗酒，以及他自己的缺失感和被拒绝的感觉的煎熬。我们可以想象，丹对情感联结的要求经常得不到满足，他学会了否认自己的需求，忽略愤怒的感觉和他在人际关系中失望的感受。他身上这些被忽视的部分，似乎通过他对别人的被动攻击行为，在别人身上被诱导出来了，这在他的婚姻中也会发生。他否认有任何情感需要，也不会感到愤怒，而他周围的人却感到非常匮乏和愤怒。

这个例子说明了，偏冷漠型的成员丹如何不愿意表达他真正的怨恨和愤怒的感觉，而且他似乎没有意识到自己的需求是怎样被轻易忽视的。他退缩到他的工作中，继续在人际关系的困扰中挣扎。这个团体成为他外部世界的一个缩影（Yalom & Leszcz，2005），丹在这个团体中重现了一种类似于他与同事和妻子之间关系的动力。那些与丹互动的人发现自己会感到愤怒和孤独。投射性认同是偏冷漠型成员的一种重要防御方式，这让他们可以表达自己在团体中的潜在情绪，而不会感觉自己软弱或黏人（Cassidy，1994）。如果团体带领者可以在会谈中处理这一活现，那么团体带领者就有了一个强大的工具来探索团体的内在动力，了解成员的内心活动。

像丹这样的团体成员，具有冷漠型依恋风格（高回避和低焦虑），往往会在其他成员心中激起复杂的情感。爱丽丝，是偏专注型的团体成员，在会谈期间开始责备自己，并担心她在团体中说的话激怒了丹，使他迟到。她吞下了自己的愤怒情绪，反而表现出担心丹对她生气的样子。专注型成员的工作模型被冷漠型成员激活的情况并不少见，因为冷漠型成员的拒绝和忽视激活了专注型个体最大的恐惧感。专注型的人往往会怀疑自己，并使自己在团体中的反应个人化。当他们的工作模型被激活时，他们也倾向于增加对冷漠型个体的纠缠，而他们这种试图增加亲密关系的尝试往往带有侵入性（Lavy，2006）。这种纠缠常常导致冷漠型成员更多的退缩（Bartholomew & Allison，2006）。

安全的成员对于团体历程至关重要，因为就像夫妻中的安全个体一样，他们倾向于缓解偏冷漠型依恋成员的负面影响（Ben-Ari & Lavee，2005；Feeney，2005）。安全的伴侣更宽容（Mikulincer，Shaver，& Slav，2006），可以表达脆弱的感情（Feeney，1995），可以自我抚慰（Mikulincer & Shaver，2007c），更富于同情心（Mikulincer & Shaver，2007c），并且可以示范如何解决冲突（Paley，Cox，Burchinal，& Payne，1999）。同样，带领者的依恋风格也是促进团体中安全基地的关键。

团体带领者的依恋风格与冷漠型团体成员

沃林（2007）认为治疗师对患者的投射和活现的反应受到治疗师自己的依恋风格的影响。偏冷漠型的治疗师可能会钝化反应，回避患者，而偏专注型的治疗师可能会过度激活，变得过于谄媚、越界和纠缠。安全型的团体带领者能够调节自己的情绪，增强对团体中各种体验的好奇心，并帮助团体成员观察他们在此时此地的反应。亚隆和莱兹克兹（2005）将这一点描述为带领者"保持或重获客观性"（p.45）。在视频中，亚隆从团体的活现中后退一步来反思团体历，从而做到"保持客观性"。他大声表达自己对团体现象的疑问，他说当丹退缩时团体却变得"更加响亮和尖锐"，好像他们想通过这样的方式试图让丹更真实地表达自己。用依恋理论的术语来说，亚隆正在探索某个团体成员的钝化（抑制）行为，以及它是如何引起其他团体成员的过度激活行为的。同时，亚隆通过让团体成员退后一步，去反思情绪激昂的团体历程，使他们能够了解自己内心以及团体中正在发生的事情，从而促进团体成员的心智化。

对偏冷漠型团体成员的团体治疗目标

团体治疗的主要任务，是帮助偏冷漠型成员从一种回避的倾向转到一种更投入和更安全的状态上。这就要求这类成员修正原来的内部工作模型，不再将他人视为软弱和劣等的，而将自己视为优越和自给自足的。这不是一项容易的任务，需要在这些相关的隐含模式发生在团体的此时此地的时候，对这些模式进行挑战。因为冷漠型成员已经学会了否认羞愧和孤独等痛苦的情感，他们很擅长理智化（intellectualizing）的防御机制，往往缺乏触碰情感并在关系中体验它们的能力（Fosha，2000；Holmes，1996；Main & Weston，1982；Wallin，2007）。在这里，我们讨论共情、洞察、心智化和情绪调节这些关键的治疗因素，是如何帮助冷漠型团体成员走向更多的依恋安全的。

用共情来体验核心情感：走钢丝

冷漠型的个体无法触碰某些痛苦情绪的原因之一，是因为他们对基于依恋的记忆和感想的防御性排斥（Fraley & Shaver，1997，2000；Schore，1994）。冷漠型团体成员一直与脆弱和羞愧体验做着斗争，因此，在与他们工作时牢记这一点非常有用。在他们发展的早期，他们很可能在展露脆弱的情感体验时遇到冷漠、蔑视，甚至厌恶（Main & Weston，1982；Schore，1994）。团体带领者必须在面质成员回避的行为和对成员潜在的羞耻感保持敏感之间，寻找平衡。

在团体治疗的早期阶段，在团体形成的过程中，偏冷漠型的个体对归属的压力更加敏感，他们往往会挣扎在矛盾的心情中，既希望团体能帮助他们又希望能保持他们的人际距离。这种挣扎的典型表现是迟到，错过会谈，给出建议，保持沉默，讲笑话，或者谈论一些可以让他们感觉更安全的外部事件。重要的是要记住，这些人可能无法识别自己的真实感受，更不用说能够与他人分享了。

一个会共情的带领者不会过早地挑战这些人赖以生存的本能防御。对于带领者来说，接纳这些成员在团体中的自给自足和特立独行的表现是有帮助的，虽然这与自我开放和加入团体是不相容的。这些成员面临着一个充满挑战的困境：如果我想保持强大，依靠自己，我就会孤独；如果我敞开心扉，依靠团体，我就会变得软弱和需要帮助。面对这种困境，团体带领者可以表达对成员独立性的尊重，正是这种独立性帮助他顺利走到了今天，但带领者同时也可以向成员阐明，正是这种过度的自给自足导致了他常常感到与世隔绝，孤立无援，而这是导致他来参与团体治疗的最初的原因。要想改变就意味着他必须开始学会感受。

此外，研究表明（Mikulincer，Birnbaum，Woddis，& Nachmias，2000），如果没有压力，偏冷漠型的个体更容易抑制自己对依恋需求的关注，但在某些情况下他们会失去这种抑制能力。团体治疗中有许多正在进行的人际互动过程，可以成为这些成员的压力环境，促使更深层次的基于依恋的心理过程浮出水面。下面的案例演示了团体历程如何激活拉杰并促进他在团体中对依恋的探索。

案例示例：用共情来引出核心情感

拉杰是一名45岁的单身工科教授，具有强迫型人格。他是一个工作狂，重视自己的事业和学术成就。虽然他在职业生涯中顺风顺水，但在人际关系中却遭遇惨败。他是单身，想要结婚，但他很冷漠，喜欢吹毛求疵。他也常常被别人对他的要求所激怒，他总让自己尽量避免对任何东西或任何人有需求。他避免依赖他人的一种方式是专注于自己的工作，痴迷于他科研中的细节。他经常在团体中其他人都表现出脆弱的时候，保持沉默或者给出逻辑化的建议，总是让人觉得他有点居高临下。就好像他不知道如何与人打交道或者没有社交技能。虽然团体成员多次给他反馈，但他似乎从来没有能够改变他与团体接触的方式。拉杰理智上明白，他回避了自己的需求和情感，但他无法控制这样做，也无法接触到自己更脆弱的部分。他经常会带着一种恼怒的感觉说："我就是不明白你想从我这里得到什么。"

在一次会谈中，另一名团体成员南希描述了她对男友的依赖，拉杰对她做出了回应。

> **拉杰：**你为什么这么在乎你男朋友的想法？你应该更独立。我从5岁起就独立了。[团体再次对拉杰的傲慢、优越感或缺乏共情感到恼火，但这一次，拉杰留下了一条线索，带领者立即跟进。带领者知道团体可能会走上同样的"沮丧的反馈怪圈"。]

> **带领者：**你已经独立这么久了，从你5岁开始。当时发生了什么，拉杰？[带领者认为拉杰并不是想要变得难以相处，只是无法容忍任何表达需要的行为。她以开放的语气说话，认为如果带领者承认他的力量和独立性，他会感到更安全。她希望这种共情将减少他的防御性，让他能够探索他童年的哪一部分与他的自负有关。]

> **拉杰：**（一开始有些挣扎）没什么。我只是个独立的孩子。就这样。

> **带领者：**拉杰，这很重要。让我们考虑一下。就像你说的，从5岁开始，可能发生了什么让你觉得自己强大和独立的事情。

> **拉杰：**[没有感情] 好吧。其中一件事就是成为我家里被选择送到寄宿学校的那个人。我想是在我5岁的时候。为什么这很重要呢？你为什么问我这个？

> **带领者：**这是一个很好的问题。我的经验是，我们都把过去的经历带到我们现在的关系中，你5岁时发生的事情可能会帮助我们

理解你在团体中的感受，为什么独立对你如此重要，以及当他们，比如南希，透露他们的需求时，为什么你对成员会有那样的回应方式。这可以理解吗？[这种干预的目的不仅帮拉杰做了一些澄清，也帮助团体其他成员对拉杰在团体中的行为的更深层次的根源产生共情和心智化。]

拉杰：[似乎理解这些信息是如何有用的]我想这听起来很合乎逻辑。虽然我不认为5岁时发生在我身上的任何事情都会影响到我在这里的现状。

带领者：我知道。也许这可能并不相关，但让我们看看它将走向何方。我知道这里的其他人可能会因为能够更好地了解你而更多受益。

拉杰：嗯。你知道我出生在印度，后来搬到这里上大学。在印度，把孩子送到寄宿学校学习英语来接受教育是很常见的。我很荣幸能成为我家族中被选中的人。我做得很好，并且以班级第一的成绩毕业。[拉杰仍然关注的是教育其他成员，并以防御性的方式炫耀他的成功。]

带领者：你适应得很好，在这么小的时候就非常成功。你说那是你变得独立的时候。你能多说一些关于去寄宿学校的经历吗？[带领者共情拉杰。此时，她并没有立即挑战他的防御，而是探索他的成功，以帮助他更多地敞开心扉。]

拉杰：[不带感情地说话]嗯，我被告知我要去上学，这对家庭来说是一件好事。然后那天晚上我们收拾行李，早上就离开了。一年后我才又见到家人。

朱莉：什么？！你有一年没见到他们？

拉杰：嗯，我不知道会是一年[有点恼火地说]。

玛丽： 尽管如此。太可怕了。你只有 5 岁。你当时太小了。我是一名小学教师，我认为在这个年龄就离开自己家庭一年对孩子来说太小了。

拉杰： [看起来感到厌恶] 你似乎不明白。并不可怕。它造就了我，我非常感谢我的家人给我这个机会。[拉杰觉得被误解了，向后靠在椅子上。带领者感受到了越来越多的防御性，并且想要尊重拉杰的文化背景，共情了他不被理解的感受。]

带领者： 拉杰，我猜这个团体对印度文化可能不那么熟悉，对我们来说，欣赏教育的价值和被选中上学的价值是非常重要的。你有更重要的事情要和我们分享。你能告诉我们对你来说那段经历带给你什么感觉吗？[带领者试图与拉杰产生共情，并修复破裂，以继续为他提供表达自己的空间。]

玛丽： 对不起，我插话了。我想知道更多。当涉及孩子时，我有强烈的反应。[玛丽比其他一些成员具有更安全的依恋风格，能够承认自己的焦虑。她表示有兴趣将拉杰带入团体，尽管他过去的反应很伤人。]

此时南希一直保持沉默，因为拉杰在会谈的早些时候评价了南希，这让带领者心里很关注她。但是此时带领者仍然试图促进拉杰在团体中的开放性。她感受到了他的体验，对他的力量产生了共情，同时也引起了对他在这么小的时候就独立的经历的好奇心。这位带领者意识到，探索拉杰 5 岁的记忆可能会暴露他更脆弱的情绪，并可能走近他的内心情感。这对拉杰来说也会更具挑战性，因为他的依恋需求一直被拒绝。

促进对潜在感受和防御的情感洞察

福沙（2000）描述了偏冷漠型的个体如何学会了在没有感受的情况下

处理问题，他们为不去感受而付出的代价是"孤独，疏远，情感贫乏，充其量可以适当巩固易碎的自体感"（p.43）。团体带领者必须在治疗团体内为冷漠型成员提供一个安全基地，让他们觉得在关系背景下探索他们的情绪是有价值的。团体中成员－带领者的互动可能会立即触发那些不想要的情绪，并提供多个机会来理解他们的本能回避。例如，当团体中一位成员公开了她对男友的依赖后，拉杰的情绪被触发了，当时他自豪地宣布他从5岁起就已经独立了。

研究人员（Mikulincer，Shaver，Gillath，& Nitzberg，2005）发现，偏冷漠型的个体被自我中心的成果所激励，而团体带领者可能需要帮助冷漠型成员识别其自私的动机并向团体公开。带领者专注于拉杰的力量和独立性，她通过指出拉杰的种族背景，以及团体成员缺乏对他文化的知识来维护拉杰在团体中的特殊性——他是能向团体解释某事的专家。带领者还谈到了团体中的文化多样性，以保障来自不同背景的团体中其他成员的安全感，从而促进开放和尊重差异（DeLucia-Waack，2011），

临床医生（Fosha，2000）和研究人员（Main & Weston，1982）描述了当核心情感浮现时，像拉杰这样偏冷漠型团体成员更有可能压抑和回避，因为这些核心情感在他们早期的依恋关系中不受欢迎。在下面的例子中，我们看到团体带领者如何注意到拉杰的非言语反应，并继续探索他在团体中的童年经历，以增加他对可能通向情感表达的个人信息的暴露程度。

这位带领者意识到拉杰需要捍卫自己的文化背景，也意识到他可能会因为发现自己是团体中唯一的印裔美国人，而感到更加独一无二。拉杰似乎很欣赏团体认可了他的与众不同，认可他可以教育团体关于他的民族身份认同。

拉杰：嗯，我来自印度的一个大家庭。我是最大的。我有两个弟弟和两个妹妹。

史蒂夫：你们都很亲近吗？

拉杰：我想这取决于你如何定义亲密。我想我和我的祖父母最亲。由于房子的空间有限，我晚上和祖父母睡觉，白天和我的兄弟姐妹待在一起。那是个热闹的房子。[讲到这里时，拉杰抱着自己，好像是为了克制自己。]

带领者：从每天晚上和祖父母睡觉，全家人都在你身边，突然变成一个人在学校，那一定是很不一样的。[带领者认为，对于拉杰来说，这可能是关于他祖父母的重要记忆，并在他内心引发了情感；但是此刻，她仅仅指出了这一体验对他来说有多么不同。]

拉杰：[他的表情变了，他避免目光接触。]我从来没有这样想过。这与生活在家里是非常不同的。我有一个大家庭[停顿]。但我知道我是幸运的一个，因为有机会去上学。[拉杰深深地压抑着他的依恋需求。团体成员已经隐约捕捉到了他的丧失感，带领者知道他的体验将引起更多的脆弱性，她继续跟踪拉杰在团体中的反应。]

提升心智化

除了共情潜在的情绪之外，对于团体带领者来说，帮助偏冷漠型的团体成员，比如拉杰，找到在团体中反思这些情绪的方法是至关重要的。我们建议，团体带领者可以慢慢地通过用言语表达情绪，帮助团体成员洞察行为背后的感受，并鼓励团体成员在此时此地进行人际反馈，来提升冷漠型成员的心智化。这三个过程有助于阻断冷漠型成员对情感的回避，而这一回避通常会干扰反思功能（Tasca，Foot et al.，2011）。

情绪调节：涵容并言语化感受

团体带领者可以帮助偏冷漠型成员将情绪体验转化为语言，其中一种方法，就是将非言语表达的情感，以缓慢的，不带侵入性的方式表达出来。团体成员和带领者也可以探索在团体中被唤醒的记忆，这一记忆会触发更多情绪。在拉杰的案例中，鉴于他对团体中人际反馈的阻抗，让他越来越多地将自己与团体历程隔离开来，带领者认为帮助他识别团体中的一些情感是很重要的。

> **拉杰：** 现在回想起来，我从来不知道我一年内都见不到他们。我以为我会看到他们。

> **玛丽：** 这是印度的习惯吗？在寄宿学校这么长时间没有见到你的父母或家人？[这个问题反映了对拉杰文化背景的更多好奇心和开放性，想知道拉杰的童年境遇是因为印度文化，还是拉杰家庭特有的原因。]

> **拉杰：** [停顿] 不。其他父母确实来过，但我家住得太远了。他们不能每周都来。这说得过去，而且每周都来不切实际。他们不得不工作，没有钱过来看我。[虽然拉杰仍在尽量弱化这一体验，但很明显，这个问题已经触碰到了他的情绪。]

> **史蒂夫：** 所以他们住得太远了，不能去看你。哇。听说他们一年内都不会来看你，你一定很难受。[再一次，一名团体成员对拉杰的经历感到好奇，并真诚地感兴趣。这与过去的团体互动不同。]

> **拉杰：** 嗯，他们并没有直接告诉我。是随着时间的推移我自己想出来的。

> **史蒂夫：** 你是怎么想出来的？

> **拉杰：** 我想我是在他们没有来的时候才意识到这一点的。我会去前厅，在那里我们所有的人都会在周末去见我们的家人。我每个周末都去等，他们从来没来过。最后，我意识到他们不会来了，我就不去了。[虽然拉杰仍然用同样客观的语气说话，

但他在房间中的感受是显而易见的。团体保持沉默。]

南希：[用富有同情的语气，去靠近] 哇。你等了，但他们从来没有来过。你的确是一个坚强的孩子能处理这样的情形，而且自己在学校还取得如此好的成绩。

拉杰：[用较慢的语气说] 我知道这听起来比真实情况更糟糕。我的意思是这对我来说很难，但也没那么糟糕。[拉杰再次试图保护自己不受逐渐浮现的感受的影响。]

带领者：拉杰，可能没那么糟糕，但你说过很难。我想那个 5 岁的孩子在决定放弃之前一定很失望，有很多感受。我说得对吗？你还记得那个 5 岁的孩子每周在等待时的感受吗？就是，在他决定最好放弃之前。

拉杰：[说得更慢] 我从来没有想过这个问题。我从来没有想过他每周的感受。我不知道。他……我是说我……我只是在等待。在那里等很难。我不确定这是否有那么重要。[拉杰继续保持沉默，但他比以往任何时候都更加开放。]

带领者：在我看来，这是你生命中的重要时刻，拉杰。这就是你学习变得如此独立的时候。你能回忆起某次等待的具体时间吗？这也许可以帮助我们了解你当时真正的样子，理解是什么让等待的时刻变得这么难？[这位带领者尊重拉杰的独立性，然后试图帮助他探索一段记忆，帮助他识别自己孩子时的感受，这可能比作为成年人的感受更容易让现在的他忍受。]

拉杰：我不知道。那是很久以前的事了。我想有过一次。

在团体成员的帮助下，他们对他的过去产生了兴趣，并继续问他问题，拉杰最终讲述了某一天的情况。他描述说，他很早就去了前厅，在面对大门的地方找到一个座位，迫不及待地等着家人来看他。每一次门打开，他都想象着会是他的母亲走进来。每一次，都是别人的家人，他会看着他们团聚。从来就不是他的家人，而且这样的情况发生了十几次。

拉杰：最终，我只好停止了这样的等待。周末我就待在我的房间里，专心学习。我长期努力之后最终得到了很好的结果。[虽然拉杰对这次经历的结果持积极态度，但他的脸变红了，而且他似乎对即将到来的感受感到不舒服。他看起来很伤心。团体成员都很关注并投入其中。]

带领者：拉杰，有一阵子我在你的眼睛里看到了一些东西，看起来你刚才好像很伤心。你是那种感觉吗？

拉杰：我从来没有真正想过我这辈子的这段时间是悲伤的……那个时候我是伤心的。我已经很久没有回想起这事了。[停顿]我现在只是不想把注意力集中在悲伤上。我看不出有什么意义。这不会改变任何事。

史蒂夫：我真的能体会到这一点。有时候我也问自己，"有意义吗？""为什么我需要专注于感受愤怒或悲伤？"

带领者：那么，史蒂夫，当你问自己这个问题的时候，你是怎么对自己说的？

史蒂夫：我花了很长时间才意识到，当我还是个孩子的时候，把自己的感情从成长过程中隔绝出来是有道理的，但现在这种隔绝却把别人推开了，让我总是感到十分孤独。很难相信这些感受会有什么用途。我记得我第一次在这个团体里分享我父亲酗酒的经历，触发了我压抑了多年的所有愤怒。当时，我看不出这种愤怒是如何影响我所有的关系，特别是与我自己的孩子的关系。[史蒂夫的回避程度也很高，但没有拉杰那么高。他能够共情拉杰为什么要对情绪进行抑制，但他也能够提供一个不同的视角，看到否认痛苦的感觉会对当前的关系产生怎样的负面影响。]

这个临床案例呈现了团体成员如何帮助彼此处理和探索情绪反应的过程。虽然拉杰很快就避开了悲伤，但他能够承认他在团体中第一次感受到孩提时代的悲伤。他谈到了自己作为一个孩子的体验，他身处痛苦的情绪中，没有照料者来安抚他。拉杰表示，他学会了用专心学业来逃避被强烈的渴望、绝望和愤怒所压倒。这个策略对一个在不断的失望中挣扎着生存下来的5岁孩子来说是适应性的。然而，这种对情绪的疏离和退缩在他目前的生活中却并不适应了。另一位偏冷漠型的团体成员史蒂夫，能够共情拉杰，表达了自己也有同样的挣扎，一方面想逃避感受和容忍内在的情绪，另一方面又发现这对当前关系带来不好的影响。更重要的是，在这次会谈中，拉杰已经从对南希表达情感脆弱和需求的批评，转变为聚焦于他自己否认需求的根源。他还为这个团体提供了一个与他以及他逃避情感的挣扎建立联系的机会。

鼓励人际反馈

与冷漠型成员工作时，既要鼓励团体挑战这类成员的回避，也要鼓励他们认识到这类成员所冒的风险，这对治疗是有帮助的。随着拉杰在会谈中的自我暴露越来越深，团体成员也与他有了更多的互动。当他描述童年经历时，成员们显得十分关切、兴趣益然。拉杰的自我暴露对成员产生了重要的影响，然后他们开始分享他们的痛苦经历来与他建立联结。团体成员，比如史蒂夫，分享了自己与拉杰相似的经历，向拉杰表明了他对使用回避的理解，即试图掌控内在更加痛苦的情绪。虽然成员们能够相互联结，但渐趋亲密的体验导致拉杰再次退缩。他觉得团体成员提供的支持并不总是有用的，他对与其他团体成员相似这件事感到矛盾。他得到的同情让他感到不舒服，他不想变得软弱和需要帮助。带领者的目的是帮助拉杰利用团体反馈来培养一些洞察，了解其他人是如何看待他的回避的，以及这样的回避可能会对他在团体之外产生怎样的影响。

  带领者：拉杰，我想知道你今天在团体中的感受是怎样的？

    拉杰：我不知道。这和我预期的有很大的不同。大家似乎更喜欢我谈过去的这一面，但我不确定我是否能明白这最终有什么意义。如果我是你，我会想听到我如何帮助你解决问题，而不是去听我小时候的悲伤。

    南希：说实话，这是我第一次觉得我懂得了你。我认为这是你唯一一次分享关于你自己的事情。你总是给出建议，就像一个教授一样，而且你这样做就好像你已经把所有的事情都弄明白了一样。你都有答案。

  带领者：南希，这让你有什么感觉？

    南希：这让我感觉更糟。我觉得你认为自己比我好得多，这让我很生气。我也更愿意听你的内心挣扎，听你的经历让我觉得我们终究没有太大的不同。

  史蒂夫：没错。我真的很感谢你所做的分享，即使你不认为这是有帮助的。我想我理解了你为什么这么专注于你的工作。我曾经认为你只是不在乎情感，但我发现你专注于解决问题，是因为你从小就学会了感受是没有帮助的。我也在这个问题上很挣扎，所以我特别理解。

    拉杰：所以你想让我更多地谈论我的童年？

    南希：不，我想说的是，我希望你多谈谈自己，少提建议。在这里做你自己就好。

  带领者：南希，你能和拉杰分享更多在这次会谈开始时而不是现在的你关于他的感受吗？

南希： 当然。我想当他说我不应该如此依赖我的男朋友时，我很恼火。[带领者提议让南希直接与拉杰对话] 你认为我应该更像你，要独立，就像你从 5 岁就开始的那样 [和拉杰说话]。我觉得你在批评我。但是现在我已经对你有了更多的了解，我发现你不想依赖别人是有原因的。你不想失望。我对此感同身受，我也不想失望。

带领者： 拉杰，你听到南希说什么了？

拉杰： 我不知道我给人的印象是完美的。我不认为我是完美的。[拉杰很难接受积极的反馈。]

玛丽： 我想你没有意识到，当你只给出建议的时候，你给人的印象就是拥有所有的答案。你感觉自己是完美的或者比我们更好。

拉杰： 其他人也是这样想的吗？ [几个团体成员点头表示同意。]

这段干预过程描述的是拉杰第一次承认感受，在团体中描述个人情况，并且能够听到团体成员的反馈。这对拉杰来说是重要的一步，随着时间的推移，他继续勇敢地努力接受团体的反馈。

在与一个偏冷漠型的团体成员工作时，我们可以看到利用过去经历来增强我们理解此时此地互动的重要性（Bowlby，1988）。在这次会谈之前，带领者和成员不断向拉杰提供反馈，但反馈并没有穿透他的防御。他不能轻松地体验到自己的感受，他身体里的每一根骨头都在拒绝脆弱。团体的面质似乎从未影响到拉杰，而这只会让团体成员感到沮丧。为了培养一种新的人际互动和情绪调节模式，带领者以更多的好奇心与拉杰接触，在团体中培养了一种新的体验。

这位带领者邀请拉杰探索自己抑制情绪的根源，更仔细地观察自己的反应，并最终了解了自己潜在的感受。一旦他的童年细节更加明显地呈现在带领者和其他成员面前，团体就变得更能接受他，并且能够理解他在团体中的行为。最终，成员们的反应开始成为这个过程中一个更加突出的因素，因为他们表达了对拉杰的共情，也反馈了与他的优越相比，他的脆弱对他们更具吸引力。不足为奇的是，拉杰不相信他从团体成员那里得到的积极反馈。这与布伦南和莫里斯（Brennan & Morris，1997）的工作是一致的，他们描述了偏冷漠型个体如何倾向于拒绝他人的反馈，特别是那些可以激活他们依赖需求的积极反馈。未来的团体会谈侧重于帮助拉杰继续洞察他对团体中情感亲密的矛盾心理，以及他给别人留下的印象。虽然这种互动并没有立即改变拉杰的依恋行为，但它开启了一个过程，在这个过程中，拉杰可以开始对自己进行更连贯的叙述，学会慢慢容忍情绪，并洞察他是如何将别人推开的，以及背后的原因是什么。

结论

对于那些有长期人际回避和情感疏离经历的成员来说，团体治疗具有难以置信的促进成长的独特力量。团体治疗为这类患者提供了人际反馈，质疑他们对他人的贬低和对自己的理想化。如果带领者帮助他们探索情感冷漠背后的潜在动机，那么团体成员就有能力对抗这些冷漠型的人际策略。对于一些高回避和低焦虑的团体成员来说，关于他们防御的人际反馈可以促进洞察，但是对于在这个回避维度中的一些团体成员来说，接受具有挑战性的人际反馈只会激起更多的防御。团体带领者的任务是知道何时允许团体挑战偏冷漠型的团体成员，以及何时尝试不同的策略。如果人际反馈不能穿越防御，这些成员就有成为替罪羊的风险。带领者必须促进共情和心智化，以培养团体内部的洞察。要做到这一点，带领者必须通过慢慢地为这类成员腾出空间来揭示他们自给自足行为下面的潜在动机，从而建立一种不同的人际关系体验。提供这个窗口来了解偏冷漠型团体成员的感受，可以促进团体中的共情，并将这个成员与其他成员联系起来，促进凝聚力。

当我们回顾拉杰的案例时，我们看到，当他被以不同的视角看待时，他是如何慢慢地能够洞察到自己的行为对团体中其他人的影响。拉杰逐渐能够在团体中暴露出自己的不同部分，其他成员也能够看到他需要保护自己不受他小时候的脆弱感情的影响。只有在其他人真正看到他之后，他们才能提供有用的反馈，这些反馈才可以被拉杰消化，并对拉杰有成长的意义。

第八章

对恐惧型成员的团体治疗

偏恐惧型的团体成员，即依恋焦虑和依恋回避都很高的人，他们会同时使用抑制激活和过度激活策略，这类成员也同样可以从团体治疗中受益，但是需要仔细筛选合适的团体。本章分为三个部分。首先，我们讨论偏恐惧型依恋风格与文献中描述的紊乱型依恋风格有怎样的相关性，高焦虑高回避依恋风格如何影响团体治疗工作。其次，我们描述了带领者的依恋风格如何影响团体对偏恐惧型团体成员的治疗工作。最后，我们概述了这些成员的团体治疗目标，并就如何促进这些目标的实现提出了建议。我们用一个案例来说明偏偏恐惧型团体成员的依恋相关问题以及团体带领者可以采用的干预策略。

恐惧型依恋与紊乱型依恋风格

米库林瑟和谢弗（Mikulincer & Shaver，2007b）认为，恐惧型依恋风格类似于紊乱型婴儿依恋风格，因为恐惧的个体在高焦虑和高回避之间摆荡，并且无法固定采用一种策略来促进安全感。他们注意到成年人反复摇摆的依恋行为和紊乱型的孩子对陌生情境的反应之间的相似之处。在他们的研究中，他们发现安全和恐惧被同时激活，导致儿童出现不寻常的行为，如僵住，跌倒在地，或茫然地盯着回到房间的照料者（Main & Hesse，1992）。梅因和海塞（Main & Hesse，1990，1992）描述了当儿童与既代表安全又代表恐惧的照料者团聚时，他们会产生困惑和混乱的复杂反应。孩子一直"夹在相互矛盾的冲动之间，既试图接近又想要躲避"令人恐惧的父母（Wallin，2007，p.22）。在许多方面，这些迷惑的行为可能是适应性的，因为孩子陷入了一种痛苦的体验，在这种体验中，提供安慰的人也是引起强烈痛苦和恐惧的人。从理论上讲，紊乱型依恋与创伤和虐待的历史有关，面对同一个照料者，一方面偶尔提供安全感，另一方面又常常威胁自己的生存，这就导致个体感到迷惑和冲突。实证研究已经将紊乱型依恋与虐待历史、对压抑的恐惧和回避、严重的哀悼反应、创伤症状和酗酒联系起来（Mikulincer & Shaver，2007b）。

偏恐惧型依恋与安静型边缘人格

鉴于儿童早期创伤和后期生活中紊乱型依恋之间的紧密联系（Sroufe，Egeland，Carlson，& Collins，2005），研究人员也将偏恐惧型依恋和 BPD 联系起来（Dozier，Stovall，& Albus，1999；Fonagy，Gergely，Legist，& Target，2002；Schore，2002）。BPD 的特点是情感不稳定，人际关系困难，充满暴怒的感受和自我毁灭的想法和行为，创伤后应激障碍的发生率增加，以及内心的空虚感（Clarkin，Levy，Lenzenweger，& Kernberg，2004；Gunderson & Sabo，1993）。传统观点一直认为，BPD 与偏专注型的依恋风格相关（Fonagy et al.，2002）。斯洛夫等人（2005）比较了分别在 12 个月和 18 个月时评估的婴儿依恋风格，发现婴儿期紊乱型依恋与成年期的 BPD 更相关。依恋焦虑维度在偏专注型和偏恐惧型的个体中得分都高，而 BPD 可能表现出不同的症状。关于 BPD 的文献区分了 BPD 的两种关系风格，安静型 BPD 和愤怒型 BPD。安静型 BPD 不会出现我们在传统的 BPD 诊断中最常见的见诸行动、过度活跃的行为。相反，安静型 BPD 内向、退缩，并通过冷战的方式在内心体验愤怒（Sherwood Cohen，1994）。

　　根据舍伍德和科恩（Sherwood & Cohen，1994）的说法，安静型 BPD 患者擅长觉察别人可能想让他们扮演的角色，他们甚至很擅长成为别人想让他们成为的人。他们有一个不稳定的内在身份认同，他们体验到的真实自体是缺陷的。在治疗中，这些"仿佛"的患者（"as-if" patients）努力捕捉治疗师对他们的期望。在团体治疗中，这些患者倾向于隐藏在团体中，而不是采用过度激活策略。"见诸行动"的 BPD 个体在焦虑维度上倾向于高焦虑（表现出更多过度激活策略），而有更多"内心戏"的 BPD 患者则是偏恐惧型的成年人（那些对抛弃敏感，但也在关系中脱身或退缩的人）。同样，米库利茨和谢弗（Mikulincer & Shaver，2007b）描述了恐惧型依恋和"隐性自恋"（covertnarcissism）之间的联系。不同于表现夸大和优越感的显性自恋者或阳具自恋者，隐性自恋者，也被称为耗竭型自恋者，对拒绝十分敏感，对自我有理想化的期待，并且有一种理所应当的权利感。

偏恐惧型成员与团体

　　偏恐惧型的团体成员（依恋焦虑和依恋回避较高）既可以促进也可以抑制团体历程。因为这些成员的情绪很容易在团体中被激活，并且同时做出回避和寻求照顾的行为，所以他们也容易慢慢地激活团体中的其他成员的情绪。他们的"抑制情绪激活"和对情绪的否定往往会导致他们的行为方式在他人身上产生强烈的情绪，类似于偏冷漠型的团体成员（见本书第七章）。然而，与偏冷漠型成员不同，恐惧型成员能够从团体中寻求安慰，并表现出对亲密的渴望。有时，这种依赖－退缩的交替循环会让其他团体成员感到沮丧和困惑，难以确定该如何与这类成员保持关系。由于这一挑战，团体带领者需要更加敏锐的洞察，并仔细关注团体成员微妙的非语言行为。

在人际过程团体中，随着凝聚力的增加，与依恋相关的议题变得更加突出，偏恐惧型的成员会逐渐表现出更多的情绪混乱，感受到使他们变得脆弱的团体压力，内心会升起保护自己免受再次创伤的强烈愿望，以至对治疗产生了矛盾心理。正当他们似乎更多地与团体联结在一起时，他们可能会因为被引发的强烈情绪而开始退缩并考虑离开治疗。

依恋焦虑和依恋回避得分都高的成员通常都有创伤史（Fonagy et al.，2002；Mikulincer & Shaver，2007b），使他们理解自己情绪的能力受到损害，团体治疗过程中随着情绪越来越强烈，促使他们寻找一些自我抚慰的方法，例如，缺席会谈，使用毒品或药物，暴饮暴食，或酗酒。休斯（Hughes，2007）描述了他在依恋取向的家庭治疗中使用解离（dissociation）来避免再创伤的风险。他讨论了治疗窗口（therapeutic window）的重要性，这是布里埃和斯科特（Briere & Scott，2006）所使用的术语。"治疗窗口"是指当创伤的意识不是太强烈或压倒性的时候，也没有被压抑或否认时，是对创伤经历的探索的好时机。

与其他团体成员的互动

偏恐惧型的团体成员，常常会寻找一位能够满足他们情绪调节需求的团体成员结盟。他们容易被擅长调节情绪的安全型成员所吸引。有趣的是，偏恐惧型成员也会被偏冷漠型成员所吸引，因为后者不会向前者要求情感上的亲近，允许他们保持心理上的安全距离，这样就不会给他们造成过多的压力。不幸的是，这些偏冷漠型成员又可能在偏恐惧型成员心中激活被虐待或被忽视的创伤记忆。恐惧型成员的早期照料者，通常是冷漠、拒绝和情感隔离的（Sroufe et al.，2005）。虽然不安全的团体成员可以激活偏恐惧型团体成员更早的创伤记忆，但如果偏恐惧型的成员能够容忍团体历程，并挑战偏冷漠型团体成员，这个过程是可以带来治疗效果的。

此外，偏恐惧型的成员可以从团体中其他不安全型依恋的成员中受益，这些成员可能了解他们的内部体验。例如，偏冷漠型成员也有在关系中退缩的倾向，并且他们有可能会针对偏恐惧型成员的退缩和冷漠而面质他们。偏专注型的成员尽管并不总是擅长提供支持，但擅长发现其他人的情绪反应（Simpson，Ickes，& Grich，1999）。他们的情感同调可能有助于发现偏恐惧型成员在团体中的微妙反应。

依恋更安全的团体成员也有可能促进团体历程（Ben-Ari & Lavee，2005）。具体地说，更安全的成员可以帮助偏恐惧型的成员在积极的人际互动后表达积极的情绪，如感恩和喜悦，在犯了错误后表达内疚，并在其他人犯错误时表达愤怒和原谅（Mikulincer & Shaver，2007b）。更安全的成员也可以接近其他需要帮助的人，帮助他们度过情绪危机，因为他们不会因被需要而过度激活回避的防御机制，也不会被情绪压倒。此外，更安全的团体成员可以在与他人进行支持性互动方面做出榜样（Mikulincer & Florian，1997）。从本质上讲，更安全的团体成员可以帮助偏恐惧型的团体成员实现团体中的整体安全。

团体带领者的依恋风格与偏恐惧型的团体成员

具有更不安全型依恋的团体带领者更有可能被卷入偏恐惧型的团体成员忽冷忽热的动力中去。焦虑程度较高的带领者通常关心自己在团体中被喜欢和接受的程度，并且更容易在情感上被激活（Rom & Mikulincer，2003）。此外，这类带领者更倾向于察觉情感上微妙的非言语表达，并被团体中偏恐惧型的成员的创伤或退缩所压倒。因为偏专注型的带领者在情绪触发时并不总是能够反思自己的体验，他们可能更倾向于抓住这些成员，试图拯救他们，或者在无法帮助他们时感到绝望。他们也可能害怕偏恐惧型的团体成员的退缩和愤怒，这会抑制这些成员的成长（Mikulincer & Shaver，2007b）。尽管这些都是可能的，但群体心理学方面的研究人员发现，焦虑的军队领袖往往会对团体凝聚力产生积极影响，因为他们强调自我暴露、情感表达和相互依赖（Davidovitz，Mikulincer，Shaver，Ijzak，& Popper，2007），这可能类似于更焦虑的个体治疗师，他最初促进了结盟，可随着时间的推移并不一定会促进改变（Sauer，Lopez，& Gormley，2003）。

相反，偏冷漠型带领者，回避情绪且不善共情，可能会抑制偏恐惧型团体成员情绪方面的成长。人们可以假设，一个偏冷漠型的带领者，与正在寻求情绪调节的专注型和恐惧型团体成员一起工作，将处于不利地位。心理治疗研究人员发现，治疗师的回避对治疗深度（Romano，Fitzpatrick，& Janzen，2008）以及对个体治疗中更焦虑的来访者的治疗效果有负面影响（Marmarosh，Bieri，Fauchi-Schutt，Barrone，& Choi，2011）。大卫多维茨等人（Davidovitz et al.，2007）发现，军队团体领袖的回避对部队中更回避的士兵的影响最坏，且他们也发现，随着时间的推移，这种情况对所有士兵的心理健康都有不利影响，即使是最初对此有所防范的安全型士兵也是如此。这在团体治疗中是极其重要的，因为在团体治疗中，一个偏回避的带领者，要么偏恐惧型，要么偏冷漠型，可能会在团体成员中造成更多的痛苦。

比起其他团体，那些有偏恐惧型成员的团体更需要一个安全型的团体带领者。创伤的历史，混杂着退缩行为和不安全感，以及情绪调节的困难，使得更安全的带领者成为治疗的最重要的组成部分之一。更安全的带领者更善于承受压力、促进心智化，以及调节人际距离，以满足不安全团体成员的需求（Mikulincer & Shaver，2007b）。正因为如此，对于团体带领者来说，反思他们自己早期关系经历以及他们自己的依恋风格对团体治疗的影响是十分重要的。

偏恐惧型成员的团体治疗目标

此类团体治疗的主要任务是帮助偏恐惧型的成员从一个回避态度转移到一个更具关系性、更安全的态度。因为偏恐惧型的成员通常有创伤的历史，并且同时采取过度激活和抑制激活两种情绪调节策略，因此他们经常需要在感受情绪和忍受情绪两端来回挣扎，还要学会在关系中体验到它们（Fosha，2000；Holmes，1996；Wallin，2007）。毫不奇怪，经验支持的BPD治疗方法优先考虑情绪调节（Linehan，1993；Linehan 等，2002）和对自我及他人的不适应性内部表征的洞察（Btesan & Fonagy，2003，2006；Clarkin，Yeomans，& Kernberg，2006）。在接下来的内容中，我们使用案例描述来演示恐惧反应如何在团体内互动过程中被自动激活，团体的安全基地如何促进矫正性情感体验，以及洞察关于自我和他人的内部模型的起源如何帮助了偏恐惧型的成员走向更安全的依恋风格。

用共情来促进情绪调节

团体治疗提供了拥有多种关系体验的机会，这些体验可以触发对自我和他人的内部表征，它提供了一个更大的背景来探索和理解这些自动的关系模式以及复杂情绪是如何被调节的（Hopper，2001；Stone & Gustafson，

1982；Wilberg & Karterud，2001）。根据沃林（2007）的说法，在治疗中，紊乱型依恋患者，或者我们所说的恐惧型依恋，需要调节痛苦的情绪，并且能够整合他们融合与退缩的矛盾冲动。他认为，要做到这一点，治疗师（在这种情况下，团体）必须充当患者的安全基地，这样患者才能学会"容忍、调节和交流以前无法忍受的感受"（p. 103）。团体治疗能充当安全基地是因为团体能促进成员心智化和情绪调节的能力。

促进心智化

当一个人经历持续的虐待时，失去的最宝贵的东西之一，就是在感到足够安全的情况下对他人内心世界好奇的能力（Fonagy et al.，2002）。反思他人内部体验的能力对于维持健康的亲密关系至关重要；然而，那些在生命早期受到虐待或心理创伤的人已经学会避免思考他人的想法，从而避免理解针对自己的仇恨和攻击（Fonagy & Target，2008；Fonagy，Target，Gergely，Legist，& Btesan，2003）。福纳吉等人（2002）证明，"通常那些感到自己被视为没人照顾的物品的儿童也不太可能发展心智化的能力"（p. 353）。偏恐惧型的个体在解释别人的意图和动机时学会依赖自己的观点。他们没有那种思考人际体验的自由。他们存在于一个"想法太可怕以至于无法思考，感情太强烈以至于无法体验"的世界中（Fonagy et al.，2002，p.373）。他们被吓坏了，本能地做出了一种战斗－逃跑反应。根据贝特曼和福纳吉（Bateman & Fonagy，2003）：

如果孩子们看到照料者心中的仇恨和贬低，他们就不得不觉得自己是不可爱的、令人生厌的；如果他们通过让照料者知道他们的体验来暴露自己的内心，他们将会受到羞辱，他们感到骄傲的事情会变得充满羞耻；如果他们表现出脆弱，就会被利用或嘲笑。（p. 191）

这些体验是不安全型依恋的起源。

虽然可以通过停止心智化来应对创伤，但在应对创伤性的过去经验时，重启心智化也可能是恢复心理弹性的关键。孩提时代被剥夺关爱但能够准确反思其创伤历史的母亲往往会养出安全型的孩子，而遭受创伤但缺乏反思能力的母亲则会养育出不安全型依恋的孩子。母亲反思童年剥夺和创伤根源的能力减少了母亲的自责，培养了她应对丧失的能力。不幸的是，没有这种反思能力的母亲无法理解自己童年的创伤，更有可能将创伤传给自己的孩子（Fonagy et al., 2002）。

难怪帮助偏恐惧型的人更开放和更好奇，学会思考他人的想法，并培养足够的安全感去信任他人，常常是他们治疗的重点（Bateman & Fonagy, 2003, 2006）。下面的案例描述了团体历程如何激起一位恐惧型团体成员的创伤，以及团体如何促进成员碰触他的愤怒感受，并梳理什么是对别人的现实看法，什么问题是基于他过去的经验。

案例：偏恐惧型的团体成员

约翰从来没有约会过，过着孤独的生活。虽然他非常聪明，在研究生院成绩很好，但他非常胆怯，缺乏安全感。他的研究生导师介绍他去做个体治疗，他注意到他会在课堂上走神，似乎与同学们脱节。在接受了一年的个体治疗后，他的治疗师建议他参加团体治疗，以解决他的社交焦虑问题，并探索他在团体环境中持续的回避模式。除了偶尔发表一些评论外，约翰在两个月的时间里都是一个沉默的团体成员。

当约翰加入团体时，他很沉默，对团体历程几乎没有什么贡献。从表面上看，他非常和蔼可亲，但带领者经常想知道他的真实想法或感受。虽然他被诊断患有社交焦虑症，但他的退缩似乎比焦虑更深，他从小就缺少亲密关系，这表明了一个更复杂的问题。约翰与个体治疗师签署的信息披露协议是十分宝贵的。当团体带领者与个体治疗师商讨个案时，个体治疗师透露约翰在团体中感到沮丧，并在个体治疗会谈中抱怨带领者的侵入性。她透露，约翰对这位男带领者非常生气，但他无法完全解释原因，也没有足够的安全感与大家分享这件事。团体带领者对反馈意见表示感谢，并同意个体治疗师围绕约翰对带领者的反应和对团体历程的感受进行治疗工作。信息披露可以有效防止好的个体治疗师和创伤性的团体之间发生分裂。

几周后，在约翰的允许下，个体治疗师向团体带领者透露，约翰最近回忆起了 5 岁时的性创伤史，并且正在努力应对由男性带领者在团体中引发的虐待记忆带来的困扰。个体治疗师并没有意识到约翰有早期的被虐待经历，直到在他们探索约翰对带领者的反应时才知道这一点。约翰从未向任何人提起过虐待事件，在初始访谈的时候否认有创伤，并表示他认为这件事与治疗不具有相关性。在治疗师了解到虐待之后，她猜测虐待是约翰更深地避免人际关系，特别是避免性亲密关系的根源。带领者们认为这个信息是宝贵的，他们同意在这个时候不把它带入团体。团体带领者讨论了如何处理团体中此时此地的互动，以及如何在不暴露约翰的情况下处理创伤，因为约翰刚刚开始在他的个体治疗中谈论这一点。

感受言语化：将情绪体验用言语表达出来

与偏恐惧型的团体成员一起工作最具挑战性的方面之一，是很难帮助他们找到词语来表达他们在团体中的情绪反应。这些团体成员经常备受情感表达困难的煎熬，一些人为了应对难以忍受的情感和记忆而解离（Briere & Scott，2006；Wallin，2007）。创伤记忆可以在几秒钟内被触发，这使得这些人在团体治疗中特别容易受到伤害。下面的例子展示了团体历程如何激活约翰的自动化恐惧反应，以及带领者如何多次尝试跟进他的情绪反应，以帮助约翰将他的感受表达出来。

男带领者：我想知道当人们迟到或错过会谈时，团体为什么会如此大度和有礼貌。

珍妮丝：我不想让人们感觉不好。如果他们来不及，或者确实无法来，错过会谈是可以理解的 [避免冲突]。

肖恩：我同意。我真的很讨厌当你真的不能准时到这里的时候，人们感到不安。交通真的很糟糕。为这种事心烦意乱是浪费时间 [更多的回避]。

女带领者：其他人呢？还有其他人有相似或不同的观点吗？ [将过程开放给其他可能有不同感受的人]

亚历克斯：嗯，我想当人们来晚了，我们需要重新开始或者回顾我们已经谈过的事情时，这会让治疗变得更难开展。我知道为什么在这里很重要，我不确定你还想让我们做什么 [看着男带领者，并首先承认成员在团体中的重要性以及人们迟到时所带来的挑战]。

米歇尔：我只是觉得我们不应该关注迟到。团体中还有更重要的问题需要解决。我想听到更多关于苏珊上周发生的事情。[回到避免冲突的话题]

男带领者：那亚历克斯说的呢？我认为这个团体并没有解决他所说的当人们不在这里时的困难。让我换一种说法，如果我们不关心人们是否出现，这意味着什么？ [团体变得沉默，男性带领者比过去更往前推了一步，以促进团体中的冲突。]

约翰：这没有任何意义。团体很好 [用他紧张而激动地说]。

苏珊：听上去感觉不太好 [用幽默来缓解紧张]。

肖恩：我想谈谈不同的事情。我换个话题可以吗？ [更多地回避此时此地出现的冲突。]

女带领者：肖恩，你介意我们再继续一会儿吗，一会儿再说你想提的事？[肖恩点头同意。]约翰，你说我们很好，而且感觉你对现在团体里正在发生的事情有些感受。对不对？[慢慢走向约翰的感受]

约翰：不，一点也不。我只是随便说说。[约翰微笑着迅速退缩到一个安全的地方，他的懊恼似乎消失了。]

女带领者：约翰，我感觉难以抉择。一方面，我想接受你"随便说说"的说法，但另一方面，我注意到你确实有一些似乎很快就消失了的感受。我可以很容易地接受你已不再有那些感受，但是那些感受似乎太重要了，不能忽视。我想知道你是否在为要不要与我们分享它们而苦苦挣扎，担心这么做会发生什么。我想知道整个团体是否也在回避这些感受。

约翰：我想我不确定在这个上面浪费团体的时间是否值得[看起来不舒服]。

肖恩：你不是在浪费我们的时间。你从没有占用过团体的时间[支持约翰，但保持对自己感受的回避]。

珍妮丝：我同意。你真安静。我认为在这里花点时间是可以的。

男带领者：我知道这感觉很冒险，但如果你不"审查"自己的感受，只是直截了当地说出来，而不用担心任何人的想法，那会是什么样子呢？[试图促进约翰在团体中表达他的反应]

约翰：就是这样[愤怒地指着带领者]。你现在正在做的。你一直试图"制造"问题……让我们去感受我们没有感受到的东西。我认为你就是想故意在团体中挑起事端。你为此感到兴奋。[约翰非常愤怒，最终更加诚实地承认他认为这位男性带领者是具有攻击性的和施虐的。]

女带领者：[对约翰] 这让你生气。你觉得他是故意试图挑起团体中不存在的东西，他喜欢操纵每个人？对不对？[共情约翰的愤怒，澄清他被激活的内在表征]

　　约翰：他平静地坐在后面，希望我们开始互相打架。他不听，也从不避开。听着，当我们说人们迟到没事的时候，就是没事的。别把它变成不是的东西。[约翰变得更诚实了，更多地暴露了他的愤怒。他还为自己和其他团体成员挺身而出。]

尽管男性带领者呈现出过于具有攻击性的带领者的特征，以帮助约翰探索他在团体中的体验，并识别他对早期虐待性的或疏忽的照料者的内在表征（Lichtenberg，Lachmann，& Fossage，2011），但带领者也表达了他的真实自体（trueself），这是开放的，参与的，真诚的。带领者没有防御或迅速道歉，因为这将阻止约翰自由表达他的愤怒。在会谈接近尾声时，这位男性带领者承认，约翰在团体中与他对峙需要勇气，他是第一个这样做的成员，同时也为团体中的其他人挺身而出。

识别移情与转移性曲解

团体治疗的一个好处是团体对团体历程有多重视角。偏恐惧型的成员经常根据他们以前的创伤依恋经历将强烈的恶意投射到他人身上（Wallin，2007）。与患者只能将自己对现实的看法与治疗师的观点进行比较的个体治疗不同，团体治疗允许成员听到多个视角的观点，并比较这些观点。为倾听和探索不同观点留出空间，可以帮助偏恐惧型成员区分他们的感知的哪些是基于现实，哪些又是基于过去的经验。

女带领者：那么其他人对约翰的话有什么看法？

　　　　　　[协同带领者知道这时候让其他团体成员分享他们对男性

　　　　　　协同带领者的感受是很重要的。]

苏珊：我可以理解关于迈克向我们施压的那部分。我确实认为他在推动我们更多地面对彼此，而我们似乎都想回避这种情况。这也让我很沮丧，因为我真的不喜欢冲突。我只是不想对这里的任何人生气。[苏珊表达了对她自己回避愤怒的洞察，但也表达了她对迈克主观意图的不同感受。这样就通过探索不同的观点，并将对感受的回避与主观意图联系起来，促进了心智化。]

亚历克斯：如果让我老实说，其实我今天也感到很恼火。我觉得迈克想让我们在迟到问题上更开诚布公。我真的不喜欢人们迟到，但我不想说出来，因为我不想让莎拉感觉不好[经常迟到的成员]。我也真的很感谢迈克和他的诚实。有时候我们就是太好了，我们从来不说出我们真正的想法。我从来不认为迈克过于咄咄逼人或故意刻薄。对不起，约翰，我知道你是这样看待他的，但我就是看不出来。

苏珊：哦，我也是。我认为迈克是想帮助我们，尽管我也不喜欢这样。我很惊讶地听到约翰觉得这是迈克故意找麻烦的。我不认为你喜欢这样[对迈克说，并表示她对他的关心]。

　　约翰认为带领者故意伤害人的观点让其他团体成员感到好奇，几乎所有人都表达了自己对带领者的感受，认为他是一个有爱心和富有同情心的人。一些比较安全的团体成员，如亚历克斯，认为带领者对错过会谈这一团体历程的面质，是出于他对团体的关心，而不是因为他是一个施虐的或残忍的人。

　　女带领者能够帮助团体成员探索他们对带领者的不同印象，并帮助他们思考印象有所不同的可能原因。团体一致认为带领者的干预虽然让成员感到挫败，但他并未在团体中虐待成员，这帮助约翰变得不那么具有戒备心，可以更多地专注于对自己反应的好奇。他能够与团体一起思考他对带领者的自动感知，以及这是如何在会谈中被触发的。

鼓励人际反馈

不同的团体成员，有着不同的依恋历史，在会谈中表现出不同的反应方式。像亚历克斯这样比较安全的成员透露了自己害怕直接向别人表达愤怒，担心会冒犯对方。偏专注型的成员，如苏珊，透露了她担心如果自己直接表达愤怒或直接与成员对抗，就会被团体拒绝。这类成员会在担心带领者可能的报复时，主动照顾带领者。被拒绝是他们的主要担心。另一方面，偏冷漠型成员，如米歇尔，承认自己不认为每个成员准时参加会谈是必须的，否认对此有任何感觉。她说她一点也不生气，也不确定为什么这些情绪与参加团体有关。

在团体成员分享了他们的反应后，带领者们邀请他们更具体地谈论当他们听到某个成员在团体中表达了愤怒，特别是对带领者的愤怒时的感受。不像成员们在其他方面会有不同的担忧和恐惧，此刻，所有团体成员一致称赞约翰发起了对话，并向带领者表明了自己的立场。尽管成员们对这位男性带领者是否具有虐待倾向各持己见，但他们对他在团体中提出这个困难的话题表示赞赏。与过去被伤害然后变得沉默的经历不同，约翰这次勇于冒险，通过直接表达他的愤怒来对抗权威。

促进对核心情感和创伤影响的觉察

在团体和个体治疗师的帮助下，约翰能够慢慢地整理出他在团体中感觉受到侵犯的复杂体验。他能够识别出自己的认知偏差——自动化地认为带领者对他怀有敌意动机，约翰开始梳理在会谈中触发这种感知的原因。看起来是这位男性带领者对这个团体的持续追问激活了约翰内心的某些东西。

约翰说他觉得被困住了，窒息了。当团体成员向他追问被困住的更多信息时，他说他觉得"团体成员应该可以在需要的时候选择进入或退出团体，而不感到压力或被攻击，这很重要"。这位男性带领者共情了约翰的需要，即他需要觉得自己是有掌控感的，他渴望保护自己，但他也询问了更多关于他对团体成员受到攻击的看法。带领者的目标是帮助约翰从他在团体中的自动反应中获得意义。虽然这位带领者理解约翰有缓解压力的需要，并钦佩他对抗带领者的勇气，但他也提出了这样一种可能性，即约翰似乎认为所有的冲突或压力都是攻击和施虐。带领者提出了这样一种可能性，即有时冲突可能是有用的，甚至可能导致对团体的更多信任，例如约翰表达了他的挫折感，并在会谈中为自己挺身而出。

几个月后，个体治疗师告诉带领者们，团体中的这一事件对约翰来说意义重大，有助于他们更公开地谈论约翰在关系和愤怒中的自动反应。团体体验激活了他对自己作为受害者和他人作为施虐者的内隐感知，并帮助约翰意识到他小时候遭受的性虐待如何继续对他成年后生活产生影响；里奥迪（Liotti，2004）发现，有过去创伤的人内化了三种自我体验：作为受害者的自我，作为施虐者的自我和作为拯救者的自我。他认为，这三个角色是因为与照料者之间的情感创伤而被构建出来的。当约翰与团体互动时，团体正在帮助约翰识别自己的这些不同部分。有时他觉得自己是像个孩子一样的受害者，其他时候他觉得自己是虐待他人的。他还注意到，当冲突或亲密让他感到不自在时，他感到一种冲进去保护其他成员的愿望。团体历程对约翰和他的个体治疗师非常有帮助，他们能够一起工作，找出在团体中被激活的内在表征。

个体治疗师指出，尽管带领者在会谈中不断共情和支持约翰，但男性带领者仍然被认为是具有威胁性的。在个体治疗过程中，约翰透露出对男性带领者给予他的支持行为感到更加不信任，这一点导向了对他的性虐待经历和任人操纵的可怕体验的更深入的探索。治疗师指出，虽然约翰不信任这位男性带领者，但他被会谈期间团体成员对他的赞扬所感动。同样，是团体成员对他的愤怒的支持，他们对团体历程的感知，人际反馈和赞扬促进了约翰的冒险和随后的矫正性情感体验。随着时间的推移，由于在团体中反复体验到威胁反应，约翰能够向更安全的团体依恋慢慢发展。

对偏恐惧型团体成员的团体－个体联合治疗

希尔弗斯（Silvers，1998）描述了个人和团体联合治疗如何促进个人在创伤史导致的人际困难方面的改变。他认为，创伤导致个体在威胁性的人际体验中退缩，而团体提供了一个丰富的环境来解决这些问题。与个体治疗不同的是，团体有可能激活一群人的多种反应。受创伤的个人有机会在处理强烈的情绪反应和痛苦的虐待记忆时获得洞察，增加灵活性。虽然团体治疗是中心，但个体治疗也是关键的，因为它可以提供一个地方，在那里可以探索和理解压倒性的情感和过去的创伤。个体治疗的安全性有助于团体成员在安全和从容的环境中觉察和识别在团体中被激活的内在感受，并且能够在准备好的时候将其带回团体中进行处理。

在我们的例子中，约翰关于性创伤的记忆是被团体治疗中的男性带领者触发的，而这种创伤在当时已经进行了一年的个体治疗中并没有被发现。这是一个显著的例子，说明团体如何激活自我的某些方面，而这些方面在个体治疗中并不总是可以被触碰到。虽然个体治疗没有触发创伤记忆，但它对于帮助约翰探索他的创伤反应并继续参与团体历程是至关重要的。个体治疗作为安全基地帮助约翰发展了对团体的安全依恋，以及对团体中不同成员的更安全的依恋。实证证据表明这种类型的团体－个体联合治疗，对存在长期人际困难的患者，例如约翰，是有效的（Bethan & Fonagy，2001；DeZulueta & Mark，2000；Hopper，2001；Linehan，Tutek，Heard，& Armstrong，1994）。具有恐惧型依恋和创伤历史的个体往往需要更多的支持，并需要从多个安全的依恋关系中受益。

团体中的过早脱落与恐惧型依恋

由于团体治疗对于具有偏恐惧型的成员来说是具有挑战性的，因此了解这些个体放弃治疗的可能的风险因素对治疗是有帮助的（Stiwne，1994；Wilberg et al.，2003）。有研究者（Hummelen，Wilberg，& Karterud，2007）调查了 8 名退出门诊团体治疗的 BPD 的女性患者，询问她们对这一团体有何感受，以及是什么导致她们过早结束治疗。不出所料，脱落的团体成员表示，他们难以应对治疗过程中产生的强烈情绪。具体地说，很多成员都表达了自己难以承受团体引发的愤怒、仇恨、无能为力、羞愧和强烈的焦虑。他们还谈到了对带领者的强烈不满，他们认为带领者无法认识到团体成员在团体中所经历的挑战。

这位患者对治疗师感到强烈的愤怒和蔑视，她认为他们不愿意处理她的痛苦，也不愿意承认自己的缺点。她觉得治疗师就像她的父亲一样，是一个愤世嫉俗、冷酷无情的人。此外，她有强烈的虚假和自卑的感觉；她经常感到极其羞耻和恐惧，体验到被迫"伪装"和遭受拒绝的巨大恐惧。（p.78）

这个例子清楚地显示了患者对他人的负面看法（如冷酷无情）以及对自己的负面看法（如羞耻自卑）。不幸的是，这位偏恐惧型的成员隐藏了自己的感受，并通过退出团体来防御自己在团体中被触发的强烈情绪。

这些团体成员无法在团体中表达自己，难以将团体之外的关系困难与团体历程中遇到的挑战联系起来。他们甚至"认为团体是他们的症状和人际关系困难的原因"（Hummelen et al.，2007，p.82）。这项研究揭示了团体中偏恐惧型的团体成员可能发生的状况，他们经常在团体中倍感挣扎。他们很难处理自己的感情，看不到团体可以如何帮助他们，并且倾向于将他们在团体中所经历的痛苦归咎于团体。如果团体带领者能牢记他们对拒绝和强烈情绪的敏感性，意识到他们可能会将自己的感受的责任外化，理解他们离开团体以保持他们的安全感、控制感和自我凝聚力的内在愿望，那么团体带领者就能更好地帮到他们（Stone & Gustafson，1982）。

结论

对于那些有长期的高焦虑和高回避的依恋历史的成员来说，团体治疗可以促进他们对创伤关系的激活和修复。团体治疗为这些患者提供了人际关系的反馈，让他们有机会质疑自己对他人的不信任和对自己的贬低。此外，如果带领者帮助团体成员探索潜在的情绪调节异常，看到过度激活与抑制激活的恶性循环，那么团体就有能力对抗这些混乱的人际策略。

对于团体带领者来说，重要的是要意识到，如果他们不能找到一种方法来帮助成员调节被团体会谈激发出来的强烈情绪，这些成员就有退出治疗的风险。带领者必须促进共情、心智化、洞察和安全感，这样成员才能开始展示更多的真实想法，以及投射到他人身上的恨意。由两个带领者协同，通常可以促进这一过程，因为如果一个带领者激活了成员的战斗 - 逃跑反应，另一个带领者可以帮助该成员处理这个反应。这个过程也可以通过与个体治疗师一起工作来完成。虽然像约翰这样偏恐惧型的成员来到团体时可能很拘谨，但他们可以使这个团体受益。约翰促进了冲突的表达，并帮助成员在会谈中表达他们对冲突的回避。团体治疗为这些团体成员提供情感支持、对团体历程的不同视角、人际反馈，提升成员理解自动化反应的能力。

第九章

依恋与特殊群体：进食障碍、物质滥用和创伤

本章检视了针对进食障碍、物质滥用和创伤等特殊人群的团体治疗中依恋的作用。我们围绕这三个人群，分别探索了依恋的相关理论和实证研究，重点呈现了一些依恋与团体治疗研究中的重要发现，为帮助有着进食障碍、物质滥用或创伤经历的成员的团体治疗师提供基于依恋的干预方法。

依恋与进食障碍

理论与实证联系

不安全型依恋的个体可能特别容易出现进食障碍症状，因为我们发现被诊断罹患进食障碍的妇女，其不安全型依恋水平更高（Barone & Guiducci，2009；Fonagy et al.，1996；Illing，Tasca，Balfour，& 2010；Tasca，Foot，et al.，2011）。其中一个原因可能是不安全型依恋的个体在情绪调控方面存在困难（Wallin，2007）。因此，他们可能会发展出进食障碍的症状，以此让

自己体验到某种情感得以调控的感觉（Tasca，Foot，et al.，2011）。塔斯卡（Tasca et al.，2009）在他们的研究中发现，依恋焦虑高的进食障碍患者表现出更多的情绪过度激活（例如，过度反应），且与暴食和催吐有高相关。相比之下，依恋回避高的进食障碍患者表现出更多的情绪抑制激活（例如，压抑情绪），这与食物限制相关较高。两种情况下，特定的进食障碍症状（暴食催吐与食物限制）反映了患者调节情绪的依恋策略，要么通过限制饮食来约束情绪，要么通过暴食催吐应对强烈情绪。除了情绪调节方面存在困难外，进食障碍患者心智发展的连贯性明显低于一般人群（Barone & Guiducci，2009；Fonagy et al.，1996）。相关研究（Tasca，Foot，et al.，2011）表明进食障碍症状中断了患者的叙事连贯性，让患者无法处理重要但痛苦的与依恋相关的记忆。综上所述，这些研究提供了一些初步证据，证明不安全型依恋可能导致一些患者出现进食障碍的症状，而这些症状有助于患者应对与依恋相关的痛苦情绪和记忆。相比之下，另一种假设是进食障碍患者更容易形成不安全型依恋。未来的研究应该进一步关注进食障碍和不安全型依恋之间的预测方向和关系。

基于依恋视角的进食障碍患者的团体治疗

塔斯卡和同事们（Tasca，Balfour，Ritchie，& Bissada，2006，2007a）把依恋分别作为自变量和因变量来考察团体动力人际治疗（group psychodynamic-interpersonal psychotherapy，GPIP）或是团体认知行为治疗（group cognitive behavioral therapy，GCBT）中的女性暴食症（BED）患者的治疗效果。GPIP关注成员适应不良的关系模式是如何在团体中重现，以及治疗师应如何利用团体成员的互动来挑战这些团体内外的关系模式（Tasca，Balfour，et al.，2006；Tasca et al.，2007a）。相比之下，GCBT旨在减少诸如进食限制这样的问题行为，监测进食行为和认知，同时考虑更具适应性的应对策略和合理的预期（Tasca，Balfour，et al.，2006；Tasca et al.，2007a）。这些研究的结果表明，两组治疗在协助成员减少遭受暴食（Tasca，Balfour，et al.，2006；Tesca et al.，2007a）和抑郁（Tasca et al.，2007a）困扰的天数方面是成功的。此外，在两个团体的治疗过程中，成员身上确实表现出依恋安全性方面的积极变化（Tasca，Balfour，et al.，2006；Tasca et al.，2007a）。塔斯卡等（2007a）认为，贯穿 GPIP 和 GCBT 的一些共同因素有助于解释依恋和症状方面的类似改变。例如，两种治疗中都存在积极的人际情境和团体互动（Tasca et al.，2007a），这些都可能促进成员自我报告中依恋方面的改善。因此，不管是哪种特定的治疗团体，成员或许都内化了积极的治疗性互动，这有助于他们修正适应不良的依恋相关的图式（Tasca et al.，2007a）。

有趣的是，在 GPIP 中成员对于认可的需要预示着抑郁的改善，但在 GCBT 中不存在这一情况。（Tasca et al.，2007a）。塔斯卡等（Tasca，Balfour，et al.，2006；Tasca et al.，2007b）假定那些更加焦虑的成员，那些依恋模式位于焦虑维度高分值上的成员，可能会从 GPIP 中受益，因为这一治疗关注成员进食障碍背后的人际问题。这些成员需要体验到靠近他人的感觉，对关系的情感基调比较敏感，GPIP 的人际动力属性可能和他们特别匹配。这与之前的研究（Tasca，Balfour，et al.，2006）一致，该研究发现，接受 GPIP 而非 GCBT 的暴食症女性中，较高的依恋焦虑分数与更多的暴食症状的改善天数有关。相比之下，不管是在哪种治疗情境，塔斯卡等（2007a）没有发现依恋回避得分的改变和症状改善之间的相关。也许对于高依恋回避的成员来说，GPIP 的人际关注焦点不那么显著，这些位于回避维度较高位置上的成员，否认自己对于亲密关系的需要，同时有着一种固有的自我批评（Tasca et al.，2007a）。此外，塔斯卡和同事们（2007a）认为，由于 GCBT 具有较强的说教和教育性，依恋方面的改变可能不是症状改善的必要条件。这与之前的研究（Tasca，Balfour，et al.，2006）结果一致，他们认为接受 GCBT 治疗的暴食症女性中，较低的依恋焦虑分数与更多的暴食症状的改善天数有关。另一方面，在接受 GCBT 的患者中，回避方面的改变和症状改善之间缺乏相关，这可能是因为在 GCBT 中，高依恋回避意味着更高的脱落率（Tasca et al.，2007a）。虽然塔斯卡等（Tasca，Balfour，et al.，2006a；Tasca et al.，2007a）提供了一些证据表明，不安全依恋模式的改变会导致 GPIP 中依恋焦虑水平更高的成员症状的改善，但对于有进食障碍的依恋回避水平更高的成员，结果还不清楚，还需要更多研究去探索依恋在这些成员的团体治疗过程和结果中所起的作用。

对团体带领者的建议如下：

- 有一些共同因素可以解释不同治疗团体中依恋方面发生的积极变化。无论哪种团体治疗模式，要想促进成员的依恋安全性，团体带领者应该促进积极的团体氛围以及团体治疗同盟（Tasca et al.，2007a）。
- 成员的依恋类型需要与团体治疗相匹配以促进成功的结果。研究表明，对那些被诊断患有暴食症并伴有高依恋焦虑（Tasca，Balfour，et al.，2006；Tasca et al.，2007a）或强烈需要获得认可（Tasca，Balfour，et al.，2006）的患者来说，诸如 GPIP 这样的，关注症状背后潜在的人际关系和情感问题的团体可能特别有助于他们取得成功的结果。虽然这些发现对罹患暴食症并伴有高依恋回避的患者不那么清楚，但是更有结构、更强调技能的诸如 GCBT 的团体似乎对于高依恋回避的成员更加有效（Tasca，Balfour，et al.，2006），虽然其他研究对于依恋模式中回避程度更高的进食障碍患者的治疗结果没有发现存在什么不同。
- 团体带领者可以留意，虽然治疗同盟的破损和修复贯穿 GPIP 的整个过程，但团体根本的氛围应该是积极的、协作的，让专注型的成员体验到较少冲突。塔斯卡、里奇和同事们（2006）发现，尽管在整个 GPIP 过程中，治疗同盟的破损和修复时有发生，但是依恋焦虑程度更高的成员需要在治疗过程中体验到参与感逐渐增强的团体氛围，才能获得积极的治疗结果。研究人员认为，这些个体需要体验到更强的团体凝聚力，以满足他们的依恋需求，他们才能充分利用这一治疗（Rom & Mikulincer，2003；Tasca，Ritchie，et al.，2006）。

- 人际或心理动力团体治疗师可能得在团体前的评估中识别出回避程度较高的成员，积极地为他们做好准备，让他们可以应对伴随以关系为中心的治疗可能带来的情感压力。研究发现，进食障碍和依恋模式中回避程度较高的患者不太可能感知到积极的治疗同盟（Tasca et al.，2007b），不太可能感知到融入的团体气氛（Illing，Tasca，Balfour，& Bissada，2011），更有可能脱落（Tasca et al.，2004）。准备工作可以包括告知他们在团体治疗中进行人际探索的益处和压力的相关信息，以及关于团体凝聚力和自我暴露的典型团体规范（Illing et al.，2011；Tasca et al.，2007b）。

依恋与物质滥用

理论与实证联系

理论上，安全型依恋可以帮助个体自我调节各种内在经验（例如，情感、行为、认知，人际关系、生理、自我意识；Padykula & Conklin，2010）。然而，如果一个人是不安全型依恋，自我调节功能就会受损，内在体验就会变得愈发失衡和极端。例如，不安全型依恋的人，如果其依恋模式中焦虑成分更多，则会更多地体会到（生理上和情感上）被过度唤起，或过度情绪化，如果当事人依恋模式中回避成分更多，则会更多地表现出情感隔离和述情障碍（Padykula & Conklin，2010）。因此，对一些人来说，成瘾物质成了应对和控制内在痛苦体验的方法（Padykula & Conklin，2010）。具体来说，依恋模式中焦虑成分更多的个体倾向物质滥用来帮助他们调节他们的情感压力，这些情感压力往往带给他们排山倒海的感觉，让他们无法有效管理。相比之下，更加回避的个体倾向于通过物质滥用让自己免受自身问题的情感冲击。（见 Mikulincer & Shaver，2007b）

换句话说，不安全型依恋的个体更倾向于通过成瘾物质来调节他们的情绪，因为他们不曾有过安全的依恋对象来提供这一重要功能。同样地，不安全型依恋的个体最初可能会转向物质，以替代亲密关系的缺失，其实这也是源于他们不曾有过可靠的依恋对象（Flores，2001，2004；Hofler & Kooyman，1996）。有研究者（Hofler & Kooyman，1996）认为，物质让不安全型依恋的个体将他们的依恋需求从一个或多个不可靠的人身上转移到一个被视为客观的、没有人情味的、秘密的、安全的物体上。这种与某种物质建立的虚假的依恋关系，尽管是暂时的、成瘾的，却填补了一些个体在关系上的空白。

从依恋角度看待针对物质滥用的团体治疗

大多数从依恋的角度看待针对物质滥用的团体治疗的文献都偏于理论论述。理论上，团体治疗是治疗物质滥用的有效手段，因为团体为成员提供了一个安全基地，帮助他们将依恋需求从物质上转移到团体本身（Flores，2001，2004）。当成员沉浸在团体中时，他们成为一个更大、相互联系的体验的一部分，这比他们自己孤立的、关系上空乏的体验更为深厚（Flores，2001）。通过这种方式，这个团体充当了曾由物质充当的依恋功能（情绪调节、一种归属感和联结性）。在一项罕见的"关于物质滥用团体中的依恋"的研究中（Polansky, Lauterbach, Litzke, Coulter, & Sommers，2006）研究了一种特殊团体的疗效因子，这种团体是为不安全型依恋的成瘾母亲组织的依恋取向的育儿团体。作者发现这些母亲的反思功能逐渐增强，并得出结论，这样的发生源于安全、支持性、非判断性的团体环境。

该团体还提高了团体成员与孩子沟通的数量和质量。成员体验到了被理解和被接纳的感觉，这是安全型依恋的基本特质，或许就是这引发了反思功能和言语沟通中的积极结果（Polansky et al.，2006）。

对团体带领者的建议如下：

- 特别是在团体的初始阶段，团体带领者可以给予支持和指导，聚焦于创造一个结构式的和安全的团体环境。在康复早期，成瘾者往往难以容忍比较经典的心理动力团体中治疗师的中立立场，以及满足感的缺乏（Flores，2001）。弗洛里斯（2001）的理论认为，这是因为治疗师的中立性强化了成员移情，促进了他们的退行，这一切太难了，患者在这个脆弱的康复阶段还处理不了。带领者通过积极地促进一个安全的、支持性的、结构化的团体环境，帮助成员依靠团体，把团体作为安全基地。团体结构和支持有助于成员涵容他们的焦虑，减少他们依赖的物质对他们的诱惑（Flores，2001）。
- 关注团体初始阶段情感涵容与后期情感表达之间的平衡。成员能够保持冷静和情绪稳定的时间越长，他们就越容易更近距离地观察自己的内在体验，最终增强他们的反思功能和能力。随着反思功能的增强，成员越来越能够忍受更多以洞察为导向的工作（Flores，2001）。

依恋与创伤

理论与实证联系

在这里，我们考虑的是依恋和创伤后应激障碍（PTSD）以及复杂创伤C-PTSD。C-PTSD是由于长期的人际关系创伤（如情感、生理、性虐待）而造成的深层心理伤害。

依恋与 PTSD

有研究者（Herman，1992）描述了两种主要的创伤后应激反应：记忆侵扰（即与事件有关的意象、情绪和闪回）和回避退缩（即麻木、否认和抑制）。安全感和安心感源自内化的安全依恋对象的积极心理表征，安全型依恋通过为当事人提供这种安全感和安心感，"作为对抗 PTSD 的保护盾"发挥功能（Mikulincer & Shaver，2007b，p. 388）。相比之下，依恋模式中焦虑越多，越会加剧创伤后压力的侵入性反应，因为从根本上讲，依恋模式焦虑特质偏高的个体本来就更容易被过度唤起。另一方面，那些依恋模式中回避程度较高的人，他们已经让自己的情绪失活，就更有可能限制或让自己感觉不到创伤后应激反应，这会导致更加严重的创伤后回避反应（参见 Mikulincer & Shaver，2007b，回顾）。

依恋与 C-PTSD

不安全依恋的形成可能源于对早期生活中复杂创伤的反应（Pearlman & Courtois，2005；Schore，2003；van der Kolk et al.，2005）。与此相一致的是，有研究者在童年期遭受性虐待或身体虐待的成年人中观察到不安全依恋和 PTSD 症状严重程度之间的相关（例如，Muller，Sicoli & Lemieux，2000；Twaite & Rodriguez-Srednicki，2004）。虽然 C-PTSD 与 PTSD 类似，但主要区别在于 C-PTSD 对受害者的自体感和与此相关的心理功能造成了严重的发展性损害（Herman，1992）。

从依恋角度看待创伤的团体治疗

虽然我们还需要更多的研究，但是一些研究已经发现，依恋模式中回避程度更高的成员在创伤团体中的治疗效果更差，而依恋模式中焦虑程度更高的成员的治疗效果更好。（Muller & Saunders，2009；Saunders & Edelson，1999）。例如，有研究者（Muller & Rosenkranz，2009）对 PTSD

住院治疗项目中的依恋进行了研究（其中对关系进行的团体治疗是几个主要的疗效因子之一），他们发现依恋方面的积极变化与治疗期间症状的减少以及治疗后的疗效维持有关。然而，虽然依恋模式中的焦虑和回避水平在治疗过程中都有所降低，但在治疗六个月后依恋焦虑仍然维持着较低的水平，而治疗期间有所降低的依恋回避水平在六个月后有所回升。他们的结论是，对于基于关系的治疗，依恋回避可能比依恋焦虑的阻抗更强。类似地，在对一个长程心理动力创伤团体的案例研究中，有研究者（Saunders & Edelson，1999）发现，与其他团体成员相比，冷漠型的团体成员在团体中要经历明显更长的时间才能体验到积极的结果。也许这是因为虽然对于冷漠型的成员来说，洞察和联结其他成员不是没有可能，但当他们的依恋系统被激活时，他们很快就退缩到旧有的、基于创伤的内部工作模型。作者得出结论，过程团体，因为其基于关系的属性，可能对有创伤史的高依恋回避成员来说具有太多威胁性。相比之下，作者得出结论，因为在创伤团队中依恋焦虑水平更高的成员对情感体验和亲密关系更加开放，他们能够更好地利用这个团体。

对团体带领者的建议如下：

- 采取积极的姿态，强调此时此地的互动。创伤团体的成员在团体历程中有很高的可能性体验到闪回和创伤活现，这可能导致情感崩溃、解离、心智化程度降低（de Zulueta & Mark，2000；Saunders & Edelson，1999）。让依恋焦虑更高的成员专注于团体的此时此地，可以最大限度地减少因为重新体验到创伤信息而感受到过度强烈的情感（de Zulueta & Mark，2000）。对于依恋回避更高的成员，温和但直接地鼓励他们对此时此地的内在体验进行识别和标记，可能有助于将情感抑制或解离降到最低程度。（Fonagy & Bateman，2006；Karterud & Bateman，2011）。

- 对感受进行反思，旨在提升成员心智化程度。创伤受害者在遭受依恋对象带来的 C-PTSD 中幸存下来的一种方式是关闭自己的心理和情感。通过关闭对想法和感受的反思，他们将自己与现实——那个本应关心他们的人，却对自己充满了憎恨，恶狠狠地对待自己，隔离开来（Bateman & Fonagy，2003；Fonagy & Bateman，2006）。因此，不安全型依恋的创伤团体成员任何时候都有可能快速关闭内心，只要他们感觉到自己的创伤体验有可能在团体中重现，无论是基于现实还是想象的重现。团体带领者应该帮助这些成员识别、探索和理解他们与其他成员的关系中产生的情绪，以便更好地识别触发他们创伤反应和降低他们心智化程度的人际互动方式（Bateman & Fonagy，2003；Karterud & Bateman，2011）。

- 结构式或整合性团体可能更适合依恋回避高的创伤受害者。鉴于一些研究已经发现创伤团体对高回避依恋的成员治疗效果较差（Muller & Rosenkranz，2009；Saunders & Edelson，1999），认知行为治疗或辩证行为治疗团体可能更适合这些成员。这两种团体治疗都是结构式的，会教授可以直接促进情绪调节、间接改善依恋的技能（Fonagy & Bateman，2006）。例如，辩证行为治疗团体强调正念，这与提高心智化水平相关（Fonagy & Bateman，2006；Wallin，2007）。

结论

所有这些特殊人群的共同点是，这些患者的依恋不仅在发展他们的症状方面发挥作用，而且对团体治疗过程和结果具有强大影响。无论成员是否患有进食障碍，是否有过创伤史，或者是否依赖酒精应对情绪，其依恋模式中焦虑和回避水平都会影响团体治疗，这些发现也可以帮助团体带领者与有着相同问题（难以调节情绪和维持亲密关系）的成员工作。

第十章

团体心理治疗中的族群多样性：
依恋、种族和民族

许多团体成员进入团体心理治疗时都带着同样的困扰，怀疑他们是否能从团体中感受到安全、接纳和归属。一个团体成员最初如何回答这些问题，很可能受到他自己与重要他人和团体的依恋历史的影响。此外，所有这些相关的经验都发生在一个特定的背景之下，就是文化。一个人的个人关系史由他的政治、社会和文化历史塑造和定义，所有这些都影响着团体成员在关系中的想法和行为。因此，最近的研究已经开始探索不同文化背景的个体之间的成人依恋风格差异。本章首先会简要回顾成人依恋取向与民族和文化的相关研究。为了说明文化如何影响团体治疗过程和团体治疗师，本章重点讨论三大族群，我们也意识到这些族群之间有着如此之多的不同，我们无法面面俱到。我们特别关注的是文化背景如何影响团体成员的二元依恋和团体依恋的内部工作模型。

二元依恋、团体依恋与种族－民族差异：实证研究及临床应用

在美国，只有很少的研究调查了不同种族－民族族群的亲密关系中的成人依恋风格。对这个主题的首个研究（Wei，Russell，Mallinckrodt，& Zakalik，2004），利用亲密关系经历量表（Experiences in Close Relationship Scale，Brennan，Clark，& Shaver，1998；本书第二章有所描述）对依恋进行测评，就美国四个种族－民族族群的大学生在亲密关系中的成人依恋风格进行了对比，这四个族群包括非裔美国人、西班牙裔美国人（他们在研究中用这个词描述拉丁美洲人和拉丁裔背景的个体）、高加索白人和亚裔美国人。魏等人（Wei et al.，2004）描述了几个重要的发现。首先，该研究发现，依恋风格中的回避和焦虑的构念对不同族群的大学生是等效的。魏等人（2004）提出，样本中少数族群大学生的文化适应性可能很高，因此对依恋风格中的焦虑和回避达成了某种共识。这可能是一个局限，因为他们没有探索文化适应程度较低的个体的依恋情况。

虽然研究中来自不同族群的个体对依恋风格中的回避和焦虑概念的理解相似，但研究还是找到了不同群体在依恋类型方面的差异以及依恋和消极情绪之间的联系（Wei et al.，2004）。具体来说，虽然非裔美国人和亚裔美国人比白人报告的依恋回避程度更高，但依恋回避与这两组被试的负面情绪没有显著相关，而依恋回避与西班牙裔美国人和白人的情绪存在显著相关。亚裔美国人和西班牙裔美国人比白人报告了更高程度的依恋焦虑。然而，依恋风格中的焦虑与所有四个族群的负面情绪显著相关，这与之前对白人的依恋和心理健康的研究结果一致（例如，Lopez & Brennan，2000）。然而，亚裔美国人依恋风格中的焦虑水平和消极情绪之间的相关明显高于白人和非裔美国人。换句话说，依恋风格中焦虑水平更高的亚裔美国人比相应的白人或非裔美国人更容易报告消极情绪。魏等人（2004）的研究专门调查了生活在美国的四个族群的成人依恋的差异，尽管他们的研

究样本都是受过高等教育的大学生，可能无法涵盖这些群体中成员的多样性，但他们的工作是对相关领域文献的重要贡献。我们在这里结合依恋与民族的其他研究讨论他们的研究结果。

依恋取向与西班牙和拉丁文化

在魏等人（2004）的研究报告中，西班牙裔和拉丁裔美国人比同龄白人存在更多的依恋焦虑，这符合之前的研究结果，也符合西班牙文化规范。虽然白人成年人更多被归类为安全型依恋，往往更加独立，不太依赖他人来满足自己的需求（Bartholomew & Shaver，1998），但是西班牙文化和拉美文化重视相互依赖，更家庭导向（Sue & Sue，2003）。他们更可能依靠别人来满足自己的需求，同时寻求社会认可（Gloria & Segura-Herrera，2004）。先前研究的发现与此一致，拉美成年人的依恋焦虑维度的得分更高（Mickelson，Kessler，& Shaver，1997）。在与西班牙裔和拉丁裔美籍团体成员工作时，对团体带领者而言，重要的是不要将这些团体成员寻求依恋的行为过度病理化，而要在文化背景下去理解这些行为。下面的案例片段表明了西班牙文化规范和文化预期如何影响西班牙裔美籍团体成员对他人和团体的依恋取向。

案例：西班牙文化规范与依恋取向

玛丽亚是一名20岁的西班牙裔美国大学生，参加团体治疗希望解决自己的抑郁症状和自尊问题。玛丽亚的父母是第一代移民，她是家里第一个大学生。她描述自己来自一个关系紧密的大家庭和族群社区，在那里她能感受到归属感、舒适感和联结感。然而，玛丽亚和她母亲因为玛丽亚想上学的愿望而不断地发生冲突，玛丽亚的这个愿望让母亲感到被女儿背叛和抛弃。玛丽亚说她的母亲非常抑郁，曾经有遭受性虐待和贫穷的历史。玛丽亚常常充当母亲的照顾者，同时还要管理家务、为家人做饭。在他们搬到美国后不久，母亲就因为思乡变得越发不能正常工作和生活。玛丽亚说她妈妈会把自己锁在房间里好几个小时，让玛丽亚一个人照顾兄弟姐妹，因为她的父亲得打两份工养家糊口，无暇照顾家人。

玛丽亚和母亲就她离家上学一事引发的冲突在家庭导向的拉丁文化中并不少见。然而，考虑到玛丽亚混乱、变化多端的成长环境，就更容易理解她对这一冲突的反应——强烈的焦虑和抑郁。玛丽亚贫穷生活的经历，以及移民到一个陌生国家的经历，导致她失控、缺乏保护、孤独无助。玛丽亚的母亲，因为自身的抑郁和被性侵的经历，不能稳定地协助玛丽亚面对这些险恶可怕的情境，因为她已经自顾不暇，同时还在极端情绪波动中摇摆不定。玛丽亚体验到的是不知道接下来会发生什么，不知道母亲的情绪是良好还是抑郁，甚至不知道她的下一顿饭从哪里来，这些都会影响她内部工作模型中关于他人的表征，她会认为他人是不稳定不可靠的。因此，作为一名团体成员，玛丽亚紧紧地黏着其他团体成员，害怕自己无法预测他们对她的反应，以及他们能或不能满足她的依恋需求的时刻。

虽然玛丽亚一直受到自己与母亲依恋关系的困扰，但她所在的族群社区对她的需求做出了回应，为她提供了支持和镜映，甚至为她被大学录取举行庆祝活动。实际上，玛丽亚的教会为她筹款，资助了她的部分学费。因为玛丽亚从所在的族群社区获得了积极正向的依恋体验，但是从照料者处获得的是混乱的依恋体验，所以在治疗团体中，玛丽亚对团体表现出一种安全的依恋，但由于她较高的依恋焦虑和较低的依恋回避，她表现出一种专注型的二元依恋风格。玛丽亚把治疗团体当作一个安全的避难所，一个她可以在痛苦的时候求助的地方。她表现出对团体强烈的忠诚和认同，她认为这是一个团结、关爱的团体。然而，玛丽亚很难对个体成员形成依恋，她经常试图通过照顾某些成员来与这些个体形成"特殊"关系。这种过度激活策略被认为是在一对一关系中获得自我价值的一种尝试，源于她早年作为母亲和家人照料者的角色经验。玛丽亚相信她必须通过给予别人来赢得尊重。不管别人多么喜欢她，玛丽亚从来没有感觉到自己可以被他们真正接受。

玛丽亚试图与特定团体成员建立亲密或特殊的关系，但这通常导致对方的远离。当这些互动在团体中反复出现，大家开始对此进行处理的时候，团体成员透露他们有时会因为玛丽亚那种照顾他们的需要，以及她对关爱的持续追求而感到窒息。他们还觉得玛丽亚关注他们是为了得到她所需要的东西，同时她并不总是能诚实地面对自己沮丧或愤怒的感受。虽然听到这种反馈让玛丽亚感到受伤，但由于她对于团体的安全型依恋风格，她能够在团体提供的安全范围内继续参与和探索这些反应。在团体成员的帮助下，玛丽亚终于能够将她的团体内部行为与她对关系中被拒绝和失望的恐惧联系起来。她也开始理解她母亲的抑郁和创伤史如何影响了她对自己和他人的感知。

评论

玛丽亚的案例说明了依恋系统的复杂性，以及一个人如何能够基于自己的族群认同形成对于团体的安全依恋，同时对主要照顾者形成专注型依恋。在这一案例中，玛丽亚基于她的族群社区经历对治疗团体形成安全型依恋风格，但由于她对母亲的专注型依恋，她难以处理团体内的个体间关系。团体带领者可以从玛丽亚的案例中汲取几个要点，并将其应用到与不同团体成员的工作中去：

- 玛丽亚来自一个更强调集体主义的文化背景，同时她强烈认同了这种文化，所以她能够依靠这种对于团体的安全依恋来融入治疗

团体，进而去探索她对二元依恋关系的恐惧。一般而言，因为西
班牙文化重视相互依赖和集体主义（Sue & Sue，2003），那些认同
自己文化的西班牙裔和拉丁美洲裔团体成员可能拥有相对积极的团
体依恋的内部工作模型，并努力与团体靠近，将其作为一个安全
基地。

- 一般来说，少数族裔团体的成员对带领者的期待可能因他们的依恋
  回避或依恋焦虑程度高低而有所不同。例如，因为拉丁美洲裔和西
  班牙裔成年人在依恋的焦虑维度上得分更高（Mickelson，Kessler，
  R.C.，& Shaver，1997；Wei，Russell，Mallinckrodt，& Zakalik，
  et al.，2004），西班牙裔美籍团体成员可能会积极寻求带领者的认
  可，并担心遭到带领者的拒绝。团体带领者面临的挑战是梳理这些
  团体成员的依恋行为的类型，看看哪些方面是所谓过度激活的行
  为，哪些方面符合其族群文化对于正常的定义，哪些方面代表过去
  的依恋创伤。

给团体带领者的建议

**识别文化如何影响团体成员对依恋纽带威胁的感知，以及团体成员如
何应对这些威胁**

文化差异可能涉及什么被视为对个人依恋关系的威胁，以及什么被视
为应对这些威胁的恰当反应。对于来自强调家庭、忠诚和相互依赖的西班
牙文化背景的玛丽亚来说，以牺牲家庭（或社群）为代价去强调个人权利的
行为可能会让她觉得是对她依恋关系的威胁。与依赖和社群相关的西班牙
文化规范，在塑造自我－他人边界方面承担着重要作用，使得这些边界在
个体间关系和团体关系中差异不大。与欧美文化相比，照料者与婴儿、大
家庭与个人、族群与个体之间的心理距离较小。由于依恋关系在西班牙文

化中和欧洲美国文化中的不同性质，在欧美文化中被视为成年人健康依恋标志的，对自我和个人权利的优先考虑，在西班牙文化中可能被视为对依恋关系的威胁。例如，玛丽亚决定离家上学这件事，在欧美文化中被认为是健康自立的表现，而在重视家庭忠诚和相互依赖的文化中，玛丽亚及其母亲更可能将这一决定体验为依恋的丧失。

同时关注二元依恋和团体依恋

来自集体主义文化的团体成员很可能将他们的族群或社区内化为一个团体依恋对象，这会影响他们对新团体的期待。玛丽亚对她的种族社区有着强烈的依恋，奠定了她对治疗团体的期望。对团体带领者而言，重要的是理解团体成员对于团体的过往体验会如何影响他们对治疗团体的感知、内化和反应。例如，玛丽亚对团体的安全依恋有助于她利用治疗团体来探索她的感受以及潜藏在她抑郁和低自尊背后的内在冲突。

虽然玛丽亚有过积极的团体体验，这有助于她将治疗团体作为支持、镜映和情绪调节的来源，但她正在形成与多个团体的依恋，有时这会彼此冲突。发生在玛丽亚与母亲之间的，以及她内心的，关于离家上学的矛盾，至少可以部分归因于文化适应方面的差异，因为玛丽亚比她母亲的文化适应性更强。玛丽亚困扰于她的自立和追求高等教育的愿望，与取悦母亲、待在家里帮助经营家族企业的愿望之间的冲突，这清楚地反映了不同文化预期和规范之间的冲突。这可以理解为对两个团体的依恋之间的冲突。她能感受对于族群的强烈依恋，这是她获得支持、镜映和自我意识的来源。与此同时，她对西方个人主义文化也逐渐产生了团体依恋。她试图在两种依恋之间找到平衡，而不是感觉与其中之一联结就必须切断与另一个的联结，这让玛丽亚体验到许多悲伤和冲突。团体在包容和接纳个体差异方面的功能对玛丽亚最终学会接受自己的不同部分至关重要。

探索"多数 - 少数"亚团体

正如临床案例片段中提到的，玛丽亚希望在排斥某些成员的同时与其他成员形成特殊而亲密的关系。当她试图用她习惯的文化方式与白人团体成员建立亲密关系时，别人称她"黏人"，爱管闲事，遭到其他人疏远。然而，与其他秉持集体主义价值观的少数成员形成亚团体对玛丽亚而言自然会感到更加安全、更被接纳。团体带领者应该协助团体成员探索这些"多数 - 少数"亚团体的功能，并且欣赏他们之间的文化差异，这样，成员就不再需要通过亚团体来找认同感了。

依恋取向与非裔美国人文化

两个独立的研究发现非裔美国大学生比同龄白人表达了更大程度的依恋回避（Lopez，Melendez，& Rice，2000；Wei et al.，2004）。使用更具代表性样本的其他研究也发现，在非裔美国成人中，疏离和回避比欧裔美国成人更为普遍（Griffin & Bartholomew，1994；Leerkes & Siepak，2006；Magai et al.，2001；Mickelson，Kessler，& Shaver，et al.，1997；Montague，Magai，Consedine，& Gillespie，2003）。

我们可以通过几个原因解释非裔美国人总体上依恋回避得分更高这一发现。首先，一般来说，原生家庭更不稳定，社会经济地位更低，经济困难预示着成年早期和中年时期较低的安全水平（Mickelson et al.，1997；Schmitt et al.，2004）。根据这项研究的结果，社会经济地位或许可以用来直接预测依恋回避程度，而不是作为非裔美国人本身决定一个人更有可能被归为冷漠型依恋风格。其次，对偏见和种族主义的体验可能让身处主流文化中的少数族群滋生出对文化的不信任和回避（Terrell & Terrell，1981）。遭遇过个人以及群体在系统层面上的歧视和边缘化的经历，会让大多数人对陌生的个体和团体感到警惕，猜想这些人会充满敌意、漠不关心，甚至具有攻击性。最后，非裔美国人的成人依恋回避可能源于早期社会化实践和父母养育风格的群体差异。具体来说，非裔美国父母比欧裔美国父母更倾向于使用严厉的纪律（例如，Deater-Deckard，Dodge，Bates，& Pettit，1996），他们的养育方式被认为是"严肃务实的"，介于"独裁"和"权威"之间（Brody & Flor，1998）。反过来，养育方式与依恋风格有明显的关系（Collins，1996；Magai，1999）。这使得一些研究者（例如，Consedine，Magai，& Bonanno，2002）推测，这些类型的纪律要求和社会化过程是造成非裔美国人中依恋回避（Magai et al.，2001；Mickelson et al.，1997）、情感抑制（Consedine & Magai，2002），以及不愿自我暴露（Plasky & Lorion，1984）等现象更为盛行的部分原因。

虽然一些研究表明，非裔美国人的父母倾向于依靠严厉的纪律推进孩子的社会化程度，但这些做法可能在一定文化背景下是恰当的（Montague，Magai，Consedine，& Gillespie，2003）。父母可以采用这种方式协助孩子适应具有挑战性的、不安全的、歧视的环境（Brody & Flor，1998）。因为这种养育方式发生在特定文化背景下，它对非裔美国人内部工作模型的影响可能与它对其他族群的影响不同（Montague et al.，2003）。有研究者（Montague et al.，2003）发现，照料者对孩子童年时期的惩罚性回应对非裔美国人和欧裔美国人长大后的成人依恋风格有不同的影响。具体来说，惩罚性的情绪社会化，对非裔美国人的冷漠型依恋风格有预测作用，而对欧裔美国人的恐惧型依恋风格有预测作用。这些发现表明，惩罚性的养育方式会导致非裔美国成人形成一种关于他人的消极的内部工作模型，而导致欧裔美国人形成一种既关于他人又关于自我的消极模式。这与另一项研究结果相一致，即非裔美国人往往比欧裔美国人有更高的自尊（Gary-Little & Hafdahl，2000）。发展出关于他人的消极内部工作模型可能有助于非裔美国人在保持自尊的同时应对种族主义和歧视。尽管这种说法从未经过实证检验，但那些体验过群体歧视、种族主义或者群体仇恨的人们可能会意识到群体可能极具威胁性和攻击性，十分危险，这表明非裔美国人在某些情况下也可能在团体依恋回避这一维度获得高分。

我们都觉得非裔美国人都是大家庭，孩子们通常有多名照料者（Howes，1999）。大家庭、社区和多名照料者，可以给孩子提供多个二元依恋对象和团体依恋对象。这些非父母的人物和团体是如何协助或阻碍安全型依恋的建立的，还有待进一步研究。可能是因为个体拥有多种依恋模式，根据新遇到的人和团体的特征而被激活（见 Mikulincer & Shaver，2001）。例如，遭受群体仇恨和歧视的当事人，可能形成一种回避型的团体依恋模式，而同时，由于与自己所在教会、大家庭和民族社区的依恋经历，他们可能同时也拥有一种安全的团体依恋模式。下面的案例片段说明了遭遇种族主义和歧视的经历如何影响治疗团体内的二元依恋和团体依恋。

案例：种族主义对依恋取向的影响

皮特和史蒂夫是一个针对退伍军人的异质性团体的成员，他们都有 PTSD 和物质滥用问题。皮特是一个 35 岁的非裔美国人，对团体呈现出冷漠型依恋风格，具体表现是他否认自己的团体身份，并对整个团体表现出敌意。然而，他与团体中的一些成员建立了联结，试图从这些成员那里获得支持，同时回报这种支持。史蒂夫是一位 50 岁的白人男性成员，对团体和团体中的个人都呈现出冷漠型依恋风格。他表现出一种优越感，声称自己对这个团体来说"戒酒太成功"。他很少自我表露，经常表现出对其他成员的蔑视，尤其是对皮特和其他两个黑人成员。

皮特出人意料地缺席了两次团体治疗，没有解释，也没有告知。当皮特回到团体，其他一些成员对他不知缘故的缺席进行面质，并对他表达真诚的关心，询问他戒酒的情况。皮特变得防御起来，对这个团体感到愤怒，他认为尽管他感觉和某些成员很亲近，但他并不需要关心这个团体。带领者问皮特："你似乎很难相信这个团体真的关心你。我想知道难在哪里？"皮特透露，他在祖母家和寄养家庭之间颠沛，遭受身体虐待，他从未感到与家庭或社区的联结或安全感。他18岁应征入伍，等退役回到家后找不到工作，变得无家可归。皮特觉得社会基本上已经遗忘了他，因为他是一个黑人，但他也是一名上过战场的老兵。团体带领者大声说："皮特，根据你的经验，我觉得你上周决定不参加团体治疗的决定是有道理的，因为你很难信任一周前从这个团体感受到的亲密是否可靠。从你过去的伤痛经历中，我能理解你为什么想要保护自己不再受到伤害。"团体的大多数成员都给予了皮特支持和确认，他们说皮特把他们自己的经历和感受用语言表达了出来。作为回应，皮特慢慢开始更多地自我暴露，并开始接触到被自己封闭起来的更有情感的内心活动。

但是，在这次团体治疗中，史蒂夫大部分时间都很安静，不停地摆腿，看钟。当带领者问到史蒂夫有什么感受时，他非常恼怒："我认为这个该死的团体对皮特太宽容了！他上周没来，很明显是因为他喝醉了。他就是个骗子，不应该允许他重新出席团体治疗。"就在这时，带领者进行了干预，要求史蒂夫解释他的愤怒。在团体的帮助和支持下，史蒂夫最终透露，他自己有再次吸毒的冲动。皮特上周的缺席让他想起了自己不想参加团体，而是去"吸毒"的愿望。史蒂夫把自己吸毒的欲望投射到皮特身上，因为他对自己的毒瘾感到不适和羞愧。

一旦史蒂夫能够识别自己的感受，团体带领者就能对想要使用毒品和酒精的感觉（区分使用毒品的愿望和行为）进行正常化处理，并帮助史蒂夫和其他团体成员分享他们曾体验到的想用毒品和酒精麻痹情感的渴望。史蒂夫意识到皮特是他自己冲动和欲望的象征，而他想把皮特从这个团体踢出去的欲望是试图否认自己想再次使用毒品的羞耻感的一种无意识尝试。

当另一名团体成员问起皮特身上还有什么激怒了史蒂夫时，史蒂夫低声咕哝了几句，在被多次询问之后，他透露说他的父亲认为黑人都是骗子。史蒂夫尽量减轻他的评论带给团体的冲击。很快，许多白人团体成员开始面质史蒂夫，但史蒂夫最初并不承认自己在团体中对皮特有种族主义观念和歧视的态度。当成员们面质史蒂夫时，皮特的肢体语言发生了变化，他转向其他成员，放松下来，而不是像往常那样把目光从其他成员身上移开，绷紧肌肉，好像在等待他人的攻击。带领者问皮特他现在感觉怎么样，皮特回答说，听到其他白人团体成员与史蒂夫对峙的声音，他觉得自己得到了大家的支持和信任。他说，从来没有一群人，不管是白人还是黑人这么关心他，为他辩护。皮特能够向其他成员表达他们的支持对他有多重要，其他成员向皮特表示，他们重视他、尊重他，他理应得到尊重和有尊严的对待。

当皮特也被问及对史蒂夫有何感受时，皮特透露了遭遇种族歧视的经历（尤其是在白人男性权威身上），这让他很难信任史蒂夫，因为史蒂夫是团体中唯一一位年长的白人男性成员。皮特透露了他因肤色而遭遇的歧视，甚至暴力的经历，并表达了这如何影响了他对团体成员的看法。史蒂夫的脸色突然变得通红，他慢慢透露了自己被一位年长白人男性进行情感和身体虐待的历史，那就是他的父亲。皮特和史蒂夫对于虐待和羞辱的经历都很熟悉。史蒂夫最终表达了对自己白人优越感的认同深感羞愧，这导致团体成员纷纷分享自己痛苦的过往，这些与种族和仇恨有关的经历如何影响了他们对自己种族的态度和感受，以及他们对其他成员的潜意识投射。

评论

这个案例片段所描述的团体历程，有助于促进皮特关于自我、他人和团体的内部表征的变化。通过其他白人成员对史蒂夫种族主义态度造成的影响所做的面质，皮特了解到，不论他的肤色如何，有时候他人和团体会支持他，并不是所有的白人都会像过去主流文化中的人们那样对待他。此外，因为史蒂夫最终承认了自己的投射，不再把自己不想要的部分放到皮特身上，皮特也发展了更积极的自我意识，而不是内化史蒂夫的消极投射。正因为这些体验，随着时间的推移，皮特能够发展出对其他个人和团体的更加安全的依恋。一般而言，对非裔美籍团体成员的内部工作模型的预期如下：

- 因为非裔美国人在依恋回避维度得分更高（例如，Griffin & Bartholomew，1994；Leerkes & Siepak，2006），非裔美籍团体成员关于自我的内部工作模型可能是积极的，但是关于他人和团体本身的工作模型却是消极的，尤其是如果这个团体的成员和带领者大多来自主流文化。曾经遭遇来自他人和群体的压迫、被边缘化和歧视的体验可能使一些非裔团体成员难以信任团体，难以将团体作为一个安全基地进行自我暴露。

- 如果一个团体成员关于他人的内部工作模型是消极的，那么该成员更有可能将团体带领者视为拒绝的、无法提供支持的、无法共情的。例如，由于皮特曾经体验到白人权威将他边缘化和羞辱他，有关他人的消极的内部工作模型（特别是权威的他人）使得皮特会预期团体带领者也会排斥他，羞辱他，对他漠不关心。为了保护自己不受伤害，皮特起初试图通过贬低带领者，以便在带领者拒绝他之前拒绝带领者。此外，皮特有着自我满足的和独立的内部工作模型，这与冷漠型依恋风格相一致（Bartholomew & Horowitz，1991）。像皮特这样拥有过于自给自足，强大到不需要别人的积极自我内部工作模型的团体成员，可能会认为带领者能力不足，或者在某种程度上无法满足自己的需求。一个冷漠型的成员很可能认为即便承担照顾者角色的人——比如团体带领者，仍然无法满足他们的依恋需要，只有他们非常独立、强大的自我，才足以应对由此引发的痛苦和丧失。

给团体带领者的建议

探索导致不安全型依恋风格的社会文化和家庭体验

尽管传统的依恋理论关注个体动力，但导致少数族群的冷漠型依恋的因素也包括种族主义和压迫的相关经验。当遇到新的、未知团体时，特别是成员或带领者大多为白人的团体时，源于忽视、敌对甚至攻击的团体体验而产生的有关团体的消极内部工作模型可能会被激活。我们可以假设，皮特被照料者虐待的经历导致了他的依恋回避，他遭遇歧视和压迫的经历也极大地促成了他对团体的不信任和回避。从本质上讲，社会作为一个整体充当了一个糟糕的依恋对象，反映给皮特的是他不是一个有价值的人，他的需要和感情不重要，不足以获得充分的关照。他有理由觉得团体对他漠不关心，充满敌意，甚至暴力攻击。然而，对他来说，重要的是能够识别什么时候可以安全地信任新的团体和个人，什么时候采取回避行为是一种适应性的应对策略。为了让皮特发展出更加积极的关于他人和团体的内部工作模型，治疗团体必须处理他潜在的丧失感，以及对那些让他感到无力、被边缘化的个人和团体的愤怒。

研究导致不安全型依恋风格的社会文化因素不仅对少数群体很重要，对白人团体成员也很重要。史蒂夫的体验是父亲教条、专制，母亲被动、冷漠。作为一个孩子，他的依恋需求很可能遭遇母亲的忽视或父亲的批评，导致他作为成年人在关系中的回避。史蒂夫的种族主义观点可以被看作将他对父母，特别是他父亲的愤怒投射到另一个不那么强大的人群身上的方式，使他能够避免小时候体验到的那种压倒性的痛苦感受。

意识到团体治疗有助于团体成员从种族主义和歧视的影响中得到疗愈

如果不能解决团体中的种族主义和歧视问题，可能会给被边缘化的团体成员带来创伤，并强化其回避型依恋风格（Eason，2009）。过程取向的团体治疗会产生强大的力量，会在团体内部创造一个微观社会，这里的种族主义、压迫和排斥，和存在于整个社会中的一样。因此，这些团体有可能帮助来访者从被压迫和排斥的影响中得到疗愈（Johnson，2009），但是，有意识或是无意识地，也可能加强他们在团体中遭受压迫和排斥的感觉（Billow，2005；Eason，2009）。对团体或个人的冷漠型依恋可以被视为遭遇种族主义、排斥和压迫的一种后果，可以在治疗团体中得以治愈或进一步恶化。被边缘化的团体成员最终需要感受到一种他们从未体验过的力量感、认可感和同频感，持有种族主义态度或想法的团体成员需要接纳对自己的负面感觉，而不是把它们投射到力量较小的他人身上。

有研究者（Cheng，Chae，& Gunn，1998）提出了治疗团体需要采取的四个步骤，以解决团体中种族主义和排斥的情况。在他们的模型中，持有种族主义态度的个人（或团体）从①缺少洞察力的，分裂和投射性认同的状态——例如表现出带有偏见的态度和感受，开始转化；到②更深刻地觉察自己的分裂和投射；到③认识到分裂是早期为避免痛苦和创伤而形成的一种防御机制；到④更充分地接纳自己和被自己投射了消极感受的他人。在我们刚刚进行反思的案例片段中，史蒂夫从对皮特感到愤怒、想要把他从团体中踢出去，到更深刻地觉察到皮特不过是他自己"不可接受的"欲望和不想要的感觉的象征。解决治疗团体中的种族歧视问题对每个人都是很好的治疗工作，不仅仅是被边缘化的成员。史蒂夫只有通过和他在父子关系中感到的愤怒和失落和解，才能完全修通自己的冷漠型依恋，反过来，他也只有完全理解了自己的种族主义态度和感受其实是帮助他避免儿时创伤，才可能现实地审视自己与父亲的关系。另外皮特在治疗团体中也有一些有助于他更加信任团体的体验。例如，这个团体能共情皮特的感受，他总觉得似乎需要保护自己才能不受团体的伤害，这种感受是基于他在其他团体中感到被边缘化和歧视的经历，其他成员类似故事的分享也缓解了皮特的孤立感，有助于他正常化自己的体验。

过程取向团体有可能帮助团体成员从压迫和种族主义的情景中疗愈，但这些团体也可以在无意间强化这种压迫和排斥的权力动力。团体带领者必须识别和理解占优势地位的团体成员和少数群体之间的动力，了解这些动力如何作用于潜意识，明白现代种族主义通常相对隐蔽的属性（Eason，2009）。如果团体带领者或成员主要是白人，那么团体结构就极易遭受占优势地位的团体成员和少数群体之间的权力动力的影响。来自少数群体的成员可能感到无力、被忽视，被迫服从并代表自己的少数群体（Eason，2009）。例如，史蒂夫作为年长且更有经验的白人成员，显然比皮特拥有更多权力。如果史蒂夫的态度和感受被留在表面下发酵、强化，那么皮特可能最终成为这个团体"不想要的感受和冲动"的替罪羊，这会强化他的冷漠型依恋的内部工作模型，让他觉得团体不可信任。

意识到多个个体间和团体依恋对象可能引发多个内部工作模型

虽然依恋类型经常被概念化为一种指向亲密关系的概括性的倾向，但我们仍有理由相信个体可以拥有多种依恋倾向，这反映了这个人生活中基于特定事件和关系而形成的一系列复杂的认知网络（Mikulincer & Shaver，2003）。研究表明，基于环境和近期体验的改变，当事人报告的依恋取向也有所变化（见 Pietromonaco，Laurenceau，& Barrett，2002）。鲍德温等人的研究也表明，人可以拥有多种依恋风格（例如，Baldwin，Keelan，Fehr，Enns，& Koh Rangarajoo，1996）。在现实或想象中与支持性或非支持性他人的相遇可以激活类似的依恋取向（例如，Mikulincer & Shaver，2001），即使这些依恋取向与一个人的整体依恋类型不一致。

那些认同少数族群社区的个体，还有由大家庭中多位照料者抚养长大的个体，可能在早期发展出多重依恋对象，并形成多重依恋的内部工作模型。和这些多重依恋对象互动过程中或多或少的积极体验可以相应引发个体对于团体成员和团体整体的积极的内部工作模型。族群内体验比族群外体验更为积极的非裔美国人可能会对少数族裔团体成员构成的团体产生更安全的团体依恋，但对主要由白人构成的团体产生冷漠型依恋。在案例片段中，皮特开始时对整个团体，尤其是团体中的白人成员不信任，他与其他几个同龄的少数族裔成员建立了关系。这些更安全的依恋使他能够待在团体中，尽管他并不信任整个团体。

依恋取向与亚裔美国人文化

在一项研究中，亚裔美国人报告的依恋回避和焦虑明显高于白人（例如，Wei et al.，2004）。依恋回避可能由于种族主义或歧视，类似于非裔美国人的体验，也可能与情绪自控的文化规范有关。虽然情绪自控是在亚洲备受重视的一种文化规范（Kim，Atkinson，& Yang，1999；Tsai & Levenson，1997），但是情绪抑制是西方文化下白人依恋回避的标志（Wei，Vogel，Ku，& Zakalik，2005）。因为亚洲文化强调情绪抑制以维持社会和谐，而西方文化强调情绪表达鼓励个人主义，所以亚裔美国人在依恋回避方面得分比白人高也就不足为奇了（见 Rothbaum，Weisz，Pott，Miyake，& Morelli，2000；Wei et al.，2004）。来自亚洲文化的人倾向于不在关系中直接表达他们的情绪（Kim et al.，1999；Tsai & Levenson，1997）。这种情感表达的缺乏可能并非源于有关他人的消极内部工作模型，即认为他人不可靠或充满敌意，而是因为亚裔美国人更喜欢以不那么直接的方式建立亲密关系。

除了报告中依恋回避程度更高，对亚洲国家和亚裔美国人的依恋分类研究一致发现，这些群体在依恋焦虑方面比他们的同龄白人得分更高（DiTommaso，Brannen，& Burgess，2005；Malley-Morrison，You，& Mills，2000；Schmitt et al.，2004；Wei et al.，2004；You & Malley-Morrison，2000）。考虑到亚洲文化重视社会和谐和相互依赖的价值观，来自亚洲文化的人更有可能在关系中寻求认可（见 Rothbaum et al.，2000），这在西方被归为专注型依恋的认知和行为的反应。

　　有趣的是，尽管魏等人（2004）发现对亚裔美国人而言，依恋回避与消极情绪无关，但依恋焦虑与消极情绪的关联明显大于白人或非裔美国人。这些结果与之前主要针对白人样本的研究结果一致，研究发现依恋焦虑与抑郁和焦虑情绪有关（例如，Lopez & Brennan，2000）。对于为什么亚裔美国人的依恋焦虑和消极情绪之间的关联比其他少数族裔更强，确切原因在魏等人的研究（2004）中尚不清楚。这些研究人员指出，总的来说，亚裔美国人在抑郁和焦虑方面的测评得分往往高于他们的同龄白人（例如，Chang，1996；Sue，Ino，& Sue，1983），并且对于与家庭和族群社区分离，待在以白人为主的强调个人主义文化而非集体支持和集体认同的大学里，亚裔美国大学生的依恋焦虑和消极情绪之间的联系可能特别强。

　　因为来自亚洲文化的个体倾向于报告更多在西方看来像依恋焦虑和回避的行为，他们如果遇到一个核心成分与他们的文化规范和预期不一致的团体历程，诸如直接反馈、自我暴露、人际过程评论等，他们可能觉得比较困难。换句话说，团体治疗师通常鼓励团体成员使用直接的低语境（low-context）语言，而来自东方文化的个人习惯于使用间接的语言，更依靠高语境（high-context）语言，或共同的团体内体验来"言说"那些难以言说的部分（见 Hall，1976）。由于这些文化差异，亚裔美国人团体成员可能表现出"阻抗"和不安全型依恋。下面的案例片段展示的是文化差异如何被误解为依恋取向，以及这对不同文化背景的成员产生了怎样负面的影响。

案例：误解文化差异和依恋

艾米是一名 23 岁的来自中国台湾的华裔美籍研究生，因为抑郁、焦虑情绪和躯体症状被大学心理咨询中心转介参加团体治疗。艾米所在治疗团体中，有一名成员叫乔伊，是一名亚裔美国大学生，比艾米早 3 个月加入治疗团体。乔伊在这个团体中很有建设性，她对这个团体有着强烈的认同和积极的态度，她经常在遇到困难时从其他成员那里寻求慰藉。

根据贝里（Berry，1980）的文化适应模型，乔伊之所以处于文化适应的整合阶段，是因为她既认同了美国文化又认同了亚洲文化。相比之下，艾米是第一代亚裔美国人，成长于一个以亚裔为主的社区，更符合文化适应的分离阶段；她与自己的亚洲文化保持着联结，但没有被美国文化同化。

艾米总共参加了两次团体治疗。在这段时间里，她很少说话，在团体中总是显得不自在。团体成员询问艾米关于抑郁和焦虑的感受以及她的原生家庭情况。但是，艾米很少透露这些，却专注于向带领者寻求直接的建议。带领者对艾米形成了一种冷漠型依恋风格的判断，因为她很少自我暴露，似乎与自己的情感失联，也不愿意利用团体来寻求支持。带领者对艾米说："我注意到，关于是什么把你带到这里来的，你还没有分享你的感受。我想知道，对你来说要在感受上信任这个团体，是不是有什么难处？"艾米回答说，她无法改变自己的感受，所以没必要在这点上纠结。

在随后的团体聚会中，另一位团体成员说起因为父母的压力，尽管他想学习音乐，但还是决定选择商科。艾米告诉这个成员，他应该听父母的话，否则他会后悔的。其他团体成员应声而起，批评艾米的建议，并鼓励这位陷入困境的团体成员"倾听自己的心声"，勇敢地面对自己的父母，选择音乐作为他的专业。乔伊开始"拯救"艾米，告诉大家在她们的文化中，人们不会质疑权威，也不会自由分享自己的感受。乔伊解释说，不听从父母的劝告被认为是不成熟的行为。令人难过的是，在这一系列的共情破裂之后，艾米没有回到治疗团体。然而，这一经历为乔伊打开了一扇大门，让她可以讨论团体规范与她的亚洲文化价值观发生冲突的方式。作为团体中的少数派，当她自己的价值观与团体的价值观发生冲突时，乔伊觉得自己因为害怕失去团体的认可而不敢说出来。这让她，用她自己的话说，展现了自己"美国的一面"，却隐藏了自己"亚洲的一面"。这种讨论鼓励其他团体成员公开讨论他们有时因为担心团体不接受他们的分歧而如何隐藏了自己与团体规范相冲突的部分。

评论

这个案例片段表明，对于团体带领者来说，敏锐地了解文化差异是多么重要，因为这些差异涉及个人如何与他人以及团体交流互动。特别是，强调社交和谐与集体主义的东方文化价值观，可能被西方团体带领者误解为不安全型依恋的反映。正如我们在艾米案例中看到的，误解文化差异可能导致和少数族裔团体成员之间的共情破裂，他们进入团体时常常已经感到被边缘化和被误解，最终可能导致他们过早地终止治疗。重要的是要训练团体带领者对文化差异，以及这些差异可能被如何误解，如何影响治疗团体等方面保持敏锐性（DeLucia-Waack，2011）。同样重要的是，要协助新成员做好入组准备，因为许多治疗团体中常见的团体规范，在不同的文化中的解释可能大相径庭（DeLucia-Waack，2011）。最后，团体带领者还必须注意团体成员的文化适应状况。对西方个人主义文化适应得较好的亚裔团体成员更有可能参与自我暴露、内心探索，以及给予诚实的反馈等团体历程。与此同时，正如我们在乔伊的案例中所看到的那样，团体带领者必须小心，不要无意中强化亚裔团体成员中那些更西方化的，以及更为带领者熟悉的部分，这样就会向这些团体成员发出他们的文化差异应该藏起来或最大限度减少的信息。这里就亚裔美籍团体成员在团体治疗情景中关于自我和他人的内部工作模型给大家提供一些指导原则：

- 亚裔美国人的自我、他人和团体的内部工作模型很难用西方术语来定义，因为关于自我和他人的文化概念根本不同。亚裔美国人更有可能根据他们的团体成员身份来定义自我，同时他们早期依恋体验是通过靠近照料者和群体来满足相互依恋的需要，而非个人主义的需要（见 Rothbaum et al.，2000）。因此，明确区分关于自我和他人的内部工作模型可能不适用于亚裔美籍团体成员。相反，亚裔美籍团体成员的内部工作模型可能会让他们为了社交和谐而抑制自己的情绪，认为团体比自己更重要，同时在乎其他成员对他们的看法，因为这些行为和规范在过去让他们获得了与照料者和群体的亲近（见 Kim et al.，1999；Rothbaum et al.，2000）。从本质上说，亚裔美籍团体成员对于团体可能有一个和"重视集体"这一文化规范相符合的积极内部工作模型。此外，基于过去的团体归属和被接纳的经验，亚裔美籍团体成员可能发展出相对于团体而言的自我感，这种关于自我的积极内部工作模型，是觉得自己是对团体有价值的成员，或者是关于自我的消极的内部工作模型，认为自己对团体没有价值。

- 因为亚裔美国人的文化重视对权威的尊重，亚裔美籍团体成员可能对团体带领者拥有积极的内部工作模型，认为带领者更加明智，可以提供支持，知道怎样对团体和成员才是最好的（见 Kinzie et al.，1988）。然而，如果一名亚裔美国人的有关自我的内部工作模型是消极的，认为自己不可爱或自私，不配成为团体成员，那么他可能认为带领者对他是拒绝的，有敌意的。然而，这些团体成员可能会因为这种想象的拒绝责备自己，并且会因为自己让团体带领者或者团体失望而感到羞愧。

给团体带领者的建议

不要把西方关于依恋的假设放在来自东方文化的团体成员身上

依恋理论取向的团体带领者被教导的是，某些团体成员的行为表明了一种不安全的依恋风格。我们可以理解案例片段中的团体带领者仅仅从这个角度对艾米进行概念化，认为她是疏离的，做出那样的干预是为了解决阻碍她信任团体、体验情感的障碍。不幸的是，通过西方视角来解读艾米的团体内行为，为艾米觉得自己被边缘化和误解创设了条件，最终导致她的团体治疗的过早结束。自由参与、思想交流、个人主义和直接沟通都是过程取向治疗团体对成员最典型的预期，但这些与亚洲文化规范和期望是冲突的（Chung，2004）。对艾米来说，按照大家的要求，直接表达自己的感受，似乎显得不够成熟，太过自私。此外，乔伊希望得到团队的认可可以解释为一种更为专注的依恋，她过度关注团体对她的认可，反映了亚洲文化的规范。虽然乔伊比艾米对西方文化适应得更好，但有时她也会隐藏自己认同亚洲文化价值观的部分，并以此为加入团体历程的代价。就像儿童的依恋需要如果被照料者拒绝，他们便逐渐学会抑制激活这些依恋需求，像乔伊这样的少数族裔团体成员，如果觉得他们身上"族裔"的特性不被团体接纳，他们就可能学着对这部分进行隐藏和隔离。

培养能胜任多元文化团体的带领者：应用依恋理论

迪露西亚瓦克和多尼吉安（DeLucia-Waak & Donigian，2004）提出了四个步骤来培训能胜任多元文化团体的带领者。在接下来的部分中，我们概述了这四个步骤，为借助依恋视角工作的团体带领者进行详细介绍：

第一步：审视你自己的文化、民族价值观和种族身份，以了解你是一个怎样的人。在处理团体成员的依恋问题时，团体带领者必须审视自己的文化、种族和个人价值观中和关系有关的部分。具体来说，文化会影响我们的如下观念——即预期一个人如何在关系中表达情绪，在多大程度上依赖关系中的他人，以及在关系中被认为是"正常"的自主性（见 Rothbaum et al.，2000）。

第二步：检视你源于以欧洲为中心的团体工作视角对团体工作的看法和固有假设。接受欧美人际过程治疗团体模式训练的团体带领者通常被教导，要去强调某些可能与其他文化不一致的团体历程和价值观，例如公开的自我暴露、注重普适性而非差异性、团体成员对带领者直接反馈与进行面质，以及团体治疗适用于所有来访者（见 Chung，2004）。团体带领者应该检视他们对团体工作的假设，以及这些假设在哪些方面可能对某些来自不同背景的成员是不适合的。当团体成员不符合群体带领者的假设时，带领者可能会错误地将团体成员归类为不安全型依恋风格，或者认为他们是缺乏安全感才无法进行自我暴露或给予直接反馈，而在现实中，这种与带领者假设的不匹配可能源于文化规范的差异。

第三步：了解其他文化，包括这些文化重视什么价值观，以及这些价值观可能如何影响团体工作。对于团体带领者来说，至关重要的是了解其他文化对理想关系或理想亲密伴侣最看重的是什么，因为这涉及对多元团体成员依恋风格的理解。例如，有研究者（Wang & Mallinckrodt，2006）发现亚裔团体成员的理想伴侣形象明显比白人团体成员的焦虑和回避程度高出许多。

第四步：制订你个人的强调并应用文化多元性方针的团体工作计划，以有效带领多元文化团体。对依恋理论取向的团体带领者来说，重要的是反思他们的理论取向以及个人和文化对于依恋和关系的观念与来自不同背景的团体成员是如何发生冲突的，而不是无意间迫使不同的团体成员适应他们的理论模型。

结论

普适性，这个概念认为人类的经验中有一些人们生存所共有的元素，普适性被认为是团体心理治疗的一个关键因素（Yalom & Leszcz，2005）。亚隆和莱兹克兹（2005）写道，许多团体成员进入团体治疗前感觉就好像"他们的悲惨是独一无二的"，"驳斥成员这种'独一无二'的感觉可以为他们带来巨大的宽慰"（p.6）。然而，考虑到文化内部差异以及跨文化差异，对所有人普适的，为所有团体成员默认的究竟是什么呢？可以说，依恋理论的部分魅力源于它为这个令人费解的问题提供了一个答案——也就是说，我们都有爱、被爱、被更有能力的人照顾的需求，它们存在于基因中。尽管存在这种相似性，但本章回顾了个人在寻求和体验与他人和团体的亲密联结和依恋联结方面重要的民族差异，千万不要被这些亲密、依恋关系的普适现象所诱惑而忘记这些差异。亚隆和莱兹克兹（2005）在讨论普适性时这样写道：

在一个以白人为主的团体中，文化少数群体可能因为他们对于暴露、互动和情感表达的不同态度而感到被排斥。治疗师必须帮助团体超越对具体文化差异的关注，转向跨文化——也就是对人类处境和悲剧的普适反应。(p.8)

依恋研究者们面临着一项艰巨的任务，就是分析依恋理论的哪些方面是跨文化的，哪些方面是文化特有的，以便更好地帮助团体带领者对不同的团体成员进行概念化，进而进行治疗。

第十一章

依恋、丧失和团体心理治疗的终止

　　每个团体带领者都明白，丧失是每个团体治疗体验中不可避免的部分。从团体治疗开始的那一刻起，团体就容忍着成员离开、带领者退休或更换工作等各种团体结束的可能。团体成员最终将不得不说再见。依恋理论是一个理论透镜，在团体治疗中出现这些丧失时可以指导我们如何对其进行干预。

　　本章首先回顾了鲍尔比（1980）的贡献——依恋类型如何影响当事人对丧失的反应。这一部分关注的是越来越多的将依恋与丧亲之痛和哀悼丧失联系起来的实证研究，并且对这些研究如何应用到团体心理治疗中进行了总结。具体来说，我们检视了治疗师如何就团体中出现的依恋相关的不同丧失体验保持敏锐。案例强调的是，当成员面对诸如团体结束时的强烈情感体验时，团体治疗中那些协助他们驾驭这些感受的强有力方式。

鲍尔比与丧失

　　鲍尔比（1980）提出了治疗工作中的两种不同的哀伤反应。一种是持久的哀伤，这种哀伤不会随着时间的推移而减轻，而是持续充斥、消耗着整个个体。他将遭受这种哀伤的成年人描述为长期处于悲痛之中，经历丧失之后无法继续生活。这些人花费大量时间反刍式地思考他们失去的挚爱，对于丧失的反应就好像他们失去了自己的一部分似的。一位 40 岁的成员描述了她父亲突然离世一年后的体验：

> 我仍然生活在迷雾之中。好像他的死就发生在昨天，我失去了我在这个世界上的精神支柱。他是我的灵魂伴侣。我再也找不到起床的理由。我所做的一切就是想他，希望他还活着。我感到空虚。

鲍尔比（1980）认为，挣扎于这种丧失类型的个体更可能与他们早期的照料者形成了高焦虑的依恋，因为他们目前专注于丧失的挚爱，无法应对这一分离。这些个体倾向于采取过度激活的依恋策略，努力去感受分离带来的孤独，并在这些个体离开后的多年里持续寻找相似的依恋形象。

另一种则是与持久的哀伤截然相反的，即当事人经历丧失后没有表现出任何明显的哀伤迹象。他们不公开表达哀伤、愤怒或痛苦。他们可能很少从朋友那里寻求安慰，他们继续生活，好像什么都没有发生，什么都没有改变一样。一位成员描述了她女儿去世一年后的体验：

> 我很难过，但生活还得继续。我开始工作，专注于我平时做的事情。我丈夫不理解我，认为我冷酷无情。我们很快分道扬镳。我只是不想像他那样沉溺其中。

鲍尔比（1980）认为，这些个体的依恋风格更倾向于高回避的依恋，他们很早就学会抑制自己的痛苦反应，调动分裂的防御机制，让自己不去表达渴望和绝望的部分。他把这个过程描述为防御性排斥（defensive exclusion）。有研究者（Fraley & Shaver，1997）认为，防御性排斥对于这些个体来说是一种适应性策略，因为它可以让个体将注意力从威胁到自给自足和情绪调节的痛苦体验（比如失去一个深爱的依恋对象的悲痛）中转移出去。从本质上讲，冷漠型的个体能够绕过那些会导致脆弱、焦虑和依赖的想法和感受。与其被哀伤的感受淹没，不如什么都感觉不到，在没有情绪痛苦的情况下重新开始生活。这些人是否真的能更好地应对生活，文献中有所争议。有些文献表明，回避哀伤会导致后来出现失调的哀悼过程⊖（complicated mourning，Lindemann，1994），而有的研究者则认为，避免哀伤是适应性的，不一定是病态的（Bonanno，Keltner，Holen，& Horowitz，1995；Wortman & Silver，1989）。

　　尚未讨论的是，安全型依恋的个体面临丧失时似乎拥有的优势。安全型的个体，不像前面描述的那些人，他们经历挚爱的离开，更能够体验失去亲人的痛苦，更能从其他人那里寻求慰藉，虽然逝者的肉体已经离开，他们却可以依靠关于逝者的内在记忆与这个人保持联结。这种内在联结允许安全型的个体重新定义他们与逝者的关系，从曾经的真实可触的关系到现在的表征性的关系，尽管对方肉体已经不在，但他们仍然允许自己体验到一种持续的联结和安全的依恋。某些观点认为，如果缺乏对失去的挚爱安全的内在表征，就会增加复杂性丧失的风险（Stroebe，2002）。许多理论家认为，个人和团体治疗促进对安全基地的内化，这一过程使患者既能应对丧失，又能转向积极的关系体验。

急性哀伤与依恋

　　有研究者（Shear et al.，2007）发展了一个专门基于依恋理论的丧亲模型。这些作者整合了成人依恋研究、成人丧亲研究和复杂性哀伤个体的

⊖　失调的哀悼过程，指变得更加困难和复杂的哀悼过程。——译者注

临床观察。他们强调依恋对象死亡的重要性，对所有丧亲者，哪怕是对依恋类型更加安全的个体，都会带来挑战。依恋对象突然死亡之后，当事人与这个人的真实可触的关系不复存在，但是亲人的内在表征依然活跃，未经调整——就像依恋对象还活着的时候一样。这些作者认为，这种未解决的情况是大多数个体出现急性哀伤（acute grief）症状的根源，无论其依恋类型是安全的还是不安全的。哀伤症状的产生是因为内部模型持续激活一种感受，仿佛逝去之人依然活着，依然存在于物质世界一样。更糟糕的是，丧失的痛苦激活了关于依恋的亲密寻求系统，强化了当事人对依恋对象的渴望，但那个人已经不在了。促进自我慰藉的内部工作模型已被破坏，导致调节痛苦情绪的机制受到挑战。作者们认为，这种急性哀伤的体验非常消耗、混乱、痛苦，使丧亲者最初都无法进行正常的日常活动。虽然这个过程很难，但丧失一旦经过新陈代谢，被整合，生活就能重新开始，悲伤、逝去亲人的挥之不去的痛苦念头、哀伤等都会逐渐减轻。对于一些人来说，无法缓解的丧失和痛苦会一直持续，无法恢复健康的关系。

依恋和告别的挑战

对于那些在失调性哀悼中挣扎的人来说，悲痛会持续多年而不减轻。长期的痛苦导致人际关系减少、适应不良的应对策略和回避行为的出现，使人无法恢复到遭遇丧失前的功能（Rando，1993）。根据相关研究（Shear et al.，2007），失调性哀悼与不安全型依恋有关。具体来说，那些有更多依恋焦虑风格的个体表现出慢性形式的哀悼，而那些依恋回避风格的人则表现出较少的明显症状（Hazan & Shaver，1992；Shaver & Tancredy，2001；Wayment & Vierthaler，2002）。有研究者（Parkes，2003）采访了181名遭遇失调性哀悼的患者，探索了他们的依恋类型和哀伤反应之间的联系。他发现，依恋焦虑分别与下述情况相关较高，包括对逝者的过分依赖，或与逝者生前存在冲突关系，以及长时间的哀伤反应。

有研究者（Fraley & Bonanno，2004）通过对 59 位丧亲个体进行研究，从实证的角度研究依恋类型与不同哀伤模式之间的关系。研究人员在两个时间点对个体进行评估，以便研究人员确定哀伤症状得以缓解，呈现慢性哀伤症状，还是延迟发作的哀伤症状等哀伤过程的情况。他们发现，安全型依恋的个体与冷漠型依恋的个体相似。随着时间的推移，他们的焦虑减少了，他们在第二个时间点表现出更少的哀伤——作者称之为一种复原力模式。专注型和恐惧型的个体随着时间的推移焦虑增加，抑郁加重，哀伤没有得到解决。这些发现支持了依恋焦虑和未解决哀伤之间的联系，并且揭示了冷漠型和恐惧型有何不同。

依恋理论家认为，冷漠型依恋风格的个体是在经年累月地应对情感需求的丧失和分裂的过程中逐渐演化而成。这种类型的个体很容易应对依恋对象肉体的丧失，因为他们在多年前就已经经历了依恋对象的情感丧失。根据相关研究（Fraley & Shaver，1997），这些人在丧失发生前已经在保护自己免受依恋相关的伤害，同时不让自己依恋他人。在面对丧失时，他们已经不那么依恋亲人，因此更能避免悲伤带来的痛苦。

研究者（Wayment & Vierthaler，2002）发现，那些报告与死者关系更为密切的丧亲个体比那些没那么依恋的个体表现出更大的哀伤。他们还发现，专注型的个体报告的哀伤和抑郁程度最高，而安全型依恋的个体报告的哀伤和抑郁程度最低。有趣的是，这些作者还发现，与其他依恋类型的个体相比，冷漠型的个体报告了更多的躯体症状。从本质上讲，他们表达的是关于丧失的躯体症状（如头痛、胃痛、身体疼痛），而不是关于哀伤的情绪表达。这些个体可能由于难以体验和忍受痛苦情绪而通过身体表达哀伤。

安全型依恋的个体有能力表达哀伤，可以在不被情绪过度淹没，不丧失应对能力的状态下分享他们的丧失体验（Parkes，2001；Stroebe，2002）。这些发现有助于了解如何帮助不安全型依恋患者应对遭遇丧失或治疗终止时的情绪体验。心理治疗师可能需要帮助这些不安全型成员发展出一种有内聚力和有意义的方式来理解这种丧失，促进生成一种承认依恋对象的肉体缺失的内部表征，并帮助成员应对可能难以忍受的情感失控的状态。

大多数患者在遭受了重大丧失对他们造成的严重影响后前来寻求治疗，但他们都将不得不应对最终丧失作为安全基地的心理治疗师这一情况。我们可以通过描述依恋和丧亲之间联系的文献来理解成员和治疗师对治疗关系结束的反应。

依恋和治疗终止

亚隆和莱兹克兹（2005）将治疗团体的终止描述为"生命中一些最关键和最痛苦问题的微观表现"（p.387）。因为告别带来的冲击力可能相当强大，常常会激活人们从前的丧失体验和应对机制，以应对或避免离别的哀伤。我们已经回顾了成人依恋模式会如何影响他们对丧失的应对、对情绪的忍受，以及发展出失调性哀悼。现在我们来探索团体成员和带领者的依恋模式会如何影响团体治疗的终止。我们通过临床案例，看看过度激活和抑制激活两种情绪管理策略在终止阶段会如何出现，以及团体带领者如何理解这些反应并促进有意义的结束，最后对本节进行总结。

来访者对治疗结束的贡献

根据霍姆斯（Holmes，1997）的观点，整体上，安全型的团体成员不仅能更好地应对生活中的哀伤，也能更好地应对治疗终止。他们倾向于在治疗结束时感激治疗中的得到与失去，能够更好地调节他们体验到的情绪，并且在处理痛苦时有更多的应对技巧。安全型的个体也更善于在治疗之外寻求社会支持，并且在失去诸如治疗师那样的安全基地时有更多的资源可以依赖。有研究者（Shulman，1999）发现，安全型的成员在个体治疗中会体验更积极的情感，面对治疗结束时体验到更少的焦虑和抑郁情绪。

大多数专注型的成员往往更难承受治疗师的丧失。就像他们在哀伤时难以调节情绪（Stroebe，2002；Wayment & Vierthaler，2002）一样，他们经常采取的应对策略反而让情绪更不稳定，例如反刍式地思考治疗结束的场面或试图通过重新采取自我毁灭行为来吸引他人的关注。有研究者（Pistole，1999）描述了专注型的成员如何经常表现出阻抗行为（例如，错过治疗，再次出现症状，变得更加愤怒和焦虑）来回应治疗的终止。在治疗终止阶段，这些患者也可能变得黏人或重现症状，以此试图通过从他人处获得照顾来减少被抛弃的感觉。在认知上，他们执着于自己无助、孤独、不受欢迎的想法。痛苦可能是如此的排山倒海，以至于专注型的成员可能会推迟治疗的终止以避免丧失带来的痛苦（Holmes，1997）。他们也可能过早结束治疗，以调节他们的痛苦，重获控制感。霍姆斯（1997）认为，治疗师需要帮助这些成员理解他们"害怕结束"的心理意义，识别这些适应不良的应对策略背后的动机，建立内部资源来应对感受，并发展外部支持系统。

冷漠型的成员也可能过早结束治疗，但他们会否认这种关系对他们的重要性（Holmes，1997）。冷漠型成员很可能以类似于处理爱人死亡的方式处理心理治疗的结束。他们采用抑制激活策略，隔离自己对痛苦情绪的体验，并倾向于在结束时依靠他们自己。转向自我内部使他们保持自给自足的感觉，这有助于他们脱离对关系的依赖。

治疗师对治疗结束的贡献

正如我们在前面的章节中了解到的那样，治疗师对治疗过程的贡献至关重要，对于治疗终止也是如此。许多研究都涉及治疗师对终止治疗的反移情反应，以及这些反应如何影响治疗的终止。不难想象，治疗师的依恋风格会如何影响有关内疚的体验和治疗的终止。

霍姆斯（1997）认为那些冷漠型依恋风格的治疗师可能极大地低估治疗关系的重要性，因为他们喜欢尽量减少对他人的依赖。这些治疗师可能会过早结束治疗，以避免成员和他们自己对这种关系的渴望。因为他们将自己的哀伤分裂，他们可能没有意识到成员的哀伤。如果患者提到治疗的结束，情感比较疏离的治疗师可能会将关注点放在治疗结束的积极方面，展望未来的治疗，或者理性地总结治疗的进展。恐惧、哀伤、感激和爱的反应可能被掩盖或完全回避。

相比之下，偏专注型的心理治疗师可能对结束过于敏感，感到被抛弃，感觉自己正在抛弃团体成员。如果偏专注型的治疗师过度关注回避冲突，降低内疚感，则可能更倾向于对结束闭口不谈，不承认成员的愤怒和失望，并试图过度关注转介或治疗结束的积极方面。这些治疗师甚至可能试图避免治疗的终结。波伊尔和霍夫曼（Boyer & Hoffman，1993）是第一批运用实证研究考察治疗师的丧失经历和治疗终止阶段中的焦虑体验之间的联系的人。他们发现，治疗师的丧失经历可以预测他们在治疗终止时的焦虑。不仅如此，丧失经历还可以预测他们在治疗终止阶段的抑郁程度。从本质上讲，与成员治疗关系的终结可能会激起他们自己的丧失体验，并影响他们自己在结束阶段的幸福感。

促进团体心理治疗结束的策略

亚隆和莱兹克兹（2005）描述了在团体治疗中处理结束的重要性。他们强调，就跟个体治疗一样，团体中的丧失可以激起之前的丧失体验，导致一些成员隔离体验以保护自己，不去体验被激起的痛苦情感。他们建议如果成员对治疗终止和结束有所回避，治疗师要进行挑战，他们警告说，"如果没有适当的分离，这个治疗过程的效果就会打折扣，来访者未来的成长也会受限"（p. 384）。他们没有探索哪些成员对丧失的易感性更高，以及为什么他们更倾向于采取回避体验或寻求关怀的方式。

　　学术文章的作者们没有找到有关依恋风格影响团体治疗中来访者或治疗师对于治疗终止的体验的实证研究，但他们确实找到了一篇理论论文，将团体成员的依恋风格与失去带领者的复杂体验联系起来。哈蒙德和马尔马罗什（Hammond & Marmarosh，2011）比较了一个人际过程团体成员的变化过程。这个团体的成员要么更倾向于专注型的依恋风格，要么更倾向于冷漠型的依恋风格，他们在带领者更换过程中都采取抑制激活和过度激活的策略。冷漠型成员采取抑制激活策略，包括最大限度降低带领者的重要性，否认对这一变化的任何负面感受，忽视那些对失去带领者感到痛苦的成员的反应。一个冷漠型成员描述了过去生活中的人际关系困扰。在描述自己的童年时，她极力淡化自己混乱的成长经历，很难详细描述自己的童年。她回避自己的情感需求，努力而艰难地维持依恋关系。尽管她不断贬低人际关系，但她仍然表达了隔离感和孤独感让她常常出现自杀的念头。

　　在团体治疗开始时，这个成员对其他人说：

　　好的，人际关系，让我想想……嗯，我现在单身，我不善于处理恋爱关系，最多也只能维持 6 个月，然后我就放弃了。这种情况经常发生。通常是我厌倦了他们。我总是在一段时间后变得烦躁易怒，不想逗留。关系应该是什么样的，我父母没给我做出好的榜样……（之后，在其他人谈论他们自己的关系模式之后）如果你是一个无聊的人，我不会努力去了解你。我能做的就这么多，再多就不值得了。（p. 604）

　　在更换带领者的过程中，这个团体成员对刚刚透露出对此感到哀伤的团体成员说了下面的话：

　　[大笑] 我一点都不难过。这有什么大不了的？反正你们也不是这个团体的一员，对吧？ [盯着带领者，等待答复]

　　带领者：你们怎么想？

该团体成员：我的意思是，你没有完全参与。你已经完全脱离了。我的意思是，你就像个家具 [每个人都紧张地笑了]。我的意思是，你就像一件很实用的家具，我猜，就像是脚凳或者其他什么东西 [咯咯地笑]。（pp. 610-611 ）

在这次互动中，她尽可能回避对治疗师的情感体验，带着讽刺和敌意的幽默离开。她也淡化了团体中他人对结束感到哀伤的丧失体验。

一些偏专注型的成员在这一阶段采取了过度激活的策略。这些成员开始表现出症状的增加，比如在治疗之外物质滥用，感觉到被带领者抛弃和背叛，以及难以信任团体在过渡期间会支持他们。一个成员说：

我在上周开始觉得自己没有为团体做出什么有价值的贡献。我曾经认为这是我的强项，我是一个很好的成员，但最近这种感觉我一点都没有。如果我不能真正为团体贡献，也许我不应该成为一个成员。（p. 608 ）

这个成员通过贬低自己和分享自己离开团体的想法试图获得团体成员的安慰。

研究数据表明，依恋类型是带领者变更过程中影响成员应对能力的重要因素。团体即将结束，成员面临分离，此时如果有人脱落，我们可以想象他内心其实也会有类似上述成员的反应。因此，最重要的是，在团体治疗中，有多种视角和潜在的结束方式可以促进成员对自己的依恋反应产生好奇。团体带领者可以利用成员对这些结束的不同反应，在团体中探索成员此时此地的反应，这有助于他们处理那些未解决的与哀伤有关的议题。

案例：治疗终止过程中的过度激活和抑制激活策略

亚隆和莱兹克兹（2005 ）描述了"在团体终止前不久经历了他们原始症状的短暂复发"（p. 385），这类似于个体治疗。就好像他们在抗议即将到来的分离和结束。虽然这些作者没有提到依恋理论，但他们确实使用了鲍尔比的阻抗概念，并建议带领者帮助成员理解这些行为是一种"对终止的阻抗"（p.385）。他们还主张，回顾生命早期的议题，有助于协助成员为结束后的团体外体验做好准备。

下面的案例片段说明一个偏专注型的成员玛丽，如何在团体接近结束时采用过度激活的策略，而戴夫则采用抑制激活的策略。更重要的是，它展示了有着不同依恋风格的团体成员如何处理即将到来的结束，如何促进团体开始告别的能力。

玛丽： 这周末我感到恐慌，又有了那些想法。好像我只想爬进一
[偏专注型成员] 个洞，然后死掉。我在想我们在团体中讨论过的事，那些
我可以想起来让自己感觉好一点的事情，但这对我没有帮
助。我再也受不了那种感觉了。

唐雅： 我记得你以前总是有这种感觉。这个周末你是不是觉得更
[偏安全型成员] 孤单了？ 我知道我们正在讨论几周后结束团体的事。我
在想我们的结束，激起了我很多感受。

玛丽： 我当时没有在想团体的结束，所以我不确定。

约翰： 这就说得通了。我记得上次你在这里有这种感觉的时候，
[偏安全型成员] 是在你和男朋友分手之后。那时候你很恐慌。

戴夫： 各位，我想她[指玛丽]会没事的。[转向玛丽]你会没事
[偏冷漠型成员] 的，玛丽[微笑]。你以前曾经战胜过这些恐慌情绪……
试着把注意力放在生活中美好的事情上。

玛丽： 你又来了，你正在做我们在这里谈过的事情。我知道你可
能想让我感觉好一点，但这一点帮助都没有。这让我感觉
更糟[变得焦躁和沮丧]。你现在应该知道了。你为什么
就不能听我说呢？

戴夫： 听着，我只是想帮忙，我道歉。你不用给我脸色看。

玛丽： 我没给你脸色看，你就是不明白。

戴夫： 明白什么？

带领者： 我看得出来你俩都不高兴。戴夫，我想你很想帮忙。我在想，当你听到玛丽说在我们团体即将结束时她又感到恐慌，你怎么看？

戴夫： 我不知道。我不想惹任何人不高兴。[疏离，看上去有些沮丧]

带领者： 很明显你不想惹任何人不高兴。我可以想象你有某种感觉或者内心反应，让你告诉玛丽去寻找积极的一面。在你回应她之前，那个当下的感觉是什么？就在你试图帮她之前？

戴夫： 我不确定……我当时的感觉是什么？[长时间暂停]我想，我不想她难过。她听起来心情又不好了。

带领者： 当你觉得她心情又不好了的时候你想象你的感觉是什么……当她说团体即将结束，她感到更加孤独和恐慌的时候？

戴夫： 你知道我很难体验感受。[沉默]我想，也许我感觉到了点什么……[犹豫地]我不知道[突然停下来]……也许，我感到有点失望……但只有一点点。

玛丽： 什么？你为什么会对我感到失望？[恼怒地，带着愤怒的口吻]
[插嘴]

戴夫： 我感到很失望，因为……你一直努力让自己的感觉好起来，我想我希望你一切都好，玛丽。

唐雅： 你说你希望她一切都好，但你听起来的确有点生玛丽的气，为什么？

戴夫： 玛丽，我确实在乎，有时候我确实会生气，因为看到你这
[看着玛丽] 样受苦我很难受。面对那些感受，生气比坐在这儿听你说那些难过的情绪更容易……我只是希望我们所有人都能在一个美好的地方结束……拥有我们生活中想要的东西。

我认为这些东西是我们应得的。再过几个星期我们就要说再见了，我想感觉好一点。

带领者： 感觉如果我们没有忧虑、没有失望、没有未解决的议题，这样结束团体会容易得多。每个人都有一个好的状态，玛丽有一个好的状态。你想有一个好的状态。

戴夫： 我讨厌这样。

[点头表示同意]

史蒂夫： 讨厌什么？

戴夫： 我讨厌提起过去的事。我感觉好多了，不想再退回去。我确实想以一种好的状态结束。

约翰： 所以，当你听到玛丽谈论她在团体快要结束时的恐慌情绪时，你会担心自己会再次感觉不好，是吗？

戴夫： 我想是的。我不想为此担心，但如果我对自己诚实的话，我确实不想再回到那样的状态。这是一条漫漫长路，我终于开始感觉好些了。那种不好的感觉总是在背景里。

约翰： 我也会想到这些。我做梦也不会猜到你会这样说，戴夫。

玛丽： 我很难相信你会担心你抑郁症的复发。有时候我会回归过去看待自己的方式，认为自己比团体里其他人更弱小。在我看来，每个人都那么强大，独立——特别是你，戴夫。知道其他人其实也有这样的感觉，我感觉好太多了。

[看起来对戴夫不那么生气，也更加开放]

唐雅： 我也这么觉得。当我坐在这里的时候，我开始思考没有你们的生活会是什么样子。我会想念这个团体的。在我们彼此分享了这么多以后，说再见并不容易。你们一直在我身边支持我。我真的想过今天不来的，但我知道我必须来。我不想敷衍。你[转向带领者]提到在接下来的几个星期里，我们将开始道别。我只是不想这么做。事实上，我不知道从何说起。

　　如案例材料所示，团体带领者的优先事项之一是探索团体如何对即将到来的结束进行反应和工作。与其回避丧失或痛苦感受，或者只是让成员们相信一切都会好起来，不如对成员面临丧失时候的反应进行深入加工。比如，将玛丽感到被抛弃的内心体验与治疗终止时症状的增加联系起来；帮助成员们表达对团体结束的各种情绪反应，包括哀伤、愤怒和失望；帮助成员摆脱可能陷入困境的状态（过度激活或抑制激活）。

　　团体带领者着手修复了一个重要的人际破裂的状况，它可能导致玛丽继续攻击，戴夫退出，以及回避潜在问题等情况发生。带领者趁玛丽和戴夫在情绪超负荷或完全退缩而无法继续探索他们的反应之前，迅速进行了干预（Wallin，2007）。带领者重新引导他们关注他们受到的刺激的潜在动力——对团体结束的内心体验。这是由一名安全型团体成员唐雅在团体中提起的。开放式的问题、积极的评论、带领者和成员的支持等，都鼓励了成员继续探索他们对即将到来的团体结束的反应和感受。带领者也通过询问戴夫退缩的原因，以及充分认可他那些被成员们忽视的助人行为，让戴夫重新加入团体的探索工作中。

　　带领者对与结束相关的失望情绪进行同调，团体开始帮助玛丽将她症状的加重与即将到来的结束和被抛弃的感觉联系起来。当团体成为一个安全基地时，玛丽自己的好奇心促使她开始探索自己的情绪反应，她逐渐可以理解团体结束增强了她的恐慌情绪。戴夫是一个冷漠型的成员，他能够洞察到他在这个团体中的抑制激活是由于他害怕自己变得软弱。一开始，他把解释集中在想让玛丽在团体结束时感觉好一点，但后来他意识到自己的恐惧是被害怕抑郁复发的担心激活的。安全型成员唐雅，能够将团体成员的反应和即将到来的丧失联系起来，并探索更多的伤心、哀伤的脆弱感受。她很好地帮助了团体成员更加公开地谈论与告别相关的感受。

　　带领者能够涵容成员对结束的不同反应，能够觉察团体成员的潜在动机并积极探索，能够在不被情绪吞没或过于超然的情况下谈论对结束的焦虑和感受。并非所有的带领者都能以这种方式参与进来。缺乏依恋安全性的带领者可能更难以承受团体中的丧失体验。

治疗终止时带领者的过度激活策略

正如团体中专注型成员在面对团体结束时会被激活一样，专注型的团体带领者也会受到结束的影响。在一次督导中，一位有性创伤史的带领者呈报了她的团体终止过程的录像。很明显她在最后一次团体中，对治疗结束感到不舒服。但她没有探索这种不适和尴尬的沉默，而是跳起来控制了整个团体，在团体中一个接一个地向每个成员回忆了一长串美好的事情。她对所有人都给予了热情洋溢的反馈，有些成员看起来很有压力，不得不给予她积极的反馈。因为反馈感觉很做作，所以这次团体的视频看起来也很痛苦。很明显，这些反馈更多的是基于带领者需要减轻她自己的不适，而不是帮助成员处理他们对团体结束的反应。当督导问带领者为什么决定进行这种干预时，带领者回答说她已经被焦虑和压力弄得筋疲力尽。团体带领者于是决定做一些"事情"，来努力撑完最后一场。虽然还不清楚这位带领者的依恋类型到底是哪种，但她对团体结束的焦虑影响了她与团体成员保持同调的能力，错过了帮助成员们识别和表达困难情绪的能力。

治疗终止时带领者的抑制激活策略

在《团体心理治疗中的复杂困境：解决之道》(*Complex Dilemmas in Group Psychotheray: Pathways to Resolustion*) 一书中有一则很好的关于带领者回避情绪的案例。作者描述了团体治疗师体验到的几个困境。其中一个是关于一名带领者在团体终止时对自我暴露的不确定。这则案例首先描述了在团体的结束期，一名成员想了解带领者的个人信息。该成员问："你有孩子吗？"带领者拒绝回答，因为她说她担心其他成员不想知道这些个人信息。她觉得这样做越界了。

因为带领者拒绝回答，那名因好奇而询问个人问题的成员变得沮丧，而且越来越严重，到团体结束也没有得到解决。更重要的是，这位带领者说，让她不舒服的是这种紧张恰恰开始于她正在和自己喜欢的成员告别的时候。带领者指责提问的这名成员，说这名成员想要以愤怒的方式结束并离开团体。尽管这位带领者试图推脱一些她没能处理好关系断裂的责任，但她对于这段关系的结束感到很糟糕，因为她真的很喜欢这名成员。

向带领者提出个人问题可能有很多含义，而并非简单试图挑起争执，而且治疗师可能与所有挣扎于离别之苦的团体成员形成共谋。带领者，和成员一样，过于关注关于结束的情感表露，而忽略其背后的感受。尽管带领者的依恋类型尚不清楚，但带领者，尤其是在面对成员试图靠近时做出回避反应的行为抑制了她探索问题背后的潜在含义，进而将其与团体中可能的丧失问题联系起来的能力。她无法在团体结束时表达自己的哀伤，也无法表达与团体成员的亲密，更无法修复与她在乎的团体成员之间的关系破裂。从依恋理论的角度来看，这种活现揭示了过度激活策略与抑制激活策略之间的相互作用。过度激活策略指的是成员在治疗结束时挑战边界，索取治疗师个人信息以应对即将到来的丧失；抑制激活策略指的是治疗师对脆弱感受的回避，以及对团体情感体验的退缩。

安全型依恋带领者：团体治疗中的丧失与终止

有研究者（Fidlesteel，2005）的文章《当治疗师说再见》描述了带领者退休的过程，以及她在团体终止过程中的种种挣扎。在团体终止过程中，她能够质疑自己干预带来的影响，并探索她和她的团体成员挣扎背后的潜在情绪。更重要的是，当反移情导致她邀请团体成员以另一种形式继续团体治疗而不是更深入地触碰现实中的结束时，她能够纠正自己的错误。带领者能够克制自己，检视自己为回避即将到来的结束所引发的情绪的欲望，她能够促进成员对哀伤、愤怒、爱和希望的表达。在终止过程中，带领者不害怕展示自己相应的内在情感，并能够为团体成员提供有意义的体验。

结论

　　作为生活的缩影，团体治疗迫使成员和带领者经历可能的意外丧失和预期的结束。团体内部的这些变动往往会激活早期的丧失体验，暴露团体成员应对结束的困难。我们可以看到专注型的成员和带领者是如何被情绪淹没的，而那些冷漠型的成员和带领者面对情绪则会调动抑制激活策略并表现出退缩行为。安全型的成员和带领者经常促进告别过程的探索，并且能够更好地对团体中被触发的情绪进行识别、管理和共情。虽然这些成员有不同的依恋类型，但是团体心理治疗的好处之一就是让这些个体互动，推动彼此体验对丧失的不同反应。那些偏专注型的人，比如我们案例中的玛丽，倾向于推动团体去探索许多人试图逃避的痛苦的感觉和恐惧。相比之下，冷漠型的人，比如戴维，习惯性地成为分手大师，迫使团体去探索隔离痛苦情绪以便继续前进的欲望。安全型的团体成员，比如唐雅和约翰，有能力共情到团体成员的哀伤、失落和愤怒，并且能够将团体以外的经历与团体结束的体验联系起来。团体带领者可以接纳所有这些基于依恋的反应，以促进有意义的对话，使成员更加亲密。这为我们提供了一个机会，让我们直面一些最基本的存在性焦虑，并学习关于生活的宝贵一课——重要的是在我们有能力的时候拥抱那些我们关心的人。

第十二章

深入临床病例研究：依恋理论和团体心理治疗

本章以两则临床案例说明了团体成员依恋的重要性，以及成员的依恋风格对团体的前期准备、治疗过程和成员脱落会造成怎样的影响。第一则案例（珍妮）侧重于对成员的入组准备和初始团体治疗的经验。珍妮的案例呈现了一位兼任团体带领者的个体治疗师，在他邀请珍妮这位偏专注型的患者加入他的治疗团体时，需要解决的许多问题。

第二则临床案例（莫莉）说明了成员的依恋风格对团体历程的影响。莫莉的案例表明，一个恐惧型的团体成员在团体中如何激起激烈的冲突，以及这种关系破损如何导致成员的脱落，但也会增加团体凝聚力。案例强调了在邀请新成员加入现有治疗团体前，评估他们的人际关系史、调节情绪的能力和对冲突的容忍度等方面工作的重要性。

珍妮：为专注型的成员做入组准备

珍妮是一位 35 岁的白人女性，团体带领者和她一起进行了一年的个体治疗。珍妮最初寻求个体治疗是为了解决她在恋爱关系中体验到的强烈的矛盾感情。她的男朋友比她小 10 岁，珍妮担心他们在年龄、生活经历和个性上的差异会阻碍他们关系的发展。尽管她努力去相信她和男朋友的关系，但她长期以来很难相信别人，很难在恋爱关系中感到安全和安心。

珍妮的童年生活中，她母亲经常被婚姻问题弄得不堪重负，心烦意乱，珍妮得很努力才能得到她的关注。她说，成长过程中面对抑郁、焦虑的母亲和迷人（当父亲在场的时候）但又经常缺席的"令人沮丧"的父亲。她说她经常感觉自己的需求微不足道，必须努力争取关注才能让自己的情感需求得到满足。尽管珍妮在情感上觉得被母亲抛弃，但她却不得不认为自己既有愿望又有义务去照顾自己的母亲，而且往往是以牺牲自己为代价的。珍妮的自我贬低、强烈的情绪反应、对被吞没的恐惧以及对亲密关系的矛盾心理表明，她依恋的特征是高焦虑、低回避，是专注型依恋风格。

在接受个体治疗的一年中，治疗师专注于帮助珍妮学会退后一步，提高减少反应和观察自己情绪的能力。她经常在情感关系中体验到一种"窒息感"和相互依赖的感觉，这种感觉令人兴奋，但又过于强烈。她常常感到一种想要逃离这些关系的愿望，每当关系结束她都觉得有一种解脱感。在治疗中，当珍妮描述"被困在"恋爱关系中的感觉时，她感到强烈的焦虑。

珍妮的个体治疗师，同时也是团体带领者，开始为成年患者组建一个人际过程团体来处理人际关系议题。珍妮看起来非常适合这个团体，因为她很聪明，功能良好，尽管接受了一年的治疗，但治疗之外，她依然受到人际交往困难的困扰。有意思的是，尽管珍妮长期以来对男性充满愤怒和不信任，但她从来没有表现出对男性治疗师的负性移情。治疗师想知道她是否对自己有一些理想化的移情（例如，把他放在一个崇拜的位置，看他与其他男人不同）。也有可能珍妮因为害怕被拒绝或被抛弃而无法接触到消极的感觉，这导致她在个体治疗中对治疗师有所回避。

尽管珍妮在治疗中能够很好地掩饰自己的愤怒，但考虑到她的专注型依恋风格，治疗师预计她在亲密关系上会有一些矛盾，和其他团体成员也可能发生冲突。这位带领者希望他们在个体治疗中建立的治疗同盟能够支持她在团体中的治疗。由于这是一个人际过程团体，涉及治疗师的自我暴露和团体成员的各种移情，带领者预计，珍妮对带领者的理想化移情很可能会受到充分的挑战，这将是治疗的一个重要方面。同盟的破裂有助于珍妮更真诚地看待她对带领者的内心反应，包括对抗、失望和愤怒。

治疗师在团体形成的早期就和她提出了参加团体的想法，珍妮对此很是好奇。他们用了两次咨询会谈来讨论团体将如何运作，团体如何能够帮到她，以及可能导致的潜在治疗问题。作为知情同意程序的一部分，带领者也向她说明了各种有关保密、亚团体和出勤的团体规则（包括成员应至少出席五次团体的基本承诺，这一规则旨在帮助团体成员处理退缩或过早脱落的倾向）。这位带领者还要求她签署了团体协议。这样做可以让她对这些规则和规范同时进行听觉和视觉通道的处理加工。

珍妮加入了这个由六名成员（三男三女）组成的团体，成员年龄从20岁到38岁不等。其中，迈克尔和凯蒂是团体里两名最年轻的成员，都是大学高年级学生；蒂娜是30岁的儿科医生；约翰是34岁的建筑师；艾伦是38岁的摄影师。第一次团体看起来非常顺利。团体首先强调了团体的结构、规则，并就成员的回应进行处理。然后，成员分享、谈论了对待关系的态度和经验。成员们谈到彼此的异同。总的来说，这位带领者很满意团体基于"此时此地"处理第一次治疗中的焦虑情绪的能力。

当晚，团体结束后不久，珍妮就打电话给她的治疗师即带领者，表达了她的担忧。她认为团体不适合她，理由是团体成员的年龄差异。下一次团体之前，这位带领者为珍妮安排了一次个体治疗，他鼓励她在团体中当面讨论这个问题。

　　挂断电话后，带领者想知道她的依恋风格如何影响了这种矛盾心理以及她表达这种心理的时机（几乎是在第一次团体结束后立刻来电）。在团体历程中，她看起来很好，但是带领者意识到她对被拒绝和被抛弃的恐惧，她的依恋焦虑一定被激活了。第一次与其他患者"分享"她的个体治疗师可能会激起她对被抛弃和丧失的恐惧。尽管珍妮没有谈及这些恐惧，但这位带领者知道，对年龄的关注象征着一个更深层次的问题，他希望在与珍妮的个体和团体工作中去发现这个问题。

　　虽然带领者对珍妮在第一次团体后就已经考虑离开团体感到沮丧，但是她能联系他，诉说自己的矛盾心理而不是付诸行动，这让他很受鼓舞。在个体治疗过程中，她透露，她担心与年龄有关的发展水平的差异会影响她从团体中获得她需要的帮助的能力。有趣的是，她对年轻男友也表达过类似的实实在在的恐惧。珍妮似乎认为人与人之间的差异会妨碍他们对她的理解。实际上，她担心自己会再次孤身一人。孤独感是珍妮小时候常常体验的，当时她的父母无法认可或理解她的情感需求。再次孤身一人的恐惧对她来说太可怕了。虽然她在个体治疗期间无法充分表达这一点，但她能够表达对自己在团体中孤独的恐惧。这是一个重要的暴露，因为珍妮的恐惧在很多成员身上也存在。

　　在更深层次的探索中，珍妮说她感到不舒服，因为她坚信凯蒂和迈克尔因为年龄的关系帮不了她，但是她觉得自己对这个团体很投入，她害怕离开，因为这样做会伤害到其他团体成员。当带领者询问他把她安排到团体的感受时，她能够表达对带领者的愤怒。她指责带领者让她陷入这种境地，她感到自己被他"误导"，因为他没有向她提供更多关于这些团体成员的信息。最后，珍妮终于能够表达她对带领者的愤怒，开始探索她觉得被带领者背叛的感觉。这是一个极其重要的过程。

　　带领者鼓励珍妮向他表达愤怒。他说，他认为珍妮能够表达她对当时情境的感受很重要，包括她觉得他没有以她需要的方式为她做好入组准备而产生的愤怒。他想知道她把这事告诉他后是什么感觉。珍妮说，除了她已经暴露的内容之外，她对自己的感受没什么可说的。她看起来筋疲力尽，垂头丧气地坐在椅子上。

带领者很好奇她对入组的强烈反应，以及她对他的失望和愤怒。她在团体中感到不安全的背后是什么，又是什么触发了她产生被背叛的感觉？他还想知道他们个体治疗中珍妮是在回避对他的愤怒，而如今在团体中这愤怒浮出了水面。这位带领者回应说，他感到担心，想要理解她体验背后的含义。即使她对自己和两个最年轻成员之间的年龄差距真正感到失望，那么其他三个三十多岁的成员呢？她开始列举这些"三十多岁的人"也无法与她产生共鸣的原因——和艾伦、约翰的性别差异，和蒂娜的年龄差异。

这位带领者试着共情珍妮害怕自己在团体中会再次孤身一人的感受，他还注意到珍妮情绪的强烈程度，以及这种情绪发生的速度。她以前体验过这种感觉来得那么迅猛吗？珍妮泪眼婆娑，她说她这一生花了太多时间照顾别人，却没有照顾好自己。她说害怕如果自己和其他成员太不一样，那么她就不能在团体中充分关注自己。带领者说，这种感觉和恐惧听起来很重要，应该尊重这种感觉，他们可以一起探索。

很明显，当珍妮加入这个团体时，她陷入了她在其他所有人际关系中体验到的困境。团体激活了珍妮最深的恐惧：陷入一段痛苦关系中，在这个关系中她不得不通过牺牲自己来避免伤害别人，同时压抑自己的痛苦和感受。有趣的是，珍妮似乎坚持认为，年龄本身阻止她陷入一段被对方搞得不知所措的可怕关系。与现任男友在一起时，尽管他出于天性对她关爱有加，但她也害怕他们之间的年龄差距。在团体中，她担心年龄差距会再次导致绝望，尽管外人看来，年龄似乎并不是真正阻碍珍妮投入可以为她带来更多亲密和照顾的恋爱关系的原因。

　　似乎年龄是她唯一能用以保护自己免受团体治疗引发的恐惧和焦虑的煎熬的东西。幸运的是，团体规则的制定，就是为了让像珍妮这样的成员有足够的时间来处理其相关议题，这些议题可能威胁到成员对团体的承诺。处理完珍妮的情绪后，带领者提醒她团体的出勤规范，在做出离开团体的决定之前要参加五次。带领者把这个规则和她的情况联系起来，解释说在团体中，成员的问题需要时间才能随着团体历程浮出水面。在这之前，团体成员必须建立融洽和信任的关系。带领者说："在这之前，或许我们可以利用已经建立的关系提供的安全和保障，帮助你想象一下，如果你和团体分享今天向我提到的这些担忧会怎样。""好吧，"珍妮说，"但在开始前，我要告诉你我现在有多尴尬。"她说她仍然对自己的治疗师感到不满，因为他没有帮她更清楚地预见自己与其他成员的不同，但现在她主要是在为电话和治疗中"崩溃"而感到尴尬。她安静下来；当带领者注意到这种沉默时，珍妮说她感到自己正在"关闭"。她意识到自己以前也曾失望过，而关闭是她"保护"自己、获得"空间"以及"惩罚"对方的方式。对带领者来说，这个治疗片段表明她依恋模式的背景发生了变化。与成长过程中对父母的失望不同，她能够不用以情绪淹没他人的方式表达自己的愤怒。这给治疗师留下了深刻印象，因为这是她基于自己依恋需求的一种更充分和勇敢的表达。

　　最终，利用这一机会修复这种共情破裂有助于巩固其个体治疗关系。这一时刻也使带领者能够将她在团体中制造破裂的能力和可能具备的修复能力联系起来。带领者利用治疗的剩余时间预估当珍妮与大家分享她的担忧时，团体中可能出现的想法、感受和反应，想象她会怎样提出这些问题，其他人会如何反应，她对他们的反应又会做何回应。

　　在接下来的团体讨论中，珍妮确实向其他成员提出了年龄的问题。与上次治疗相比，珍妮显得更加紧张，更不淡定。她说担心会伤害其他成员的感情，但她也认为解决这个问题很重要。就像她对待带领者一样，珍妮担心有两个年轻的成员无法理解到她，无法帮助到她。年龄最大的成员艾伦没有和她共情，只是简单回答说，他觉得年龄对他来说不是什么大问题。他觉得与其他成员有足够的共同点，团体体验就是值得的。迈克尔是团体中一位比较年轻的成员，他说珍妮不假思索地认为他没什么生活经验，对她没什么价值，这让他有点生气。珍妮变得慌张起来，回答说她并不想伤害他的感情，但她想知道他这么年轻怎么可能共情到她生涯发展方面的问题，比如她 30 多岁了还没有结婚，没有孩子。迈克尔回答说，虽然可能的确如此，但他仍然可以帮她处理她对这些问题的感觉。同样是 35 岁左右的约翰有点漫不经心地笑着说："我有一颗年轻的心。年龄，你说了算。"没有得到团体的支持，珍妮非常生气，她对约翰说："你说得容易……你是个男人……男人在我们的社会中享有这种奢侈的特权。如果生子和事业对一个女人很重要的话，她就必须努力平衡，而这对我就是很重要。"珍妮在团体中体验到的恰恰就是她最恐惧的。她没有得到理解，她感到孤独。她的脸涨得通红，说话时手似乎在颤抖。

团体仍然专注于年龄这个议题，而不是探索珍妮恐惧背后的深层含义，比如"我属于这里吗""我能得到我想要的吗""你会理解我，还是我会再次感到孤独"。带领者选择去共情珍妮的发言，以便为这个团体做出如何共情的榜样，同时也防止珍妮在团体中冒险表达后感到被排挤。"听起来，既做一名职业女性，又做一名母亲，对你来说很重要，你也意识到了这种平衡有多脆弱，尤其是在你这个年龄。"关于这一点，蒂娜说：

　　珍妮，我比你小几岁，所以我不能说我和你的处境完全一样……但我每天都觉得我需要 25 个小时……这让我害怕……我还没有准备好要孩子，但我担心等我准备好了，我怎样去应付这一切。在医学院学习和住院医生实习期间，约会都非常困难。现在我出来了，我的时间更好安排了，但有时我担心为时已晚。我听到自己的生物钟嘀嗒作响，不知道在我准备好要孩子的时候是否会遇到一个男人。

"是的，这很难。"珍妮回答道，她的声音逐渐变小。她看上去情绪低落，有些疏离。

带领者决定处理团体中发生的事。"刚刚发生了一些非常重要的事，"他说，"我注意到，尽管蒂娜的情况和珍妮不尽相同，但蒂娜能够用自己的体验想象如果她处在珍妮的境地……然后与珍妮和其他人分享这种感受。有人注意到了吗？"艾伦说他注意到了，很高兴带领者提到了这件事。他说他一直觉得珍妮听起来很孤独，这让他想起曾经被误解的经历和体验，但因为不知道自己作为男人的体验对珍妮是否管用而害怕说出来。蒂娜转向艾伦说："我也感到害怕……整个团体的体验对我来说太过新奇，我不想说错话……但我猜我想让珍妮知道她并不孤单。"

"你能直接对珍妮说吗？"带领者问。

蒂娜看着珍妮的眼睛说："珍妮，你不是一个人。"

珍妮的脸涨得通红，眼泪涌了出来。"我想我一直忧心忡忡想要照顾其他人，以至于从来没有看到别人也在试图照顾我。"这是珍妮参与团体的一个关键时刻，这让她对是否留在团体中的矛盾心理得以消解，让她能够更投入地参与未来的团体治疗。

从依恋的角度看，最后的一系列互动的重要意义在于挑战了珍妮依恋关系的内部工作模型。虽然珍妮最初的反应是害怕被误解和孤独，但她收到了"多层次"的共情反应。一开始蒂娜共情到了珍妮对年龄的担忧，后来艾伦共情了她在团体里的孤独体验。蒂娜最后的回应，尽管珍妮情绪高涨，思维一致性降低，但她不可能错过蒂娜对她的直接表达，这一表达刺穿了珍妮与依恋相关的防御。这一点在珍妮的言语和非言语反应中非常明显，这表明她终于听到了蒂娜的共情，感到被理解。对珍妮来说，这是一次矫正性情感体验，因为她不必牺牲自己的需要去满足他人的需要，而团体向她彰显即使她有不同意见，特别是即使她对他们表达愤怒，他们也能理解她，对她表示同情。

珍妮案例的经验教训

从这个案例中可以吸取许多重要的经验教训。首先，个体治疗可以在为成员入组准备方面起到重要作用，可以松动与依恋相关的防御机制。珍妮不清楚团体治疗的情况，这一主观感受很重要，不应被忽视。她一入组就发现团体与她预期的不同，十分惊讶，并且联想到她自己成长过程中与依恋相关的焦虑经历。在二元依恋层面，她似乎害怕被拉进与个别成员的两人关系中，因为在这种关系中她总是扮演照顾者的角色，让自己的需求不被看见，被误解。在这方面，她对团体中的个体间关系状态的预期明显受到她自己的二元依恋历史的影响。因为珍妮的依恋模式不可避免地会受到团体因素的刺激（如果她没有关注年龄差异，她也可能关注自己与成员其他方面的不同），这就是把她的恐惧和她的依恋历史联系起来的机会，协助她想象随着时间的推移团体会如何帮她解决这些问题。此外，带领者可能已经考虑过当珍妮看到她的个体治疗师和团体中其他成员在一起会如何激活她的依恋焦虑，以及出轨的父亲对她情感忽略的痛苦经历。大家可以想象，珍妮第一次与其他成员共享带领者（她的治疗师）时感到受到了威胁，她觉得有必要以某种方式与带领者接触。在治疗之外给带领者打电话并威胁要离开团体可以被视为一种过度激活策略，目的是刺激带领者对她的关心。

在团体依恋水平，珍妮可能害怕在团体中重现她的原生家庭动力，即她是与众不同的那个，被团体拒绝，感觉被排斥在外。作为家里的独生女，她显然与父母不同，然而有趣的是，不同之处仅仅在于她的年龄（他们是成年人，而她是个孩子）。她被父亲抛弃，父亲有出差时的女朋友；她也被母亲抛弃，母亲只会缩在自己的世界里。因此，珍妮从小就被置于家庭系统之外，所以她会认为自己也必然会游离于这个团体系统之外。福纳吉和同事们（2002）描述了心智化过程，作为心智化的一部分，最重要的是帮助珍妮通过团体治疗感受与儿时不同的二元依恋体验和团体依恋体验。要推进这一点，可以通过帮助珍妮思考她是如何感知其他成员怎么想她的。从依恋的角度来看，第二次团体聚会结束之所以关键的一个原因是，其他团体成员为她做了这件事。艾伦和蒂娜都告诉珍妮，他们在想着她，对她的遭遇表示同情；因此，她可以知道，不仅他们的内在想法和外表行为是不一样的，而且她在他们心中的地位也非常重要。

此外，在这则案例中，我们看到个体治疗作为团体治疗中解决新出现的依恋问题的补充工具发挥了重要作用。有研究者（Segalla，Wine & Silvers，2000）建议同时进行个体和团体治疗，以帮助患者理解和整合他们的内在反应。在这种情况下，第一次和第二次团体治疗之间的个体治疗是处理刚出现的关于二元依恋和团体依恋的紧急问题的重要时刻。正如珍妮在治疗中表现出来的那样，治疗关系出现了破损。重要的是首先修复这个破损，以加强珍妮和带领者之间安全的二元依恋。珍妮分享自己的感受以及带领者对这些感受的承认和肯定都是修复的重要部分，也是她的父母没能对她做的事。随着安全基地的重建，个体治疗的后半节使用个体间关系作为基础，启动安全团体依恋不可或缺的心智化功能。首先，考虑到塔斯卡等（Tasca，Balfour，Ritchie & Bissada，2007b）关于为专注型的成员做准备的建议，这位带领者鼓励珍妮对团体建立同盟和信任的最初阶段保持耐心，同时提醒她参加五次治疗的承诺。这位带领者想让珍妮意识到，她可能需要比她希望的更多的时间才能发现其他成员和她并没有多大不同。

其次，带领者记住了从认知上为成员做好准备的文献（Yalom & Leszcz，2005）和心智化的文献（Fonagy，Gergely，Jurist，& Target，2002），他利用她即将在团体中针对年龄的自我暴露，让她从头到尾，从一系列角度想象了她可能的体验。因此，珍妮能够为构建安全的团体依恋，这一更宏大的过程做好准备。

最后，带领者利用第一次，特别是第二次团体治疗为成员做好准备，以处理团体历程中出现的二元依恋和团体依恋的问题。这种情况发生在几个方面。首先，了解到许多成员（珍妮、凯蒂、迈克尔、艾伦、蒂娜）表达的个人焦虑部分引发了战斗或逃跑的团体焦虑反应（Bion，1974），带领者设计了许多干预措施，为团体提供情感涵容。

在一个相关的记录中，塔斯卡、富特和同事们（2011）描述了一种应对高度专注型成员的"下调"（p. 251）情绪的治疗技术（详情请参阅第六章）。在对这一技术的描述中，他们提出，治疗师应该协助成员意识到他们的情绪何时被过度激活，而后他们又如何采取远离这些当下的情绪的策略。于是带领者有意在第二次团体治疗快要结束时，强调他观察到的蒂娜对珍妮恐惧情绪的共情性同调，同时描述了带领者如何注意到蒂娜的共情的。通过讨论他对这次互动的观察，带领者向其他成员发出信号，告诉他们应该对此有所觉察。此外，通过描述他的观察，他在向成员教授如何与他人共情。在团体中描述共情的这种方式最有可能促使成员远离强烈的情绪，并鼓励那些依恋焦虑程度较高的成员采取更加自我反思的立场（Wallin，2007）。最后，带领者推进了团体成员的心智化进程。通过描述共情的心理过程，带领者帮助他们理解在心理层面彼此是如何相互依存的，这是福纳吉和同事们（2002）定义的心智化的关键。

正如这则案例所示，在最初的治疗中，带领者积极地将成员之间的体验联系起来，并有意地让团体了解这些联系。这种连接工作，一种方法是重复成员的关键言论来建立他们对彼此的回应，从而洞悉阻碍他们内化行为的依恋焦虑或依恋逃避模式。另一种更合适的做法是，带领者鼓励成员直接对彼此重复他们的评论，就像他最后对蒂娜的干预一样。在这种情况下，当珍妮看到蒂娜凝视着自己的眼睛，听到她说"珍妮，你不是一个人"的时候，珍妮获得了一种全新的体验，一种与她曾经对别人和自己的心理表征非常不同的体验。

莫莉：当依恋导致破裂、脱落

前面的案例揭示了一个偏专注型的患者如何在个体治疗师提供的安全基地的协助下加入团体治疗中。一旦珍妮能够表达和容忍她对入组的愤怒和恐惧情绪，她就敢于冒险向大家敞开心扉，暴露她在亲密关系中的内心挣扎。这个勇敢的举动使珍妮产生了矫正性情感体验。不幸的是，这种成功并不总是发生。有时候，不安全型依恋的来访者加入治疗团体，无法忍受团体历程中的挑战。不像珍妮能够和她的个体治疗师及时处理她的情绪反应并回到团体工作中，有些成员会直接过早地退出团体。下面的案例描述了新成员莫莉对团体中的关系破损以及团体修复破损的能力造成了怎样的影响。

经过一个月每周一次的团体治疗后，带领者正在考虑增加一名新成员。莫莉被咨询中心的个体治疗师转介加入团体。她的治疗师说自己很喜欢和她一起工作，但是无法帮她解决持续困扰她的议题。当被问及是什么议题时，他说她经常与其他人发生冲突，最终以她离开这段关系告终。当带领者问她是否与他发生过冲突时，他说："没有……我们的关系很好。"

带领者和莫莉见了面，做了入组访谈，莫莉看上去是一个性情开朗、聪明的研究生。带领者能够理解同事的困惑，也对她频繁出现的人际问题感到惊讶。尽管莫莉很开心，但其实存在一个危险信号——她可能在这个团体中感觉到煎熬。最值得注意的是，她尽力回避了她的人际冲突，回答问题遮遮掩掩，似乎试图掩盖她的真实感受和想法。带领者感觉到莫莉想避免谈论关系中的困难，想用自己的诸多成就和优势给带领者留下深刻印象。关于她的童年几乎没有什么细节，她说自己与父母有着理想的关系，但她却把注意力集中在寻找"更好的伴侣"上，对自己如何造成了自己的人际困难没有多少了解。当带领者问及她的关系困扰时，她似乎真的不理解她为什么经常让自己陷入充满冲突的境地。尽管有所保留，带领者还是接受了莫莉加入团体。

莫莉入组的时候，她十分投入团体，也很开放，就像她入组访谈那样。她天衣无缝地融入了团体。然而，团体进行了三周后事情发生了戏剧性的变化。团体中一名很难开诚布公，比较疏离的成员迈克暴露了他当下的困扰。他说一年前突然和他分手的前女友最近给他发了一封邮件。虽然他不知道该怎么办，但他脸上却挂着灿烂的笑容。当被另一个成员问及他的感受时，迈克说，这封邮件让他感到困惑，因为他不确定自己应该不予理睬，还是应该重修旧好。他拿不定主意，请大家帮忙。

团体成员立即抓住机会予以回应，大多数回应反映了他们自己在关系中被拒绝或受伤的感觉，以及他们对于原谅或结束这些依恋关系的内心挣扎。在许多成员表达了他们的想法和感受之后，一名依恋比较安全的成员，也是团体中最年轻，最没有约会经验的人乔伊，微笑着，热情地说："听起来不错。我认为你一定要给她打电话！为什么不呢？"乔伊的活力和天真使一些成员笑了起来。她的情感也感染了迈克一直压抑着的感情。

莫莉很不喜欢这个反馈，她发出了一声厌恶的叹息，其他人都没有理会。另一个偏安全型的成员跳了进来，恢复了团体中希望的能量，说："这是一个好点子。你会有什么损失呢？"莫莉本来想克制自己，但她再也受不了了，就脱口对迈克说：

这太荒谬了。她 [指着乔伊] 以前可能从来没有约会过。所以，你怎么能听她的？她知道什么啊？我认为事实上你需要忘记这个前女友，永不回头。你不是说是她离开你的吗？你们都滚蛋！我不敢相信你们竟在这里讨论这些废话。我一直坐着，只是听着。如果你们蠢到去想是否应该联系这个白痴，我认为我在这个团体不会有任何收获。有关迈克议题的答案显而易见！

成员都惊呆了。她对其他成员的直接攻击和贬低使他们无言以对，对她充满畏惧。就在莫莉咆哮的那一刻，带领者设法克服了自己的震惊，看到了莫莉对这一动机的防御的背后原因。很明显，这个团体踩到了一个地雷。

带领者意识到，莫莉无法忍受成为一个愿意在丧失、失望和痛苦面前选择原谅或表达希望的团体中的一员。她也不能容忍别人有不同的感受。带领者说：

莫莉，根据你的经验，你永远不应该原谅伤害过你的人。听到成员甚至考虑联系这个人，这一可能的做法对你来说即使不算疯狂，也是可笑的。这让你非常生气，以至于让你坐立不安，同时让你很难相信这个团体会对你有所帮助。我认为这是一个重要的体验，当你变得如此愤怒以至于很难加入团体时，你感到需要对其他人嗤之以鼻。

莫莉用讽刺的语气表示承认，但她很快继续把目光移开。尽管多方努力帮助莫莉检视团体中发生了什么，她仍然退缩。成员的反应和共情尝试都失败了。没什么能够消除莫莉的攻击所产生的黑洞，她就是拒绝与成员们交流。尽管大家做了许多努力来修复这一关系破损，但团体一直到结束都是不舒服的。带领者清楚地看到，表面上看起来性格开朗、和蔼可亲的莫莉，正在巨大的痛苦中挣扎。

毫无疑问，这个事件后，带领者很担心这个团体的凝聚力，特别是这个团体中的一些成员会如何体验这次攻击，会如何引发随后的退缩。不幸的是，莫莉不知道她自己的痛苦使她变得和那些背叛她、伤害她的人一样残暴。她没有觉察到自己的破坏性，也没有意识到自己如何通过对他人的贬低来保护自己免受潜在的痛苦情绪和脆弱情感的影响的。这次团体之后，她为什么在关系中经常发生冲突，她为什么总是孤身一人都很清楚了。不幸的是，莫莉对治疗团体给予的修复机会仍然采取了惯常的应对模式——离开，永不回头。

尽管多次试图通过电话与她交谈，还收到一条令人开心的电话留言说她会回到团体中，但莫莉还是脱落了。更令人惊讶的是其个体治疗师的反应。不像珍妮的治疗师帮助珍妮厘清她在团体中的反应，莫莉的治疗师不想在个体治疗小节中探索团体中发生的事情。他也单方面决定结束个体治疗，他说："如果她不想谈论团体，我不会让她谈的，现在都过去了，她还有别的事情要做。"

带领者的担心立刻传到成员那里，他们曾经欢迎莫莉的到来，现在却需要处理她的攻击和突然的离弃。毫不奇怪，成员的第一个要求就是关闭团体，不接收新成员。这导致他们暴露了自己受伤的感觉，并希望确保今后待在这个团体中是安全的。起初，团体成员们尽量克制他们的愤怒情绪，但最终，在带领者的引导下，他们表达了对莫莉，对彼此，最终对带领者的沮丧心情。这使得成员更加真实和投入。迈克是一名冷漠型成员，他说出了他想联系前女友的愿望。他透露，他对这次攻击的感觉与他成长过程中对父亲的感觉类似。他对大家说了，当他表达渴望得到什么的时候，他从父亲那里体验到的总是羞辱。团体聚焦于这些频繁被侮辱的体验如何让他不信任别人对他的看法，如何让他害怕公开自己的感受或欲望。在治疗期间，他表示对自己的自动化退缩和被莫莉攻击时保护自己的需要有了更多洞察。

团体成员分享了类似的体验，有恐惧，有羞愧。乔伊，那个更年轻、更有安全感的成员，对莫莉的反应表示惊讶，不理解自己对迈克前女友事件上的坦率怎么会引起别人的愤怒。起初，她很难理解莫莉的愤怒，甚至包括她自己在受到莫莉攻击后的愤怒。当被问及以前是否体验过强烈的愤怒时，她先是予以否认，而后慢慢透露自己体验过这种情绪，她所感受到的最强烈的愤怒是她 10 岁患重病住院的时候。她描述了一段痛苦的回忆，她母亲经常试图阻止她对自己的疾病表达任何愤怒，因为母亲害怕这种情绪会对她的健康或治疗产生负面影响。她的母亲总是说，她必须充满希望、积极向上，尽管治疗是痛苦的，丧失是沉重的。处理她对母亲体验的同时，她回忆起母亲强加给她的乐观情绪常常使她感到孤独、愤怒、被误解。突然，她想知道这是否也是莫莉在团体中的感觉。尽管这段经历对乔伊来说很有挑战，但也表明像莫莉这样缺乏安全感的成员能够如何帮助大家探索经历中更黑暗的一面，比如依恋更安全的成员身上的仇恨和攻击性。事实上，剩下的所有成员都利用了这个关系破损的治疗契机，难以置信地促进了团体内部更深层次的亲密感和凝聚力。遗憾的是，莫莉却没有从她所启发的治疗过程中受益。

莫莉案例的经验与教训

回顾这一案例时，考虑一些我们可能已经关注到的，可以强化团体凝聚力进而让莫莉留在团体中的原则，对我们会有所助益。在莫莉的案例中，带领者可以为她的团体治疗做得更多，准备得更充分。首先，带领者可以通过她个体治疗师提供的详细的病史，或者对她进行正式的依恋评估，来确定她的依恋类型。即使没有正式的评估，莫莉在外部关系中经常遭遇无法解决的冲突，这很明显表示她与早期照料者的关系缺乏亲密感，此外她对自己在问题中扮演的角色没有洞察力。这些信息为我们提供了重要信息，告诉我们她的人际风格既有回避的成分，又有焦虑的成分。在团体治疗和外部关系中，她在强烈的愤怒或攻击性爆发与彻底退缩之间来回交替。更重要的是，她能够在个体治疗中避免这些交替的表达，她一面抱怨其他人，另一面却和她的个体治疗师保持一种没有冲突的忠诚关系。因为转介她参加团体治疗的治疗师没有体验过她的愤怒，他对她的关系问题没能得到解决感到困惑。然而，随着时间的推移，团体之外的冲突会在团体内部上演。

　　在入组访谈中，带领者本可以更多关注这种情况在团体中发生的可能性，甚至表达对这种情况出现的期望，因为这可以为莫莉在团体之外的挣扎带来洞见。预期某种类型冲突的出现，可以让莫莉和她的个体治疗师为将要发生的事情做更好的准备，特别是因为这是莫莉希望通过团体解决的问题。如果带领者可以预期到莫莉可能会在团体中体验到不愉快的情绪反应，就像她在外面关系中体验到的那样，并找到一个方法来帮助她应对这些团体中引发的感受，甚至利用她的个体治疗师作为她的安全基地，这样当她的依恋问题在团体中活现时带领者也可以和她的个体治疗师达成共识。

　　关于莫莉，大家想知道的是如果带领者能更快介入这一过程，并控制局势，可否降低伤害。莫莉开始用非语言的方式微妙地表达自己的焦躁不安，然后完全爆发，攻击成员。如果带领者能早些介入，也许能帮助莫莉在情绪淹没她之前体验此时此地的反应，所谓趁冷打铁。因为莫莉被激怒了，然后又变得超然，所以很难处理她和其他成员的反应，她也很难消化任何反馈。

　　如果个体治疗师对莫莉可能在团体中遭遇的挣扎有更好的准备，也许他可以支持性地帮助她修通她的反应，并促进她对自己的愤怒和超然的洞察。虽然看起来莫莉并没有从这一团体历程中受益，但很明显的是成员们在冲突后能够表达更深层次的情感，洞察他们自己的反应，表达对彼此更多的信任以及在团体中感受到更深的亲密。

结论

对珍妮和莫莉的两则临床案例的深入研究强调了依恋类型对团体转介、入组筛选和入组准备的影响；冲突对团体凝聚力的影响；以及可能发生的不同结果，包括提前终止。在珍妮的案例中，我们看到个体治疗和团体治疗相结合，可以为成员应对不安全依恋模式被激活这一困难状况提供有益的帮助。这则案例与莫莉的案例形成鲜明对比，莫莉的个体治疗师错过了利用团体中的关系破损来促进治疗的重要机会。

尽管结果不同，在两则案例中，团体激发了个体治疗中没有表现出来的部分。不安全的依恋模式在团体环境中迅速被激活，团体带领者帮助他们的团体成员解决团体中的冲突，同时建立凝聚力。即使在一名成员过早离开团体的情况下，我们能够深入了解团体历程对安全型依恋和不安全型依恋的成员如何产生强大的影响。

后记

对依恋及团体治疗的结束语

　　在结束语里，我们回顾依恋理论在团体心理治疗中的运用，特别是那些研究者、团体治疗师，以及那些培训和督导未来的团体治疗师的人可以采用的方法和技术，以及在该领域里的不断发展变化。我们也会总结一些重要主题，这些主题虽然还没能被完全钻研透彻但是对团体治疗影响深远。相关研究在不断地发展，呈现出探索不尽、丰富有趣的相关研究成果及临床应用资料。

　　经过对依恋理论应用于心理治疗的临床和实证资料的整理，也包括社会心理学的实证研究资料的整理，我们对于团体成员和带领者的依恋风格对于团体治疗过程和结果影响的重要性有了更加深入的理解。研究结果提示我们，甚至在团体开始之前，通过团体成员和带领者对团体治疗的预期和态度，依恋类型对团体的影响就已经发生了。研究表明：依恋回避性强的成员，对团体治疗会有更多的屈辱和羞耻的感受（Marmarosh et al.，2009）；而依恋回避性强的带领者，倾向于将自己带领团体时对团体治疗的消极态度投射给团体成员（Marmarosh et al.，2006）。这些研究表明依恋焦虑和依恋回避维度在成员加入团体聚会之前就会影响成员进入团体的态度及其对团体治疗的看法。研究者们描述了许多团体治疗开始后，依恋对团体治疗进程的影响。

对团体成员及其依恋的认识

团体成员的依恋影响了他们是否能更好地开放、共情以及利用团体聚会帮助自己（Shechtman & Dvir，2006；Shechtman & Rybko，2004）。安全型的团体成员最能让自己投入到各种创造性的团体活动中，而不安全型的团体成员会在团体中纷繁复杂的情绪、无效的自我暴露、不同频的回应中反复挣扎。高依恋回避的成员对于团体同盟的看法会随着时间发展而逐渐下降（Kanninen，Salo，& Punamaki，2000）。而高依恋焦虑的成员则常常会对冲突不知所措，或者纠结于人际回应。这些不安全型成员具有最高的从团体脱落的风险（Hummelen，Wilberg，& Karterud，2007；Tasca，Taylor，Bissada，Ritchie，& Balfour，2004）。

鉴于这些发现，团体治疗师可能需要更多关注不安全的团体成员以及他们如何常常在团体历程中挣扎。需要进行特定的筛查、准备和团体干预，以增强他们利用团体促进改变的能力。我们在第二章中描述了团体治疗师如何在个人和团体两个层面评估成员的依恋风格。一旦带领者熟悉他们的团体成员的依恋策略，我们相信这些成员在团体治疗中会有更大的改变希望。研究表明，在描述团体疗效因子时，依恋回避高的成员更加重视团体治疗师的情感呈现和情绪接纳（Kirchmann et al.，2009）。尽管他们在团体中会回避情感，表现不够积极，但他们渴望带领者能帮助他们处理情绪并感到自己被理解。而依恋焦虑高的成员也很在意团体，渴望在团体中逐渐学会管理他们的情绪、保持更加亲密的人际关系。

也许最有价值的研究是十多年前完成的。基尔曼及其同事（1999）开发了一种操作化的团体依恋治疗方法。与其他基于依恋理论的团体治疗方法不同（Kahn & Feldman，2011；McClusky，2002，2008），基尔曼及其同事通过实证研究比较了他们开发的治疗方法与其他形式的团体治疗，发现聚焦于依恋的团体治疗的参与者报告具有更高的自尊、更低的愤怒，以及更好的情绪管理能力。治疗方法的比较研究让我们可以清晰地了解哪些特殊的干预可以促进改变。特别是聚焦于团体成员依恋的治疗方法，可以促进他们更加有意识地应对愤怒情绪的能力，并且可以提高他们的自我价值感。

　　虽然我们现在知道基于依恋的干预方法促进了团体成员的改变，但是我们还不清楚这些改变是如何通过不同类型的团体治疗作用于不同类型患者的。塔斯卡及其同事等少数研究者，专门考察了针对进食障碍患者基于依恋模式的认知行为团体治疗与人际动力团体治疗之间的差异（Tasca，Balfour，Ritchie，& Bissada，2006，2007a，2007b；Tasca，Foot，et al.，2011）。未来非常需要类似的研究，以便更加深入全面地了解如何针对特殊类型患者的议题进行特殊类型的团体治疗。

对团体带领者及其依恋的认识

　　我们对于团体带领者的依恋风格是如何影响团体治疗的知之甚少。我们可以根据社会心理学的研究推测团体带领者的依恋风格如何影响其在团体中的情绪管理，并且最终促进了安全的人际互动，从而带来矫正性情感体验。虽然目前还没有关于团体带领者的依恋风格对团体历程和团体疗效影响的实证研究，但是社会心理学家已经证实了带领者依恋风格的重要性及其对团体的功能和幸福感的显著影响。特别是，冷漠型依恋风格的带领者对不安全型成员的影响最坏，同时经过一段时间后他们对安全型成员的幸福感也会带来损害（Mikulincer & Shaver，2007b）。这可能是未来需要研究者和专业人员关注的最重要的培训和督导领域之一。

关于带领者的依恋如何影响协同带领、团体氛围、情绪管理、冲突解决、团体凝聚力、开放性以及治疗效果等，还需要更多的实证研究。与个体治疗中的依恋研究相似，团体依恋治疗的研究也需要探索团体带领者与团体成员依恋风格的相互影响。一旦掌握了这些信息，我们就可以帮助团体治疗师更好地洞察，由于他们（冷漠型依恋风格）回避情感，或由于他们（专注型依恋风格）回避冲突，如何影响了团体历程。这可能是关于团体治疗研究和实践方面最重要的亟待发展的领域。

二元依恋与作为整体的团体：未来研究的启示

有一个尚未充分探索的主题是个体依恋风格如何影响团体氛围以及个体对团体的依恋。研究者关注到了个体依恋如何影响个体对团体氛围的认知（Kirchmann et al., 2009），但是目前还不清楚个体依恋风格如何影响团体整体氛围。作为教授团体心理治疗的专家，本书的第一作者常常会被问到："多少不安全型依恋的个体可以进入一个团体？"对于这个问题，她常常回答："这需要由团体来确定。"我们在第四章中涉及过这个问题，但是仍然需要更多的研究来深入探索二元依恋如何影响作为一个整体的团体。一个有更多专注型依恋成员的团体是如何影响团体历程的？这样的团体与有很多安全型依恋成员或余下的成员更多是冷漠型成员的团体很不一样吗？二元依恋和个体对团体的依恋两者的交互作用是怎样影响团体历程的（例如，Markin & Marmarosh, 2009）？当带领者要发展异质性团体，那么大体上该如何选择团体成员并考虑成员不同的依恋风格？

我们在第十章中谈到过，选择可能成为少数群体的成员这个问题常常在教科书中有相关描述。对此的回应常常是，需要确认这个成员与团体中其他成员有联结或者有认同感，同时需要确认这个成员不要变成替罪羊（DeLucia-

Waack，2011）。比较明智的做法是选择两个以上专注型依恋成员或两个以上冷漠型依恋成员，只要这些成员可以耐受带领者带领的这个团体。依恋策略在结构化团体治疗（比如短程认知行为团体治疗）中似乎没有那么重要，因为这类团体较少聚焦于人际历程，但在长程人际或动力团体治疗中则非常重要。这些基于过去研究和临床工作的观点（Kivlighan，Coco，& Gullo，2012；Tasca，Balfour et al.，2006；Tasca et al.，2007a），也需要成为未来研究的重点。

运用依恋促成治疗目标

清晰地了解成员的人际功能状况，不仅对于团体带领者非常重要，对于团体成员理解自己如何进行人际互动，如何从团体治疗中得到改变，同样非常重要。有研究者（Greening，Whittingham，& Yutrzenka，2012；Yutrzenka，Whittingham & Greening，2012）描述了如何教育团体成员通过理解他们在人际互动中的风格以便更好地协助成员建立团体治疗的目标。他们在两次公开演讲中报告了，需求过度的成员（类似于专注型依恋风格的成人）和社交抑制的成员（类似于冷漠型依恋风格的成人），在团体治疗中具有不同的改变模式，而且可以在团体治疗的准备期间从了解自己的人际风格中获益。这一研究令人瞩目，可以运用于依恋理论中。

在入组筛选阶段，带领者可以评估成员的依恋（焦虑和回避维度），并向成员解释他们在这两个维度上的位置。这样成员就能对自己在团体中是如何与他人相处的更加敏感，也能更加明白在团体治疗中这些问题是怎么被解决的。例如，带领者评估出某成员有较高的焦虑和较低的回避，然后将其归为专注型依恋类型。一旦确认了成员个人的依恋风格，带领者就可以帮助成员理解他们的自我贬低、恐惧和排斥他人，以及理想化他人等，会如何影响其人际关系，而团体治疗又可以如何帮助他们处理和解决这些议题。尽管我们主要聚焦于不安全依恋如何阻碍团体历程，以及团体治疗如何促进安全感的提升，但是有一点非常需要注意，所有团体成员都是重要的，包括安全感不高的成员。

团体治疗中的不安全型依恋的价值

有研究者（Ein-Dor, Mikulincer, Doron, & Shaver, 2010）提出了一个有趣的论点，即由于社会上不安全型依恋的人占很大比例，社会中不安全型依恋的人具有进化优势。他们认为，专注型依恋风格的人在团体中扮演着哨兵的角色，警告其他成员潜在的威胁，而冷漠型依恋风格的人充当催化剂，推动团体继续前进并逃脱潜在的危险情况。这是一个有趣的观点，可以应用于团体治疗。

专注型的成员可以推动团体探索依赖性、自我憎恨和淹没性的情绪，例如攻击性、嫉妒、愤怒等，他们可能第一个感知到团体中愤怒和冲突的情绪，发现团体历程中出现的问题。在第十二章中，我们看到珍妮为自己显得异类而感到十分焦虑，并且在团体中感到孤独，这推动了团体探索他们与性别和年龄有关的差异性。她对自己恐惧的揭示暴露出冷漠型成员缺乏共情能力的问题，并为成员提供了重新认识自己以及了解自己如何在团体中彼此联结的机会。

相反，冷漠型成员可以推动团体探索否认、压抑、将自己不接受的部分投射给他人等情况。他们可能是第一个表达需要退缩的人，这一点可以推动团体努力针对自主性和分离议题进行工作。在第七章中，我们看到拉杰这个冷漠型依恋风格的成员，促进了团体探索退缩如何影响了亲密感，以及表面的优越感里如何潜伏着内在小孩的恐惧和渴望。第八章中，我们看见约翰推动团体忍耐冲突，并由此探索了同样的互动方式在团体成员中会引发多种复杂的反应。

我们常常倾向于将焦点放在寻求各种方式，来利用安全型成员为不安全型成员促进团体历程发展。但是，安全型成员也可以受益于不安全型成员。安全型成员和不安全型成员不同，他们可能没有准备好应对团体中出现的压抑和愤怒（Mikulincer & Shaver，2007b）。他们可能从小被保护得较好，没有受到过忽视、虐待、歧视和创伤等伤害。在第十二章中，我们看见乔伊在团体里无法体验她的攻击，也可以看到不安全型成员的攻击引发的冲突促进了乔伊深入探索她的被迫乐观的议题。正是不安全型成员的愤怒推动了乔伊去发现自己内在的愤怒，并且看到了她童年时期如何处理自己的感受。心理治疗团体可能是像乔伊这样的安全型成员第一次暴露自己的破坏冲动，以及信任和自我保护之间的冲突的地方。

团体依恋：另一个改变的途径

依恋相关的文献资料主要聚焦于各种二元依恋风格的重要性，如从婴儿与养育者，到亲密关系中的一对伴侣，较少关注对于团体的依恋。我们认为，团体依恋对于科学研究和临床干预都是非常重要的领域。基廷等人的研究表明了团体治疗中成员对团体的依恋会改变成员的二元依恋。特别是，他们发现了非常确凿的证据，表明对于治疗团体的越来越安全的依恋可以转换为团体结束后的更加安全的二元依恋。事实上，帮助团体成员发展出对治疗团体的信任感，让他们在团体里可以自由表达，体验亲密，体验联结感和归属感，可以促进个体在团体外的二元关系的安全依恋。

鲍尔比很早就发现了，个体早期安全的养育关系至关重要，因为它是未来人际体验的基础。他还理解到这些内在的依恋模式是可以改变的，其中一种可以带来改变的力量便是心理治疗。然而，鲍尔比虽然非常清楚治疗师可以提供安全感，但是他也有可能忽略了一个最有力的促进安全感的因素——我们所归属的这个治疗团体本身。希望我们的研究和论述证明了，在团体治疗中，人们通过加入群体而建立的人际关系，是如何促进更加安全的二元依恋及团体依恋的发展，以及如何减少症状，促进健康亲密关系的发展的。

附录

团体治疗问卷 -S

团体治疗问卷旨在帮助您了解更多关于如何从团体治疗中获益以及我们可以如何更好地为您提供帮助的知识。答案没有正确或错误的区分。请您尽可能诚实、清楚地回答问题。

咨询：

1. 您以前有参加过任何类型的咨询吗？有＿＿＿没有＿＿＿

A. 如果有，是什么类型？

＊个体治疗＿＿＿＿＊团体治疗＿＿＿＿

＊家庭治疗＿＿＿＿＊其他＿＿＿＿

	（一点也不）	（非常相似）
2. 我期盼团体治疗的开始	1 2 3 4 5 6 7
3. 我希望团体能够满足我的需求	1 2 3 4 5 6 7
4. 我怀疑我是否能像其他成员一样	1 2 3 4 5 6 7
5. 我希望我会与团体成员在一起至少八个星期	1 2 3 4 5 6 7

家庭:

1. 您的父母如何表达对您的关心?

2. 孩子们在家庭中扮演着不同的角色。您在家庭中扮演什么角色?

3. 您的父母如何表达对您的愤怒?

4. 您如何表达对父母的愤怒?

5. 请画出您的家人,您可以用位置来描绘亲疏远近,以便反映家中的状态。

6. 如果有的话,在工作或学校关系中会发生什么冲突?

7. 您在当前的家庭或亲密关系困境中扮演什么角色?

健康:

1. 检查您遇到的以下任何情况:

□ 呕吐

□ 吞咽困难

□ 排尿时小腿、手臂、背部、关节疼痛

□ 即使动作不大时也呼吸急促

□ 痛经

□ 健忘症

□ 性器官灼热感(性交时除外)

2. 您有朋友吗? □没有 □较少 □较多

3. 您有自杀倾向吗? □无 □有,但仅有意念 □有,有意图或有计划

4.您是否有他杀倾向或想杀人? □无 □有，但仅有意念 □有，有意图或有计划

5.请检视您遇到的人际关系问题：

□ 过多的争论 □ 口头侮辱自己关心的人

□ 与伴侣发生肢体冲突 □ 与家人发生肢体冲突

□ 与他人发生肢体冲突

□ 离婚 □ 分居

□ 感觉太依赖别人 □ 感到隔绝和孤独

□ 害羞 □ 社交困难

□ 不自信 □ 孤单

□ 经常发脾气 □ 难以相信他人

□ 无法保持稳定的人际关系 □ 无法享受或不渴望亲密关系

□ 无法控制自己的愤怒

□ 感到空虚和孤单 □ 情绪起伏明显

□ 不断需要确信、认可和好评 □ 缺乏自我认同

□ 避免进行社交活动 □ 感到被抛弃

□ 回避社交活动 □ 长时间被嫉妒情绪困扰

□ 允许别人为自己做出重大决定 □ 没有他人反复确认，自己无

□ 经常在独自一人时感到不舒服 　 法做出决定

　 或孤独无助

□ 容易因批评或反对而受到伤害 □ 靠自己做事很难

□ 拖延 □ 亲密关系结束时感到沮丧

□ 常常觉察不到感受或感觉麻木 □ 干扰任务完成的完美主义

6.您现在处于某种危机之中吗?

　　□ 是 　　　　　　　　□ 否

治疗注意事项：

1. 您最害怕团体治疗中的什么？

2. 如果您可以通过团体治疗改变自己的状况，您会改变什么？

3. 详细说明您认为自己遇到的难题。

4. 您的团体治疗目标是什么？

5. 是什么阻碍您达成目标？

6. 您是否还有其他您认为有用的事需要告诉我们？

参考文献

Abouguendia, M., Joyce, A. S., Piper, W. E., & Ogrodniczuk, J. S. (2004). Alliance as a mediator of expectancy effects in short-term group psychotherapy. *Group Dynamics: Theory, Research, and Practice, 8*, 3–12. doi:10.1037/1089-2699.8.1.3

Ainsworth, M. D., Blehar, M. C., Waters, E., & Wall, S. (1978). *Patterns of attachment: A psychological study of the Strange Situation*. Hillsdale, NJ: Erlbaum.

Alexander, F., & French, T. M. (1946). *Psychoanalytic therapy: Principles and application*. New York, NY: Ronald Press.

Allen, J., Hauser, S., & Borman-Spurrell, E. (1996). Attachment theory as a framework for understanding sequelae of severe adolescent psychopathology: An 11-year follow-up study. *Journal of Consulting and Clinical Psychology, 64*, 254–263.

Alonso, A., & Rutan, S. (1984). The impact of object relations theory on psycho-dynamic group therapy. *The American Journal of Psychiatry, 141*, 1376–1380.

American Psychiatric Association. (2000). *Diagnostic and statistical manual of mental disorders* (4th ed., text revision). Washington, DC: Author.

Andersen, S. M., Reznik, I., & Glassman, N. S. (2005). The unconscious relational self. In R. Hassin, J. S. Uleman, & J. A. Bargh (Eds.), *The new unconscious* (pp. 421–481). New York, NY: Oxford University Press.

Bakermans-Kranenburg, M. J., & Van IJzendoorn, M. H. (1993). A psychometric study of the Adult Attachment Interview: Reliability and discriminant validity. *Developmental Psychology, 29*, 870–879.

Baldwin, M. W., Keelan, J. P. R., Fehr, B., Enns, V., & Koh Rangarajoo, E. (1996). Social-cognitive conceptualization of attachment working models: Availability and accessibility effects. *Journal of Personality and Social Psychology, 71*, 94–109. doi:10.1037/0022-3514.71.1.94

Barone, L., & Guiducci, V. (2009). Mental representations of attachment in eating disorders: A pilot study using the Adult Attachment Interview. *Attachment & Human Development, 11*, 405–417. doi:10.1080/14616730902814770

Bartholomew, K., & Allison, C. J. (2006). An attachment perspective on abusive dynamics in intimate relationships. In M. Mikulincer & G. S. Goodman (Eds.), *Dynamics of romantic love* (pp. 102–127). New York, NY: Guilford Press.

Bartholomew, K., & Horowitz, L. M. (1991). Attachment styles among young adults: A test of a four-category model. *Journal of Personality and Social Psychology, 61*, 226–244. doi:10.1037/0022-3514.61.2.226

Bartholomew, K., & Shaver, P. R. (1998). Methods of assessing adult attachment: Do they converge? In J. A. Simpson & W. S. Rholes (Eds.), *Attachment theory and close relationships* (pp. 25–45). New York, NY: Guilford Press.

Bateman, A. W., & Fonagy, P. (2003). The development of an attachment-based treatment program for borderline personality disorder. *Bulletin of the Menninger Clinic, 67*, 187–211. doi:10.1521/bumc.67.3.187.23439

Beebe, B. (2005). Mother–infant research informs mother–infant treatment. *The Psychoanalytic Study of the Child, 60,* 7–46.

Beebe, B., & Lachmann, F. (2002). *Infant research and adult treatment: Co-constructing interactions.* Hillsdale, NJ: Analytic Press.

Beebe, B., & Lachmann, F. M. (1988). The contribution of mother–father influence to the origins to self and other object representations. *Psychoanalytic Psychology, 5,* 305–337. doi:10.1037/0736-9735.5.4.305

Behrends, R. S., & Blatt, S. J. (1985). Internalization and psychological development throughout the life cycle. *The Psychoanalytic Study of the Child, 40,* 11–39.

Ben-Ari, A., & Lavee, Y. (2005). Dyadic characteristics of individual attributes: Attachment, neuroticism, and their relation to martial quality and closeness. *American Journal of Orthopsychiatry, 75,* 621–631. doi:10.1037/0002-9432.75.4.621

Benoit, D., & Parker K. (1994). Stability and transmission of attachment across three generations. *Child Development, 65,* 1444–1456.

Berk, M. S., & Andersen, S. M. (2000). The impact of past relationships on interpersonal behavior: Behavioral confirmation in the social-cognitive process of transference. *Journal of Personality and Social Psychology, 79,* 546–562. doi:10.1037/0022-3514.79.4.546

Bernard, H., Burlingame, G., Flores, P., Greene, L., Joyce, A., Kobos, J., . . . Feirman, D. (2008). Clinical practice guidelines for group psychotherapy. *International Journal of Group Psychotherapy, 58,* 455–542. doi:10.1521/ijgp.2008.58.4.455

Bernier, A., & Dozier, M. (2002). The client counselor match and the corrective emotional experience: Evidence for interpersonal and attachment research. *Psychotherapy: Theory, Research, Practice, Training, 39,* 32–43. doi:10.1037/0033-3204.39.1.32

Berry, J. W. (1980). Acculturation as varieties of adaptation. In A. Padilla (Ed.), *Acculturation: Theory, models and some new findings* (pp. 9–25). Boulder, CO: Westview.

Billow, R. M. (2005). The two faces of the group therapist. *International Journal of Group Psychotherapy, 55,* 167–187. doi:10.1521/ijgp.55.2.167.62190

Bion, W. R. (1961). *Experiences in groups.* New York, NY: Basic Books. doi:10.4324/9780203359075

Bion, W. R. (1974). *Experiences in groups and other papers.* Oxford, England: Ballantine.

Bonanno, G. A., Keltner, D., Holen, A., & Horowitz, M. J. (1995). When avoiding unpleasant emotions might not be such a bad thing: Verbal-autonomic response dissociation and midlife conjugal bereavement. *Journal of Personality and Social Psychology, 69,* 975–989. doi:10.1037/0022-3514.69.5.975

Boon, S. D., & Griffin, D. W. (1996). The construction of risk in relationships: The role of framing in decisions about intimate relationships. *Personal Relationships, 3,* 293–306. doi:10.1111/j.1475-6811.1996.tb00118.x

Bowden, M. (2002). Anti-group attitudes at assessment for psychotherapy. *Psychoanalytic Psychotherapy, 16,* 246–258. doi:10.1080/14749730210163453

Bowlby, J. (1969). *Attachment and loss: Vol. 1. Attachment.* New York, NY: Basic Books.

Bowlby, J. (1973). *Attachment and loss: Vol. 2. Separation: Anxiety and anger.* New York, NY: Basic Books.

Bowlby, J. (1980). *Attachment and loss: Vol. 3. Loss: Sadness and depression.* New York, NY: Basic Books.

Bowlby, J. (1982). *Attachment and Loss: Vol. 1. Attachment* (2nd ed.). New York, NY: Basic Books.

Bowlby, J. (1988). *A secure base: Clinical applications of attachment theory.* London, England: Routledge.

Boyer, S. P., & Hoffman, M. A. (1993). Therapists' affective reactions to termination: The impact of therapist loss history and client sensitivity to loss. *Journal of Counseling Psychology, 40,* 271–277. doi:10.1037/0022-0167.40.3.271

Brennan, K. A., Clark, C. L., & Shaver, P. R. (1998). Self-report measurement of adult romantic attachment: An integrative overview. In J. A. Simpson & W. S. Rholes (Eds.), *Attachment theory and close relationships* (pp. 46–76). New York, NY: Guilford Press.

Brennan, K. A., & Morris, K. A. (1997). Attachment styles, self-esteem, and patterns of seeking feedback from romantic partners. *Personality and Social Psychology Bulletin, 23,* 23–31. doi:10.1177/0146167297231003

Briere, J., & Scott, C. (2006). *Principles of trauma therapy.* New York, NY: Sage.

Brody, G. H., & Flor, D. L. (1998). Maternal resources, parenting practices, and child competence in rural, single-parent African American families. *Child Development, 69,* 803–816.

Brumbaugh, C. C., & Fraley, R. C. (2007). The transference of attachment patterns: How parental and romantic relationships influence feelings toward novel people. *Personal Relationships, 14,* 513–530. doi:10.1111/j.1475-6811.2007.00169.x

Budman, S. H., Soldz, S., Demby, A., Davis, M., & Merry, J. (1993). What is cohesiveness? An empirical examination. *Small Group Research, 24,* 199–216. doi:10.1177/1046496493242003

Burlingame, G. M., Fuhriman, A., & Johnson, J. (2001). Cohesion in group psychotherapy. *Psychotherapy: Theory, Research, and Practice, 38,* 373–379. doi:10.1037/0033-3204.38.4.373

Burlingame, G. M., Fuhriman, A. F., & Mosier, J. (2003). The differentiated effectiveness of group psychotherapy: A meta-analytic review. *Group Dynamics: Theory, Research, and Practice, 7,* 3–12. doi:10.1037/1089-2699.7.1.3

Burlingame, G. M., & Krogel, J. (2005). Relative efficacy of individual versus group psychotherapy. *International Journal of Group Psychotherapy, 55,* 607–611. doi:10.1521/ijgp.2005.55.4.607

Burlingame, G. M., MacKenzie, K. R., & Strauss, B. (2004). Small group treatment: Evidence for effectiveness and mechanisms of change. In M. Lambert (Ed.), *Bergin and Garfield's handbook of psychotherapy and behavior change* (5th ed., pp. 647–696). New York, NY: Wiley.

Burlingame, G. M., Strauss, B., Joyce, A., MacNair-Semands, R., MacKenzie, K. R., Ogrodniczuk, J., & Taylor, S. (2006). *CORE Battery—Revised: An assessment tool kit for promoting optimal group selection, process, and outcome*. New York, NY: American Group Psychotherapy Association.

Cassidy, J. (1994). Emotion regulation: Influences of attachment relationships. *Monographs of the Society for Research in Child Development, 59*, 228–249. doi:10.2307/1166148

Cassidy, J., & Kobak, R. R. (1988). Avoidance and its relationship with other defensive processes. In J. Belsky & T. Nezworski (Eds.), *Clinical implications of attachment* (pp. 300–323). Hillsdale, NJ: Erlbaum.

Castonguay, L. G., Pincus, A. L., Agras, W. S., & Hines, C. E. (1998). The role of emotion in group cognitive-behavioral therapy for binge-eating disorder: When things have to feel worse before they get better. *Psychotherapy Research, 8*, 225–238.

Chang, E. C. (1996). Cultural differences in optimism, pessimism, and coping: Predictors of subsequent adjustment in Asian American and Caucasian American college students. *Journal of Counseling Psychology, 43*, 113–123. doi:10.1037/0022-0167.43.1.113

Chen, E. C., & Mallinckrodt, B. (2002). Attachment, group attraction and self-other agreement in interpersonal circumplex problems and perceptions of group members. *Group Dynamics: Theory, Research and Practice, 6*, 311–324. doi:10.1037/1089-2699.6.4.311

Cheng, W. D., Chae, M., & Gunn, R. W. (1998). Splitting and Projective Identification in Multicultural Group Counseling. *Journal for Specialists in Group Work, 23*, 372–387. doi:10.1080/01933929808411408

Chung, R. C. (2004). Group counseling with Asians. In J. L. DeLucia-Waack, D. A. Gerrity, C. R. Kalodner, & M. Riva (Eds.), *Handbook of group counseling and psychotherapy* (pp. 200–212). Thousand Oaks, CA: Sage.

Clarkin, J. F., Levy, K. N., Lenzenweger, M. F., & Kernberg, O. F. (2004). The Personality Disorders Institute/Borderline Personality Disorder Research Foundation randomized control trial for borderline personality disorder: Rationale, methods, and patient characteristics. *Journal of Personality Disorders, 18*, 52–72. doi:10.1521/pedi.18.1.52.32769

Clarkin, J. F., Yeomans, F. E., & Kernberg, O. F. (2006). *Psychotherapy for borderline personality: Focusing on object relations*. Washington, DC: American Psychiatric Publishing.

Clulow, C. (2001). *Attachment theory and the therapeutic frame in adult attachment and couple psychotherapy: The secure base in practice and research*. Philadelphia, PA: Brunner Routledge.

Collins, N. L. (1996). Working models of attachment: Implications for explanation, emotion and behavior. *Journal of Personality and Social Psychology, 71*, 810–832. doi:10.1037/0022-3514.71.4.810

Collins, N. L., & Feeney, B. C. (2004). An attachment theory perspective on close-ness and intimacy. In D. J. Mashek & A. Aron (Eds.), *Handbook of closeness and intimacy* (pp. 163–187). Mahwah, NJ: Erlbaum.

Collins, N. L., & Read, S. J. (1990). Adult attachment, working models, and rela-tionship quality in dating couples. *Journal of Personality and Social Psychology, 58*, 644–663. doi:10.1037/0022-3514.58.4.644

Connelly, J. L., Piper, W. E., DeCarufel, F. L., & Debanne, E., G. (1986). Premature termination in group psychotherapy: Pretherapy and early therapy predictors. *International Journal of Group Psychotherapy, 36*, 145–152.

Connors, M. E. (2011). Attachment theory: A "secure base" for psychotherapy inte-gration. *Journal of Psychotherapy Integration, 21*, 348–362. doi:10.1037/a0025460

Consedine, N. S., & Magai, C. (2002). The uncharted waters of emotion: Ethnicity, trait emotion and emotion expression in older adults. *Journal of Cross-Cultural Gerontology, 17*, 71–100. doi:10.1023/A:1014838920556

Consedine, N. S., Magai, C., & Bonanno, G. A. (2002). Moderators of the emotion inhibition-health relationship: A review and research agenda. *Review of General Psychology, 6*, 204–228. doi:10.1037/1089-2680.6.2.204

Corey, G. (2008). *Theory and practice of counseling and psychotherapy.* Belmont, CA: Thomas/Brooks/Cole.

Corey, M. S., & Corey, G. (1997). *Group process and practice* (5th ed.). Pacific Grove, CA: Brooks/Cole.

Cortina, M., & Marrone, M. (2003). *Attachment theory and the psychoanalytic process.* London, England: Whurr.

Cozolino, L. (2002). *The neuroscience of psychotherapy: Building and rebuilding the human brain.* New York, NY: Norton.

Crowell, J., Treboux, D., & Waters, E. (1993, April). *Alternatives to the Adult Attach-ment Interview? Self-reports of attachment style & relationships with mothers and partners.* Presented at the biennial meeting of the Society for Research in Child Development, New Orleans, LA.

Crowell, J. A., Fraley, R. C., & Shaver, P. R. (1999). Measurement of individual dif-ferences in adolescent and adult attachment. In J. Cassidy & P. R. Shaver (Eds.), *Handbook of attachment: Theory, research, and clinical applications* (pp. 434–465). New York, NY: Guilford Press.

Crowell, J. A., & Treboux, D. (1995). A review of adult attachment measures: Impli-cations for theory and research. *Social Development, 4*, 294–327. doi:10.1111/j.1467-9507.1995.tb00067.x

Cyranowski, J. M., Bookswala, J., Feske, U., Houck, P., Pilkonis, P., Kostelnik, B., & Frank, E. (2002). Adult attachment profiles, interpersonal difficulties, and response to interpersonal Psychotherapy in women with recurrent major depression. *Journal of Social and Clinical Psychology, 21*, 191–217. doi:10.1521/jscp.21.2.191.22514

Daniel, S. I. F. (2006). Adult attachment patterns and individual psychotherapy. A review. *Clinical Psychology Review, 26*, 968–984. doi:10.1016/j.cpr.2006.02.001

Davidovitz, R., Mikulincer, M., Shaver, P., Ijzsak, R., & Popper, M. (2007). Leaders as attachment figures: Leaders' attachment orientations predict leadership-related mental representations and followers' performance and mental health. *Journal of Personality and Social Psychology, 93,* 632–650. doi:10.1037/0022-3514.93.4.632

Davila, J., & Levy, K. N. (2006). Introduction to the special section on attachment theory and psychotherapy. *Journal of Consulting and Clinical Psychology, 74,* 989–993. doi:10.1037/0022-006X.74.6.989

Deater-Deckard, K., Dodge, K. A., Bates, J. E., & Pettit, G. S. (1996). Physical discipline among African American and European American mothers: Links to children's externalizing behaviors. *Developmental Psychology, 32,* 1065–1072. doi:10.1037/0012-1649.32.6.1065

de Carufel, F. L., & Piper, W. E. (1988). Group psychotherapy or individual psychotherapy: Patient characteristics as predictive factors. *International Journal of Group Psychotherapy, 38,* 169–188.

De Dreu, C. K. W., Greer, L. L., Handgraaf, M. J., Shalvi, S., Van Kleef, G. A., Baas, M., . . . Feith, S. W. (2010). The neuropeptide oxytocin regulates parochial altruism in intergroup conflict among humans. *Science, 328,* 1408–1411. doi:10.1126/science.1189047

DeLucia-Waack, J. (2011). Diversity in groups. In R. K. Conyne (Ed.), *The Oxford handbook of group counseling* (pp. 83–101). New York, NY: Oxford Press.

DeLucia-Waack, J., & Donigian, J. (2004). *The practice of multicultural group work: Visions and perspectives from the field.* Pacific Grove, CA: Wadsworth Press.

de Zulueta, F., & Mark, P. (2000). Attachment and contained splitting: A combined approach of group and individual therapy to the treatment of patients suffering from borderline personality disorder. *Group Analysis, 33,* 486–500. doi:10.1177/05333160022077542

Diamond, D., Clarkin, J. F., Levine, H., Levy, K., Foelsch, P., & Yeomans, F. (1999). Borderline conditions and attachment: A preliminary report. *Psychoanalytic Inquiry, 19,* 831–884. doi:10.1080/07351699909534278

Diamond, D., Clarkin, J. F., Stovall-McClough, K. C., Levy, K. N., Foelsch, P. A., Levine, H., & Yeomans, F. E. (2003). Patient–therapist attachment: Impact on the therapeutic process and outcome. In M. Cortina & M. Marrone (Eds.), *Attachment theory and the psychoanalytic process* (pp. 127–178). London, England: Whurr.

Diamond, D., Stovall-McClough, C., Clarkin, J., & Levy, K. (2003). Patient–therapist attachment in the treatment of borderline personality disorder. *Bulletin of the Menninger Clinic, 67,* 227–259. doi:10.1521/bumc.67.3.227.23433

Diener, M. J., Hilsenroth, M. J., & Weinberger, J. (2009). A primer on meta-analysis of correlation coefficients: The relationship between patient-reported therapeutic alliance and adult attachment style as an illustration. *Psychotherapy Research, 19,* 519–526. doi:10.1080/10503300802491410

Diener, M. J., & Monroe, J. M. (2011). The relationship between adult attachment style and therapeutic alliance in individual psychotherapy: A meta-analytic review. *Psychotherapy: Theory, Research, Practice, Training, 48,* 237–248. doi:10.1037/a0022425

Dierick, P., & Lietaer, G. (2008). Client perception of therapeutic factors in group psychotherapy and growth groups: An empirically-based hierarchical model. *International Journal of Group Psychotherapy, 58*, 203–230. doi:10.1521/ijgp.2008.58.2.203

Dinger, U., & Schauenburg, H. (2010). Effects of cohesion and patient interpersonal style on outcome in psychodynamically oriented inpatient group psychotherapy. *Psychotherapy Research, 20*, 22–29. doi:10.1080/10503300902855514

Dion, K. L. (2000). Group cohesion: From "field of forces" to multidimensional construct. *Group Dynamics: Theory, Research, and Practice, 4*, 7–26. doi:10.1037/1089-2699.4.1.7

DiTommaso, E., Brannen, C., & Burgess, M. (2005). The universality of relationship characteristics: A cross-cultural comparison of different types of attachment and loneliness in Canadian and visiting Chinese students. *Social Behavior and Personality, 33*, 57–68. doi:10.2224/sbp.2005.33.1.57

Dozier, M. (1990). Attachment organization and treatment use for adults with serious psychopathological disorders. *Development and Psychopathology, 2*, 47–60. doi:10.1017/S0954579400000584

Dozier, M., Stovall, K. C., & Albus, K. E. (1999). Attachment and psychopathology in adulthood. In J. Cassidy & P. R. Shaver (Eds.), *Handbook of attachment: Theory, research, and clinical applications* (pp. 497–519). New York, NY: Guilford Press.

Eames, V., & Roth, T. (2000). Patient attachment orientation and the early working alliance: A study of patient and therapist reports of alliance qualities and ruptures. *Psychotherapy Research, 10*, 421–434. doi:10.1093/ptr/10.4.421

Eason, E. A. (2009). Diversity and group theory, practice and research. *International Journal of Group Psychotherapy, 59*, 563–574. doi:10.1521/ijgp.2009.59.4.563

Ein-Dor, T., Mikulincer, M., Doron, G., & Shaver, P. R. (2010). The attachment paradox: How can so many of us (the insecure ones) have no adaptive advantages? *Perspectives on Psychological Science, 5*, 123–141. doi:10.1177/1745691610362349

Fairbairn, W. R. D. (1952). *An object-relations theory of personality.* New York, NY: Basic Books.

Feeney, J. A. (1995). Adult attachment and emotional control. *Personal Relationships, 2*, 143–159. doi:10.1111/j.1475-6811.1995.tb00082.x

Feeney, J. A. (2005). Hurt feelings in couple relationships: Exploring the role of attachment and perceptions of personal injury. *Personal Relationships, 12*, 253–271. doi:10.1111/j.1350-4126.2005.00114.x

Feeney, J. A., & Noller, P. (1990). Attachment style as a predictor of adult romantic relationships. *Journal of Personality and Social Psychology, 58*, 281–291. doi:10.1037/0022-3514.58.2.281

Fieldsteel, N. D. (2005). When the therapist says goodbye. *International Journal of Group Psychotherapy, 55*, 245–279. doi:10.1521/ijgp.55.2.245.62191

Flores, P. J. (2001). Addiction as an attachment disorder: Implication therapy. *International Journal of Group Psychotherapy, 51*, 63–81. doi:10.1521/ijgp.51.1.63.49730

Flores, P. J. (2004). *Addiction as an attachment disorder.* Lanham, MD: Jason Aronson.

Flores, P. J. (2010). Group Psychotherapy and Neuro-Plasticity: An Attachment Theory Perspective. *International Journal of Group Psychotherapy, 60*, 546–570. doi:10.1521/ijgp.2010.60.4.546

Fonagy, P. (2000). Attachment and borderline personality disorder. *Journal of the American Psychoanalytic Association, 48*, 1129–1146. doi:10.1177/00030651 000480040701

Fonagy, P. (2001). *Attachment theory and psychoanalysis.* New York, NY: Other Press.

Fonagy, P., & Bateman, A. (2006). Mechanism of change in mentalization based treatment of borderline personality disorder. *Journal of Clinical Psychology, 62*, 411–430. doi:10.1002/jclp.20241

Fonagy, P., Gergely, G., Jurist, E. L., & Target, M. (2002). *Affect regulation, mentalization, and the development of the self.* New York, NY: Other Press.

Fonagy, P., Leigh, T., Steele, M., Steele, H., Kennedy, R., Mattoon, G., . . . Gerber, A. (1996). The relation of attachment status, psychiatric classification, and response to psychotherapy. *Journal of Consulting and Clinical Psychology, 64*, 22–31. doi:10.1037/0022-006X.64.1.22

Fonagy, P., Steele, H., & Steele, M. (1991). Maternal representations of attachment during pregnancy predict the organization of infant mother attachment at one year of age. *Child Development, 62*, 891–905. doi:10.2307/1131141

Fonagy, P., Steele, H., & Steele, M. (1992, July). *A prospective longitudinal study of adult attachment of infant attachment and child development.* Presented at the XXV International Congress of Psychology, Brussels, Belgium.

Fonagy, P., Steele, M., Steele, H., Leigh, T., Kennedy, R., Mattoon, G., & Target, M. (1995). Attachment, the reflective self, and borderline states. In S. Goldberg, R. Muir, & J. Kerr (Eds.), *Attachment theory: Social, developmental, and clinical perspectives* (pp. 233–278). Hillsdale, NJ: The Analytic Press.

Fonagy, P., Steele, M., Steele, H., Moran, G. S., & Higgitt, A. C. (1991). The capacity for understanding mental states: The reflective self in parent and child and its significance for security of attachment. *Infant Mental Health Journal, 12*, 201–218. doi:10.1002/1097-0355(199123)12:3<201::AID-IMHJ2280120307>3.0.CO;2-7

Fonagy, P., & Target, M. (2008). Attachment, trauma, and psychoanalysis: Where psychoanalysis meets neuroscience. In E. Jurist, A. Slade, & S. Bergner (Eds.), *Mind to mind: Infant research, neuroscience, and psychoanalysis* (pp. 15–49). New York, NY: Other Press.

Fonagy, P., Target, M., Gergely, G., Jurist, J. G., & Bateman, A. W. (2003). The developmental roots of borderline personality disorder in early attachment relationships: A theory and some evidence. *Psychoanalytic Inquiry, 23*, 412–459. doi:10.1080/07351692309349042

Fonagy, P., Target, M., Steele, H., & Steele, M. (1998). *Reflective functioning manual, version 5. For application to Adult Attachment Interviews.* Unpublished manuscript, Subdepartment of Clinical Health Psychology, University College London.

Fosha, D. (2000). The transforming power of affect: A model for accelerated change. New York, NY: Basic Books.

Fosha, D. (2003). Dyadic regulation and experiential work with emotion and relatedness in trauma and disorganized attachment. In M. F. Solomon & D. J. Siegel (Eds.), *Healing trauma: Attachment, mind, body, and brain* (pp. 221–281). New York, NY: Norton.

Fraley, R. C., & Bonanno, G. A. (2004). Attachment and loss: A test of three competing models on the association between Attachment-related avoidance and adaptation to bereavement. *Personality and Social Psychology Bulletin, 30,* 878–890. doi:10.1177/0146167204264289

Fraley, R. C., & Shaver, P. R. (1997). Adult attachment and the suppression of unwanted thoughts. *Journal of Personality and Social Psychology, 73,* 1080–1091. doi:10.1037/0022-3514.73.5.1080

Fraley, R. C., & Shaver, P. R. (2000). Adult romantic attachment: Theoretical developments, controversies, and unanswered questions. *Review of General Psychology, 4,* 132–154. doi:10.1037/1089-2680.4.2.132

Fraley, R. C., & Waller, N. G. (1998). Adult attachment patterns: A test of the typological model. In J. A. Simpson & W. F. Rholes (Eds.), *Attachment theory and close relationships* (pp. 77–114). New York, NY: Guilford Press.

Gallagher, M. E., Tasca, G. A., Ritchie, K., Balfour, L., Maxwell, H., & Bissada, H. (2013). Interpersonal learning is associated with improved self-esteem in group psychotherapy for women with binge eating disorder. *Psychotherapy.* Advance online publication. doi:10.1037/a0031098

Ganzarain, R. (1989). *Object relations group psychotherapy.* Madison, CT: International Universities Press.

Gaston, L., & Marmar, C. R. (1993). *Manual of the California Psychotherapy Alliance Scales (CALPAS).* Unpublished manuscript, Department of Psychiatry, McGill University, Montreal, Canada; University of California, Berkeley.

Gelso, C., & Hayes, J. A. (1998). *The psychotherapy relationship: Theory, research, and practice.* New York, NY: Wiley.

Gelso, C. J., & Harbin, J. (2007). Insight, action, and the therapeutic relationship. In L. Castonguay & C. Hill (Eds.), *Insight in psychotherapy* (pp. 293–311). Washington, DC: American Psychological Association. doi:10.1037/11532-014

George, C., Kaplan, N., & Main, M. (1985). *The Adult Attachment Interview.* Unpublished protocol, Department of Psychology, University of California, Berkeley.

George, C., Kaplan, N., & Main, M. (1996). *Adult attachment interview* (3rd ed.). Unpublished manuscript, Department of Psychology, University of California, Berkeley.

Gergely, G., & Unoka, Z. (2008). Attachment and mentalization in humans: The development of The affective self. In E. Jurist, A. Slade, & S. Bergner (Eds.), *Mind to mind: Infant research, neuroscience, and psychoanalysis* (pp. 50–87). New York, NY: Other Press.

Gloria, A. M., & Segura-Herrera, T. A. (2004). Somo! Latinas and Latinos in the United States. In D. R. Atkinson (Ed.), *Counseling American minorities: A cross-cultural perspective* (6th ed., pp. 279–299). Boston, MA: McGraw-Hill.

Gold, P. B., Patton, M. J., & Kivlighan, D. M., Jr. (2009). *The pattern of endorsement of therapeutic factors over time and change in group member interpersonal problems.* Unpublished manuscript, Department of Counseling and Personnel Services, University of Maryland, College Park.

Goldman, G. A., & Anderson, T. (2007). Quality of object relations and security of attachment as predictors of early therapeutic alliance. *Journal of Counseling Psychology, 54,* 111–117. doi:10.1037/0022-0167.54.2.111

Gray-Little, B., & Hafdahl, A. R. (2000). Factors influencing racial comparisons of self-esteem: A quantitative review. *Psychological Bulletin, 126,* 26–54. doi:10.1037/0033-2909.126.1.26

Greenberg, L. S., & Elliott, R. (1997). Varieties of empathic responding. In A. C. Bohart & L. S. Greenberg (Eds.), *Empathy reconsidered: New directions in psychotherapy* (pp. 167–186). Washington, DC: American Psychological Association.

Greening, K., Whittingham, M., & Yutrzenka, D. (2012, August). Assessing change patterns for the intrusively/needy subtype within focused brief group therapy: A mixed-methods approach. Poster presented at the American Psychological Association Annual Convention, Orlando, FL.

Griffin, D. W., & Bartholomew, K. (1994). The metaphysics of measurement: The case of adult attachment. In K. Bartholomew & D. Perlman (Eds.), *Advances in personal relationships: Vol. 5. Attachment processes in adulthood* (pp. 17–52). London, England: Jessica Kingsley.

Guerrero, L. K. (1996). Attachment-style differences in intimacy and involvement: A test of the four-category model. *Communications Monographs, 63,* 269–292.

Gunderson, J. G., & Sabo, A. N. (1993). The phenomenological and conceptual interface between borderline personality disorder and PTSD. *The American Journal of Psychiatry, 150,* 19–27.

Hall, E. T. (1976). *Beyond culture.* Oxford, England: Anchor.

Hammond, E. S., & Marmarosh, C. L. (2011). The influence of individual attachment styles on group members' experience of therapist transitions. *International Journal of Group Psychotherapy, 61,* 597–620. doi:10.1521/ijgp.2011.61.4.596

Hand, I., Lamontagne, Y., & Marks, I. M. (1974). Group exposure (flooding) in vivo for agoraphobics. *The British Journal of Psychiatry, 124,* 588–602. doi:10.1192/bjp.124.6.588

Harel, Y., Shechtman, Z., & Cutrona, C. (2011). Individual and group process variables that affect social support in counseling groups. *Group Dynamics: Theory, Research, and Practice, 15,* 297–310.2516582402516582 40 doi:10.1037/a0025058

Harwood, I. H. (1983). The application of self psychology concepts to group psychotherapy. *International Journal of Group Psychotherapy, 33*, 469–487.

Hazan, C., & Shaver, P. (1987). Romantic love conceptualized as an attachment process. *Journal of Personality and Social Psychology, 52*, 511–524. doi:10.1037/0022-3514.52.3.511

Hazan, C., & Shaver, P. R. (1992). Broken attachments: Relationship loss from the perspective of attachment theory. In T. L. Orbuch (Ed.), *Close relationship loss: Theoretical approaches* (pp. 90–108). New York, NY: Springer-Verlag. doi:10.1007/978-1-4613-9186-9_5

Herman, J. L. (1992). *Trauma and recovery.* New York, NY: Basic Books.

Hesse, E. (1999). The Adult Attachment Interview: Historical and current perspectives. In J. Cassidy & P. R. Shaver (Eds.), *Handbook of attachment: Theory, research, and clinical applications* (pp. 395–433). New York, NY: Guilford Press.

Höfler, D. Z., & Kooyman, M. (1996). Attachment transition, addiction and therapeutic bonding—an integrative approach. *Journal of Substance Abuse Treatment, 13*, 511–519. doi:10.1016/S0740-5472(96)00156-0

Holmes, J. (1996). *Attachment, intimacy, autonomy: Using attachment theory in adult psychotherapy.* Northvale, NJ: Jason Aronson.

Holmes, J. (1997). "Too early, too late": Endings in psychotherapy—an attachment perspective. *British Journal of Psychotherapy, 14*, 159–171. doi:10.1111/j.1752-0118.1997.tb00367.x

Holmes, J. (2004). Disorganized attachment and borderline personality disorder: A clinical perspective. *Attachment & Human Development, 6*, 181–190. doi:10.1080/14616730410001688202

Holtz, A. (2005). Measuring the therapy group attachment in group psychotherapy: A validation of the social group attachment scale. *Dissertation Abstracts International, 65*, 4832.

Hopper, E. (2001). Difficult patients in group analysis. *Group, 25*, 139–171. doi:10.1023/A:1012221300761

Horvath, A. O., & Bedi, P. B. (2002). The alliance. In J. C. Norcross (Ed.), *Psychotherapy relationships that work* (pp. 37–69). Oxford, England: University Press.

Howes, C. (1999). Attachment relationships in the context of multiple caregivers. In J. Cassidy & P. R. Shaver (Eds.), *Handbook of attachment: Theory, research, and clinical applications* (pp. 671–687). New York, NY: Guilford Press.

Hughes, D. A. (2007). *Attachment focused family therapy.* New York, NY: Norton.

Hummelen, B., Wilberg, T., & Karterud, S. (2007). Interviews of female patients with borderline personality disorder who dropped out of group therapy. *International Journal of Group Psychotherapy, 57*, 67–91. doi:10.1521/ijgp.2007.57.1.67

Illing, V., Tasca, G., Balfour, L., & Bissada, H. (2011). Attachment dimensions and group climate growth in a sample of women seeking treatment for eating disorders. *Psychiatry: Interpersonal and Biological Processes, 74*, 255–269. doi:10.1521/psyc.2011.74.3.255

Illing, V., Tasca, G. A., Balfour, L., & Bissada, H. (2010). Attachment insecurity predicts eating disorder symptoms and treatment outcomes in a clinical sample of women. *Journal of Nervous and Mental Disease, 198*, 653–659. doi:10.1097/NMD.0b013e3181ef34b2

Janzen, J., Fitzpatrick, M., & Drapeau, M. (2008). Processes involved in client-nominated relationship building incidents: Client attachment, attachment to therapist, and session impact. *Psychotherapy: Theory, Research, Practice, Training, 45*, 377–390. doi:10.1037/a0013310

Johnson, C. V. (2009). A process-oriented group model for university students: A semi-structured approach. *International Journal of Group Psychotherapy, 59*, 511–528.

Johnson, J. E., Burlingame, G. M., Olsen, J. A., Davies, D. R., & Gleave, R. L. (2005). Group climate, cohesion, alliance, and empathy in group psychotherapy: Multilevel structural equation models. *Journal of Counseling Psychology, 52*, 310–321. doi:10.1037/0022-0167.52.3.310

Johnson, S. M., & Whiffen, V. E. (2003). *Attachment processes in family and couple therapy*. New York, NY: Guilford Press.

Jones, B. A. (1983). Healing factors of psychiatry in light of attachment theory. *American Journal of Psychotherapy, 37*, 235–244.

Joyce, A. S., Piper, W. E., & Ogrodniczuk, J. S. (2007). Therapeutic alliance and cohesion variables as predictors of outcome in short-term group psychotherapy. *International Journal of Group Psychotherapy, 57*, 269–296. doi:10.1521/ijgp.2007.57.3.269

Jurist, E. L., & Meehan, K. B. (2008). Attachment, mentalization and reflective functioning. In J. H. Obegi & E. Berant (Eds.), *Clinical applications of adult attachment* (pp. 71–93). New York, NY: Guilford Press.

Kahn, G. B., & Feldman, D. B. (2011). Relationship-focused group therapy (RFGT) to mitigate marital instability and neuropsychophysiological dysregulation. *International Journal of Group Psychotherapy, 61*, 518–536. doi:10.1521/ijgp.2011.61.4.518

Kaitz, M., Bar-Him, Y., Lehrer, M., & Grossman, E. (2004). Adult attachment style and interpersonal distance. *Attachment & Human Development, 6*, 285–304. doi:10.1080/14616730412331281520

Kanninen, K., Salo, J., & Punamaki, R. L. (2000). Attachment patterns and working alliance in trauma therapy for victims of political violence. *Psychotherapy Research, 10*, 435–449. doi:10.1093/ptr/10.4.435

Karterud, S., & Bateman, A. (2011). Mentalization based treatment: Group therapy techniques. In A. Bateman & P. Fonagy (Eds.), *Mentalizing in mental health practice* (pp. 81–105). Washington, DC: American Psychiatric Publishing.

Keating, L., Tasca, G., Gick, M., Ritchie, T., Balfour, L., & Bissada, H. (in press). Change in attachment to the therapy group generalizes to change in individual attachment among women with binge-eating disorder. *Psychotherapy: Theory, Research, and Practice*.

Kilmann, P., Laughlin, J., Carranza, L., Downer, J., Major, S., & Parnell, M. (1999). Effects of an attachment-focused group preventive intervention on insecure women. *Group Dynamics: Theory, Research, Practice, and Training, 3,* 138–147. doi:10.1037/1089-2699.3.2.138

Kilmann, P. R., Urbaniak, G. C., & Parnell, M. M. (2006). Effects of attachment focused versus relationship skills-focused group interventions for college students with insecure attachment patterns. *Attachment & Human Development, 8,* 47–62. doi:10.1080/14616730600585219

Kim, B., Atkinson, D. R., & Yang, P. H. (1999). The Asian Values Scale: Development, factor analysis, validation and reliability. *Journal of Counseling Psychology, 46,* 342–352. doi:10.1037/0022-0167.46.3.342

Kinley, J. L., & Rayno, S. M. (2012). Attachment style changes following intensive short-term group psychotherapy. *International Journal of Group Psychotherapy, 63,* 53–75.

Kinzie, J. D., Leung, P., Bui, A., Ben, R., Keopraseuth, K. O., Riley, C., . . . Ades, M. (1988). Group therapy with Southeast Asian refugees. *Community Mental Health Journal, 24,* 157–166. doi:10.1007/BF00756658

Kirchmann, H., Mestel, R., Schreiber-Willnow, K., Mattke, D., Seidler, K. P., Daudert, E., . . . Strauss, B. (2009). Associations among attachment characteristics, patients' assessment of therapeutic factors, and treatment outcome following inpatient psychodynamic group psychotherapy. *Psychotherapy Research, 19,* 234–248. doi:10.1080/10503300902798367

Kirchmann, H., Steyer, R., Mayer, A., Joraschky, P., Schreiber-Willnow, K., & Strauss, B. (2012). Effects of adult inpatient group psychotherapy on attachment characteristics: An observational study comparing routine care to an untreated comparison group. *Psychotherapy Research, 22,* 95–114.

Kirkpatrick, L., & Hazan, C. (1994). Attachment styles and close relationships: A four year perspective study. *Personal Relationships, 1,* 123–142. doi:10.1111/j.1475-6811.1994.tb00058.x

Kivlighan, D. M., Jr., Coco, G. L., & Gullo, S. (2012). Attachment anxiety and avoidance and perceptions of group climate: An actor-partner interdependence analysis. *Journal of Counseling Psychology, 59,* 518–527.

Kivlighan, D. M., Jr., & Coleman, M. N. (1999). Values, exchange relationships, group composition, and leader–member differences: A potpourri of reactions to dose (1999). *Group Dynamics: Theory, Research, and Practice, 3,* 33–39. doi:10.1037/1089-2699.3.1.33

Kivlighan, D. M., Jr., Multon, K. D., & Brossart, D. F. (1996). Helpful impacts of group counseling: Development of a multidimensional rating system. *Journal of Counseling Psychology, 43,* 347–355. doi:10.1037/0022-0167.43.3.347

Kivlighan, D. M., Jr., Patton, M. J., & Foote, D. (1998). Moderating effects of client attachment on the counselor experience-working alliance relationship. *Journal of Counseling Psychology, 45,* 274–278. doi:10.1037/0022-0167.45.3.274

Kobak, R. R. (1989). *The Attachment Interview Q-Set*. Unpublished manuscript, University of Delaware, Newark.

Kobak, R. R., & Hazan, C. (1991). Attachment in marriage: Effects of security and accuracy of working models. *Journal of Personality and Social Psychology, 60*, 861–869. doi:10.1037/0022-3514.60.6.861

Kohut, H. (1971). *The analysis of the self*. New York, NY: International Universities Press.

Kohut, H. (1984). *How does analysis cure?* Chicago, IL: The University of Chicago Press.

Kohut, H., & Wolf, E. S. (1978). The disorders of the self and treatment: An outline. *The International Journal of Psychoanalysis, 59*, 413–425.

Korfmacher, J., Adam, E., Ogawa, J., & Egeland, B. (1997). Adult attachment: Implications for the therapeutic process in a home visitation intervention. *Applied Developmental Science, 1*, 43–52. doi:10.1207/s1532480xads0101_5

Kottler, J. A. (1994). *Advanced Group Leadership*. Pacific Grove, CA: Brooks/Cole.

Lachmann, F. (2008). *Transforming narcissism: Reflections on empathy, humor, and expectations*. New York, NY: The Analytic Press.

Lavy, S. (2006). *Expressions and consequences of intrusiveness in adult romantic relationships: An attachment theory perspective*. Unpublished doctoral dissertation, Bar-Ilan University, Ramat Gan, Israel.

Leerkes, E. M., & Siepak, K. J. (2006). Attachment linked predictors of women's emotional and cognitive responses to infant distress. *Attachment & Human Development, 8*, 11–32. doi:10.1080/14616730600594450

Levy, K. N. (2005). The implications of attachment theory and research for understanding borderline personality disorder. *Development and Psychopathology, 17*, 959–986. doi:10.1017/S0954579405050455

Levy, K. N., Kelly, K. M., Meehan, K. B., Reynoso, J. S., Clarkin, J. K., & Kernberg, O. F. (2006). Change in attachment organization during the treatment of borderline personality disorder. *Journal of Consulting and Clinical Psychology, 74*, 1027–1040. doi:10.1037/0022-006X.74.6.1027

Lichtenberg, J. D., Lachmann, F. M., & Fosshage, J. L. (2011). *Psychoanalysis and motivational systems: A new look*. New York, NY: Routledge.

Lieberman, M. A., & Golant, M. (2002). Leader behaviors as perceived by cancer patients in professionally directed support groups and outcomes. *Group Dynamics: Theory, Research, and Practice, 6*, 267–276. doi:10.1037/1089-2699.6.4.267

Lieberman, M. A., Wizlenberg, A., Golant, M., & Di Minno, M. (2005). The impact of group composition on internet support groups: Homogeneous versus heterogeneous Parkinson's groups. *Group Dynamics: Theory, Research, and Practice, 9*, 239–250. doi:10.1037/1089-2699.9.4.239

Lindemann, E. (1994). Symptomatology and management of acute grief. 1944. *The American Journal of Psychiatry, 151*(Suppl. 6), 155–160.

Linehan, M. M. (1993). *Skills training manual for treating borderline personality disorder*. New York, NY: Guilford Press.

Linehan, M. M., Dimeff, L. A., Reynolds, S. K., Comtois, K. A., Welch, S. S., Heagerty, P., & Kiylahan, D. R. (2002). Dialectical behavior therapy versus comprehensive validation therapy plus 12-step for the treatment of opioid dependent women meeting criteria for borderline personality disorder. *Drug and Alcohol Dependence, 67*, 13–26. doi:10.1016/S0376-8716(02)00011-X

Linehan, M. M., Tutek, D. A., Heard, H. L., & Armstrong, H. E. (1994). Interpersonal outcome of cognitive–behavioral treatment for chronically suicidal borderline patients. *The American Journal of Psychiatry, 151*, 1771–1776.

Liotti, G. (2004). Trauma, dissociation, and disorganized attachment: Three strands of a single braid. *Psychotherapy: Theory, Research, Practice, Training, 41*, 472–486. doi:10.1037/0033-3204.41.4.472

Lopez, F. G., & Brennan, K. A. (2000). Dynamic processes underlying adult attachment organization: Toward an attachment theoretical perspective on the healthy and effective self. *Journal of Counseling Psychology, 47*, 283–300. doi:10.1037/0022-0167.47.3.283

Lopez, F. G., Melendez, M. C., & Rice, K. G. (2000). Parental divorce, parent-child bonds, and adult attachment orientations among college students: A comparison of three racial/ethnic groups. *Journal of Counseling Psychology, 47*, 177–186. doi:10.1037/0022-0167.47.2.177

MacKenzie, K. R. (1994). Group development. In A. Fuhriman & G. M. Burlingame (Eds.), *Handbook of group psychotherapy: An empirical and clinical synthesis* (pp. 223–268). New York, NY: Wiley.

MacKenzie, K. R., & Grabovac, A. D. (2001). Interpersonal psychotherapy group (IPT-G) for depression. *Journal of Psychotherapy Practice and Research, 10*, 46–51.

MacNair, R. R., & Corazzini, J. (1994). Client factors influencing group therapy dropout. *Psychotherapy: Theory, Research, Practice, Training, 31*, 352–362. doi:10.1037/h0090226

MacNair-Semands, R. R. (2002). Predicting attendance and expectations for group therapy. *Group Dynamics: Theory, Research, and Practice, 6*, 219–228. doi:10.1037/1089-2699.6.3.219

MacNair-Semands, R. R., & Corazzini, J. (1998). *Manual for the Group Therapy Questionnaire (GTQ)*. Richmond: Virginia Commonwealth University, Counseling Services; Charlotte: University of North Carolina at Charlotte Counseling Center.

Magai, C. (1999). Affect, imagery, and attachment: Working models of interpersonal affect and the socialization of emotion. In J. Cassidy & P. R. Shaver (Eds.), *Handbook of attachment: Theory, research, and clinical applications* (pp. 787–802). New York, NY: Guilford Press.

Magai, C., Cohen, C., Milburn, N., Thorpe, B., McPherson, R., & Peralta, D. (2001). Attachment styles in older European American and African American adults. *The Journals of Gerontology: Series B, Psychological Sciences and Social Sciences, 56*, S28–S35. doi:10.1093/geronb/56.1.S28

Main, M. (1991). Metacognitive knowledge, metacognitive monitoring, and singular (coherent) versus multiple (incoherent) models of attachment: Findings and directions for future research. In C. M. Parkes, J. Stevenson-Hinde, & P. Marris (Eds.), *Attachment across the life cycle* (pp. 127–159). New York, NY: Routledge.

Main, M. (1995). Recent studies in attachment: Overview, with selected implications for clinical work. In S. Goldberg, R. Muir, & J. Kerr (Eds.), *Attachment theory: Social, developmental and clinical perspectives* (pp. 407–474). Hillsdale, NJ: Analytic Press.

Main, M., Goldwyn, R., & Hesse, E. (2003). *Adult Attachment Classification System 7.2.* Unpublished manuscript, University of California, Berkeley.

Main, M., & Hesse, E. (1990). Parents' unresolved traumatic experiences are related to infant disorganized attachment status: Is frightened and/or frightening parental behavior the linking mechanism? In M. T. Greenberg, D. Cicchetti, & E. M. Cummings (Eds.), *Attachment in Preschool Years: Theory, Research, and Intervention* (pp. 161–182). Chicago, IL: Chicago University Press.

Main, M., & Hesse, E. (1992). Disorganized/disoriented infant behavior in the Strange Situation, lapses in the monitoring of reasoning and discourse during the parent's Adult Attachment Interview, and dissociative states. In M. Ammaniti & D. Stern (Eds.), *Attachment and Psychoanalysis* (pp. 86–140). Rome, Italy: Gius, Laterza, and Figli.

Main, M., Kaplan, N., & Cassidy, J. (1985). Security in infancy, childhood, and adulthood. *Monographs of the Society for Research in Child Development, 50,* 66–104. doi:10.2307/3333827

Main, M., & Weston, D. R. (1982). Avoidance of the attachment figure in infancy: Descriptions and interpretations. In C. Parkes & J. Stevenson-Hinde (Eds.), *The place of attachment in human behavior* (pp. 31–59). New York, NY: Basic Books.

Malley-Morrison, K., You, H. S., & Mills, R. B. (2000). Young adult attachment styles and perceptions of elder abuse: A cross-cultural study. *Journal of Cross-Cultural Gerontology, 15,* 163–184. doi:10.1023/A:1006748708812

Mallinckrodt, B., & Chen, E. C. (2004). Attachment and interpersonal impact perceptions of group members: A social relations model analysis of transference. *Psychotherapy Research, 14,* 210–230. doi:10.1093/ptr/kph018

Mallinckrodt, B., Coble, H., & Gantt, D. (1995). Working alliance, attachment memories, and social competencies of women in brief therapy. *Journal of Counseling Psychology, 42,* 79–84.

Mallinckrodt, B., Gantt, D., & Coble, H. (1995). Attachment patterns in the psychotherapy relationship: Development of the Client Attachment to Therapist Scale. *Journal of Counseling Psychology, 42,* 307–317. doi:10.1037/0022-0167.42.3.307

Mallinckrodt, B., Porter, M., & Kivlighan, D. (2005). Client attachment to therapist, depth of in-session exploration, and object relations in brief psychotherapy. *Psychotherapy: Theory, Research, Practice, Training, 42,* 85–100. doi:10.1037/0033-3204.42.1.85

Manassis, K., Bradley, S., Goldberg, S., Hood, J., & Swinson, R. P. (1994). Attachment in mothers with anxiety disorders and their children. *Journal of the American Academy of Child & Adolescent Psychiatry, 33*, 1106–1113. doi:10.1097/00004583-199410000-00006

Markin, R. D., & Marmarosh, C. (2010). Application of adult attachment theory to group member transference and the group therapy process. *Psychotherapy: Theory, Research, Practice, Training, 47*, 111–121. doi:10.1037/a0018840

Marmarosh, C. L. (2009). Multiple attachments and group psychotherapy: Implications for college counseling centers. *International Journal of Group Psychotherapy, 59*, 461–490. doi:10.1521/ijgp.2009.59.4.461

Marmarosh, C. L., Bieri, K., Fauchi-Schutt, J., Barrone, C., & Choi, J. (in press). The insecure psychotherapy base: Using client and therapist attachment styles to understand the early alliance. *Psychotherapy.*

Marmarosh, C. L., & Corazzini, J. (1997). Putting the group in your pocket: Using the collective identity to enhance personal and collective self-esteem. *Group Dynamics: Theory, Research, Practice, Training, 1*, 65–74. doi:10.1037/1089-2699.1.1.65

Marmarosh, C. L., Franz, V. A., Koloi, M., Majors, R., Rahimi, A., Ronquillo, J., ... Zimmer, K. (2006). Therapists' group attachments and their expectations of patients' attitudes about group therapy. *International Journal of Group Psychotherapy, 56*, 325–338. doi:10.1521/ijgp.2006.56.3.325

Marmarosh, C. L., Gelso, C., Majors, R., Markin, R., Mallery, C., & Choi, J. (2009). The real relationship in psychotherapy: Relationships to adult attachments, working alliance, transference, and therapy outcome. *Journal of Counseling Psychology, 56*, 337–350. doi:10.1037/a0015169

Marmarosh, C. L., & Markin, R. D. (2007). Group and personal attachments: Two is better than one when predicting college adjustment. *Group Dynamics: Theory, Research, and Practice, 11*, 153–164. doi:10.1037/1089-2699.11.3.153

Marmarosh, C. L., Whipple, R., Schettler, M., Pinhas, S., Wolf, J., & Sayit, S. (2009). Adult attachment styles and group psychotherapy attitudes. *Group Dynamics: Theory, Research, and Practice, 13*, 255–264. doi:10.1037/a0015957

Martin, D., Garske, J., & Davis, M. (2000). Relation of the therapeutic alliance with outcome and other variables: A meta-analytic review. *Journal of Consulting and Clinical Psychology, 68*, 438–450.

Marziali, E., & Blum, H. M. (1994). *Interpersonal group psychotherapy for borderline personality disorder.* New York, NY: Basic Books.

Maxwell, H., Tasca, G. A., Ritchie, K., Balfour, L., & Bissada, H. (in press). Change in attachment insecurity is related to improved outcomes one year post-group therapy in women with binge eating disorder. *Psychotherapy.*

McCluskey, U. (2002). The dynamics of attachment and systems-centered group psychotherapy. *Group Dynamics: Theory, Research, and Practice, 6*, 131–142.

McCluskey, U. (2008). Attachment-based therapy in groups: Exploring a new theo-
retical paradigm with professional care-givers. *Attachment: New Directions in
Psychotherapy and Relational Psychoanalysis, 2*, 204–215.

McRoberts, C., Burlingame, G. M., & Hoag, M. J. (1998). Comparative efficacy of indi-
vidual and group psychotherapy: A meta-analytic perspective. *Group Dynamics:
Theory, Research, and Practice, 2*, 101–117. doi:10.1037/1089-2699.2.2.101

Meredith, P. J., Strong, J., & Feeney, J. (2007). Adult attachment variables predict
depression before and after treatment for chronic pain. *European Journal of Pain,
11*, 164–170. doi:10.1016/j.ejpain.2006.01.004

Meyer, B., Pilkonis, P. A., Proietti, J. M., Heape, C. L., & Egan, M. (2001). Attach-
ment styles, personality disorders and response to treatment. *Journal of Personal-
ity Disorders, 15*, 371–389. doi:10.1521/pedi.15.5.371.19200

Mickelson, K. D., Kessler, R. C., & Shaver, P. R. (1997). Adult attachment in a
nationally representative sample. *Journal of Personality and Social Psychology, 73*,
1092–1106. doi:10.1037/0022-3514.73.5.1092

Mikulincer, M. (1995). Attachment style and the mental representations of the self.
Journal of Personality and Social Psychology, 69, 1203–1215. doi:10.1037/0022-
3514.69.6.1203

Mikulincer, M. (1998). Attachment working models and the sense of trust: An
exploration of interaction goals and affect regulation. *Journal of Personality and
Social Psychology, 74*, 1209–1224. doi:10.1037/0022-3514.74.5.1209

Mikulincer, M., Birnbaum, G., Woddis, D., & Nachmias, O. (2000). Stress and
accessibility of proximity-related thoughts: Exploring the normative and intra-
individual components of attachment theory. *Journal of Personality and Social
Psychology, 78*, 509–523.

Mikulincer, M., & Florian, V. (1997). Are emotional and instrumental supportive
interactions beneficial in times of stress? The impact of attachment style. *Anxiety,
Stress and Coping, 10*, 109–127.

Mikulincer, M., & Florian, V. (1998). The relationship between adult attachment
styles and emotional and cognitive reactions to stressful events. In J. A. Simpson
& W. S. Rholes (Eds.), *Attachment theory and close relationships* (pp. 143–165).
New York, NY: Guilford Press.

Mikulincer, M., & Florian, V. (2001). Attachment style and affect regulation: Implica-
tions for coping with stress and mental health. In G. Fletcher & M. Clark (Eds.),
Handbook of social psychology: Interpersonal processes (pp. 537–557). Malden,
MA: Blackwell Publishers. doi:10.1002/9780470998557.ch21

Mikulincer, M., & Shaver, P. R. (2001). Attachment theory and intergroup bias:
Evidence that priming the secure base schema attenuates negative reactions
to out-groups. *Journal of Personality and Social Psychology, 81*, 97–115. doi:10.
1037/0022-3514.89.5.817

Mikulincer, M., & Shaver, P. R. (2003). The attachment behavioral system in adult-
hood: Activation, psychodynamics, and interpersonal processes. In M. P. Zanna

(Ed.), *Advances in experimental social psychology* (Vol. 35, pp. 43–152). San Diego, CA: Elsevier Academic Press. doi:10.1016/S0065-2601(03)01002-5

Mikulincer, M., & Shaver, P. R. (2007a). Attachment, group-related processes, and psychotherapy. *International Journal of Group Psychotherapy, 57*, 233–245.

Mikulincer, M., & Shaver, P. R. (2007b). *Attachment in adulthood: Structure, dynamics, and change*. New York, NY: Guilford Press.

Mikulincer, M., & Shaver, P. R. (2007c). Boosting attachment security to promote mental health, prosocial values, and inter-group tolerance. *Psychological Inquiry, 18*, 139–156. doi:10.1080/10478400701512646

Mikulincer, M., Shaver, P. R., Bar-On, N., & Ein-Dor, T. (2010). The pushes and pulls of close relationships: Attachment insecurities and relational ambivalence. *Journal of Personality and Social Psychology, 98*, 450–468. doi:10.1037/a0017366

Mikulincer, M., Shaver, P. R., Gillath, O., & Nitzberg, R. A. (2005). Attachment, caregiving, and altruism: Boosting attachment security increases compassion and helping. *Journal of Personality and Social Psychology, 89*, 817–839. doi:10.1037/0022-3514.89.5.817

Mikulincer, M., Shaver, P. R., Sapir-Lavid, Y., & Avihou-Kanza, N. (2009). What's inside the minds of securely and insecurely attached people? The secure-base script and its associations with attachment-style dimensions. *Journal of Personality and Social Psychology, 97*, 615–633. doi:10.1037/a0015649

Mikulincer, M., Shaver, P. R., & Slav, K. (2006). Attachment, mental representations of others, and gratitude and forgiveness in romantic relationships. In M. Mikulincer & G. S. Goodman (Eds.), *Dynamics of romantic love: Attachment, caregiving, and sex* (pp. 190–215). New York, NY: Guilford Press.

Montague, D. P. F., Magai, C., Consedine, N. S., & Gillespie, M. (2003). Attachment in African American and European American older adults: The roles of early life socialization and religiosity. *Attachment & Human Development, 5*, 188–214. doi:10.1080/1461673031000108487

Mosheim, R., Zachhuber, U., Scharf, L., Hofmann, A., Kemmler, G., Danzl, C., . . . Richter, R. (2000). Bindung und Psychotherapie [Attachment and psychotherapy]. *Psychotherapeut, 45*, 223–229. doi:10.1007/PL00006719

Motherwell, L., & Shay, J. J. (2005). *Complex dilemmas in group therapy, pathways to resolution*. New York, NY: Brunner-Routledge.

Muller, R. T., & Rosenkranz, S. (2009). Attachment and treatment response among adults in inpatient treatment for posttraumatic stress disorder. *Psychotherapy: Theory, Research, Practice, Training, 46*, 82–96. doi:10.1037/a0015137

Muller, R. T., Sicoli, L. A., & Lemieux, K. E. (2000). Relationship between attachment style and posttraumatic stress symptomatology among adults who report the experience of childhood abuse. *Journal of Traumatic Stress, 13*, 321–332. doi:10.1023/A:1007752719557

Nichols, K. A., & Jenkinson, J. D. (2006). *Leading a support group: A practical guide*. Maidenhead, England: McGraw-Hill International.

Ogrodniczuk, J. S., & Piper, W. E. (2001). Day treatment for personality disorders: A review of research findings. *Harvard Review of Psychiatry, 9*, 105–117. doi:10.1080/10673220127889

Ornstein, A. (2012). Mass murder and the individual: Psychoanalytic reflections on Perpetrators and their victims. *International Journal of Group Psychotherapy, 62*, 1–20. doi:10.1521/ijgp.2012.62.1.1

Padykula, N., & Conklin, P. (2010). The self-regulation model of attachment trauma and addiction. *Clinical Social Work Journal, 38*, 351–360. doi:10.1007/s10615-009-0204-6

Paley, B., Cox, M. J., Burchinal, M. R., & Payne, C. (1999). Attachment and marital functioning: Comparison of spouses with continuous-secure, earned secure, dismissing, and preoccupied attachment stances. *Journal of Family Psychology, 13*, 580–597. doi:10.1037/0893-3200.13.4.580

Parker, M. L., Johnson, L. N., & Ketring, S. A. (2011). Assessing attachment of couples in therapy: A factor analysis of the experiences in close relationships scale. *Contemporary Family Therapy: An International Journal, 33*, 37–48. doi:10.1007/s10591-011-9142-x

Parkes, C. M. (2001). A historical overview of the scientific study of bereavement. In M. S. Stroebe, W. Stroebe, R. O., Hansson, & H. Schut (Eds.), *Handbook of bereavement research: Consequences, coping and care* (pp. 25–45). Washington, DC: American Psychological Association.

Parkes, C. M. (2003). *Attachment patterns in childhood: Relationships, coping, and psychological state in adults seeking psychiatric help after bereavement.* Unpublished manuscript, St. Christopher's Hospice, London, England.

Pearlman, L. A., & Courtois, C. A. (2005). Clinical applications of the attachment framework: Relational treatment of complex trauma. *Journal of Traumatic Stress, 18*, 449–459. doi:10.1002/jts.20052

Perrone, K. M., & Sedlacek, W. E. (2000). A comparison of group cohesiveness and client satisfaction in homogenous and heterogenous groups. *Journal for Specialists in Group Work, 25*, 243–251. doi:10.1080/01933920008411465

Pianta, R., Egeland, B., & Adam, E. (1996). Adult attachment classification and self-reported psychiatric symptomatology as assessed by the Minnesota Multiphasic Personality Inventory—2. *Journal of Consulting and Clinical Psychology, 64*, 273–281.

Pietromonaco, P. R., Laurenceau, J., & Barrett, L. F. (2002). Change in relationship knowledge representations. In A. L. Vangelisti, H. T. Reis, & M. A. Fitzpatrick (Eds.), *Stability and change in relationships* (pp. 5–34). *Advances in personal relationships* New York, NY: Cambridge University Press. doi:10.1017/CBO9780511499876.003

Piper, W. E. (2008). Underutilization of short-term group therapy: Enigmatic or understandable? *Psychotherapy Research, 18*, 127–138. doi:10.1080/10503300701867512

Piper, W. E., Azim, H. F. A., Joyce, A. S., McCallum, M., Nixon, G. W. H., & Segal, P. S. (1991). Quality of object relations vs. interpersonal functioning as predictors of therapeutic alliance and psychotherapy outcome. *Journal of Nervous and Mental Disease, 179*, 432–438. doi:10.1097/00005053-199107000-00008

Piper, W. E., & Ogrodniczuk, J. S. (2004). Brief group therapy. In J. Delucia-Waack, D. A. Gerrity, C. R. Kolodner, & M. T. Riva (Eds.), *Handbook of group counseling and psychotherapy* (pp. 641–650). Beverly Hills, CA: Sage.

Piper, W. E., Ogrodniczuk, J. S., Joyce, A. S., & Weideman, R. (2011). Effects of group composition on therapeutic outcome. In *Short-term group therapies for complicated grief: Two research-based models* (pp. 159–173). Washington, DC: American Psychological Association. doi:10.1037/12344-006

Piper, W. E., Ogrodniczuk, J. S., Joyce, A. S., Weideman, R., & Rosie, J. S. (2007). Group composition and group therapy for complicated grief. *Journal of Consulting and Clinical Psychology, 75*(1), 116–125. doi:10.1037/0022-006X.75.1.116

Piper, W. E., & Perrault, E. L. (1989). Pretherapy preparation for group members. *International Journal of Group Psychotherapy, 39*, 17–34.

Pistole, M. C. (1989). Attachment: Implications for counselors. *Journal of Counseling & Development, 68*, 190–193. doi:10.1002/j.1556-6676.1989.tb01355.x

Pistole, M. C. (1997). Attachment theory: Contributions to group work. *Journal for Specialists in Group Work, 22*, 7–21. doi:10.1080/01933929708415519

Pistole, M. C. (1999). Caregiving in attachment relationships: A perspective for counselors. *Journal of Counseling & Development, 77*, 437–446. doi:10.1002/j.1556-6676.1999.tb02471.x

Plasky, P., & Lorion, R. P. (1984). Demographic parameters of self-disclosure to psychotherapists and others. *Psychotherapy: Theory, Research, Practice, Training, 21*, 483–490. doi:10.1037/h0085993

Polansky, M., Lauterbach, W., Litzke, C., Coulter, B., & Sommers, L. (2006). A qualitative study of an attachment-based parenting group for mothers with drug addictions: On being and having a mother. *Journal of Social Work Practice, 20*, 115–131. doi:10.1080/02650530600776673

Prenn, N. (2011). Mind the gap: AEDP interventions translating attachment theory into clinical practice. *Journal of Psychotherapy Integration, 21*, 308–329. doi:10.1037/a0025491

Rando, T. A. (1993). *Treatment of complicated mourning.* Champaign, IL: Research Press.

Rice, C. (1992). Contributions of object relations theory. In R. H. Klein, H. S. Bernard, & D. L. Singer (Eds.), *Handbook of contemporary group psychotherapy: Contributions from object relations, self-psychology, and social systems theories* (pp. 27–55). Madison, CT: International Universities Press.

Riva, M., Wachtel, M., & Lasky, G. (2004). Effective leadership in group counseling and psychotherapy. In J. DeLucia-Waack, D. Gerrity, C. Kalodner, & M. T. Riva (Eds.), *Handbook of group counseling and psychotherapy* (pp. 37–48). Thousand Oaks, CA: Sage.

Rom, E., & Mikulincer, M. (2003). Attachment theory and group processes: The association between attachment style and group-related representations, goals, memories, and functioning. *Journal of Personality and Social Psychology, 84,* 1220–1235. doi:10.1037/0022-3514.84.6.1220

Romano, V., Fitzpatrick, M., & Janzen, J. (2008). The secure-base hypothesis: Global attachment, attachment to counselor, and session exploration in psychotherapy. *Journal of Counseling Psychology, 55*(4), 495–504. doi:10.1037/a0013721

Rothbaum, F., Weisz, J., Pott, M., Miyake, K., & Morelli, G. (2000). Attachment and culture: Security in the United States and Japan. *American Psychologist, 55,* 1093–1104. doi:10.1037/0003-066X.55.10.1093

Rowe, C. E., & MacIsaac, D. S. (1991). *Empathic attunement: The technique of psychoanalytic self psychology.* Northvale, NJ: Jason Aronson.

Rutan, J. S., & Stone, W. N. (1993). *Psychodynamic group psychotherapy* (2nd ed.). New York, NY: Guilford Press.

Rutan, J. S., & Stone, W. N. (2001). *Psychodynamic group psychotherapy* (3rd ed.). New York, NY: Guilford Press.

Sable, P. (2001). *Attachment and adult psychotherapy.* Lanham, MD: Jason Aronson.

Sachse, J., & Strauss, B. (2002). Bindungscharakteristika und Behandlungserfolg nach stationarer psychodynamischer Gruppentherapie [Attachment characteristic and psychotherapy outcome following inpatient psychodynamic group treatment]. *Psychotherapie Psychosomatik Medizinische Psychologie, 52,* 134–140. doi:10.1055/s-2002-24959

Safran, J. D., Muran, J. C., Samstag, L. W., & Stevens, C. (2002). Repairing alliance ruptures. *Psychotherapy: Theory, Research, Practice, Training, 38,* 406–412. doi:10.1037/0033-3204.38.4.406

Sagi, A., van IJzendoorn, M., Scharf, M., Koren-Karie, N., Joels, T., & Mayseless, O. (1994). Stability and discriminant validity of the Adult Attachment Interview: A psychometric study in young Israeli adults. *Developmental Psychology, 30,* 771–777.

Satterfield, W. A., & Lyddon, W. J. (1995). Client attachment and perceptions of the working alliance with counselor trainees. *Journal of Counseling Psychology, 42,* 187–189. doi:10.1037/0022-0167.42.2.187

Sauer, E. M., Lopez, F. G., & Gormley, B. (2003). Respective contributions of therapist and client adult attachment orientations to the development of the early working alliance: A preliminary growth modeling study. *Psychotherapy Research, 13,* 371–382. doi:10.1093/ptr/kpg027

Saunders, E. A., & Edelson, J. A. (1999). Attachment style, traumatic bonding, and developing relational capacities in a long-term trauma group for women. *International Journal of Group Psychotherapy, 49,* 465–485.

Scharfe, E., & Bartholomew, K. (1994). Reliability and stability of adult attachment patterns. *Personal Relationships, 1,* 23–43. doi:10.1111/j.1475-6811.1994.tb00053.x

Schermer, V. L., & Pines, F. (1994). *Ring of fire: Primitive affects and object relations in group psychotherapy.* London, England: Routledge.

Schmitt, D. P., Alcalay, L., Allensworth, M., Allik, J., Ault, L., Austers, I., . . . Herrera, D. (2004). Patterns and universals of adult romantic attachment across 62 cultural regions: Are models of self and of other pancultural constructs? *Journal of Cross-Cultural Psychology, 35*, 367–402. doi:10.1177/0022022104266105

Schnurr, P. P., Friedman, M., Foy, D., Shea, T., Hsieh, F., Lavori, P., . . . Bernardy, M. (2003). Randomized trial of trauma-focused group therapy for posttraumatic stress disorder. *Archives of General Psychiatry, 60*, 481–489. doi:10.1001/archpsyc.60.5.481

Schore, A. N. (1994). *Affect regulation and the origin of the self: The neurobiology of emotional development*. Mahwah, NJ: Erlbaum.

Schore, A. N. (2002). Advances in neuropsychoanalysis, attachment theory, and trauma research: Implications for self psychology. *Psychoanalytic Inquiry, 22*, 433–484. doi:10.1080/07351692209348996

Schore, A. N. (2003). *Affect regulation and the repair of the self*. New York, NY: Norton.

Segalla, R. (1998). Motivational systems and group-object theory: Implications for group therapy. In I. Harwood & M. Pines (Eds.), *Self experiences in group: Intersubjective and self psychological pathways to human understanding* (pp. 141–153). London, England: Jessica Kinglsey.

Segalla, R., Wine, B., & Silvers, D. (2000). Response to DiNunno's "Long-term group psychotherapy for women who are survivors of childhood abuse." *Psychoanalytic Inquiry, 20*, 350–358. doi:10.1080/07351692009348892

Shaver, P., & Hazan, C. (1993). Adult romantic attachment: Theory and evidence. *Advances in personal relationships, 4*, 29–70.

Shaver, P. R., Belsky, J., & Brennan, K. A. (2000). The Adult Attachment Interview and self-reports of romantic attachment: Associations across domains and methods. *Personal Relationships, 7*, 25–43. doi:10.1111/j.1475-6811.2000. tb00002.x

Shaver, P. R., & Clark, C. L. (1994). The psychodynamics of adult romantic attachment. In J. M. Masling & R. F. Bornstein (Eds.), *Empirical perspectives on object relations theories* (pp. 105–156). Washington, DC: American Psychological Association.

Shaver, P. R., & Tancredy, C. M. (2001). Emotion, attachment and bereavement: A conceptual commentary. In M. S. Stroebe, O. Hansson, & H. Schut (Eds.), *Handbook of bereavement: Consequences, coping, and care* (pp. 63–88). Washington, DC: American Psychological Association. doi:10.1037/10436-003

Shear, K., Monk, T., Houck, P., Melhem, N., Frank, E., Reynolds, C., & Silowash, R. (2007). An attachment-based model of complicated grief including the role of avoidance. *European Archives of Psychiatry and Clinical Neuroscience, 257*, 453–461. doi:10.1007/s00406-007-0745-z

Shechtman, Z., & Dvir, V. (2006). Attachment style as a predictor of behavior in group counseling with preadolescents. *Group Dynamics: Theory, Research, and Practice, 10*, 29–42. doi:10.1037/1089-2699.10.1.29

Shechtman, Z., & Rybko, J. (2004). Attachment style and observed initial self-disclosure as explanatory variables of group functioning. *Group Dynamics: Theory, Research, and Practice, 8*, 207–220. doi:10.1037/1089-2699.8.3.207

Sherwood, V. R., & Cohen, C. P. (1994). *Psychotherapy of the quiet borderline patient: The as-if personality revisited.* Lanham, MD: Jason Aronson.

Shulman, S. (1999). Termination of short-term and long-term psychotherapy: Clients' and therapists' affective reactions and therapists' technical management. *Dissertation Abstracts International. B, The Sciences and Engineering, 60*, 2961.

Siegel, D. J. (2007). *The mindful brain: Reflection and attunement in the cultivation of well-being.* New York, NY: Norton.

Silvers, D. L. (1998). A multiple selfobject and traumatizing experiences: co-therapy model at work. In I. Harwood & M. Pines (Eds.), *Self experiences in group: Intersubjective and self psychological pathways to human understanding* (pp. 123–141). London, England: Jessica Kingsley.

Simpson, J. A. (1990). Influence of attachment styles on romantic relationships. *Journal of Personality and Social Psychology, 59,* 971–980. doi:10.1037/0022-3514.59.5.971

Simpson, J. A., Ickes, W., & Grich, J. (1999). When accuracy hurts: Reactions of anxious-ambivalent dating partners to a relationship-threatening situation. *Journal of Personality and Social Psychology, 76,* 754–769. doi:10.1037/0022-3514.76.5.754

Simpson, J. A., Rholes, W. S., & Nelligan, J. S. (1992). Support seeking and support giving within couples in an anxiety-provoking situation: The role of attachment styles. *Journal of Personality and Social Psychology, 62,* 434–446. doi:10.1037/0022-3514.62.3.434

Smith, E. R., Murphy, J., & Coats, S. (1999). Attachment to groups: Theory and measurement. *Journal of Personality and Social Psychology, 77,* 94–110. doi:10.1037/0022-3514.77.1.94

Sperling, M. B., Foelsch, P., & Grace, C. (1996). Measuring adult attachment: Are self-report instruments congruent? *Journal of Personality Assessment, 67,* 37–51.

Sperling, M. B., & Lyons, L. S. (1994). Representations of attachment and psychotherapeutic change. In M. B. Sperling & W. H. Berman (Eds.), *Attachment in adults: Clinical and developmental perspectives* (pp. 331–347). New York, NY: Guilford Press.

Sroufe, L. A. (1996). *Emotional development: The organization of emotional life in the early years: Cambridge studies in social and emotional development.* New York, NY: Cambridge University Press. doi:10.1017/CBO9780511527661

Sroufe, L. A. (2005). Attachment and development: A prospective, longitudinal study from birth to adulthood. *Attachment & Human Development, 7,* 349–367. doi:10.1080/14616730500365928

Sroufe, L. A., Egeland, B., Carlson, E., & Collins, W. A. (2005). *The development of the person: The Minnesota Study of Risk and Adaptation From Birth to Adulthood.* New York, NY: Guilford Press.

Sroufe, L. A., Fox, N., & Pancake, V. (1983). Attachment and dependency in developmental perspective. *Child Development, 54,* 1615–1627. doi:10.2307/1129825

Sroufe, L. A., & Waters, E. (1977). Heart rate as a convergent measure in clinical and developmental perspective. *Child Development, 61,* 1363–1373. doi:10.2307/1130748

Steele, H. (Ed.). (2002). The psychodynamics of adult attachments—Bridging the gap between disparate research traditions [Special issue]. *Attachment & Human Development, 4*(2).

Stein, H., Jacobs, N., Ferguson, K., Allen, J., & Fonagy, P. (1998). What do adult attachment scales measure? *Bulletin of the Menninger Clinic, 62,* 33–82.

Stein, H., Koontz, A. D., Fonagy, P., Allen, J. G., Fultz, J., Brethour, J. J. R., . . . Evans, R. B. (2002). Adult attachment: What are the underlying dimensions? *Psychology and Psychotherapy: Theory, Research and Practice, 75,* 77–91.

Stern, D. (1985). *The interpersonal world of the infant.* New York, NY: Basic Books.

Stern, J. (2000). Parent training. In J. R. White & A. Freeman (Eds.), *Cognitive-behavioral group therapy for specific problems and populations* (pp. 331–360). Washington, DC: American Psychological Association. doi:10.1037/10352-000

Stiwne, D. (1994). Group psychotherapy with borderline patients—Contrasting remainers and dropouts. *Group, 18,* 37–45. doi:10.1007/BF01459717

Stone, W. (1992). The clinical application of self psychology theory. In R. H. Klein, H. S. Bernard, & D. L. Singer (Eds.), *Handbook of contemporary group psychotherapy: Contributions from object relations, self-psychology, and social systems theories* (pp. 177–208). Madison, CT: International Universities Press.

Stone, W. N., & Gustafson, L. P. (1982). Technique in group psychotherapy of narcissistic and borderline patients. *International Journal of Group Psychotherapy, 32,* 29–56.

Strauss, B., Kirchmann, H., Eckert, J., Lobo-Drost, A., Marquet, A., Papenhausen, R., . . . Höger, D. (2006). Attachment characteristics and treatment outcome following inpatient psychotherapy: Results of a multisite study. *Psychotherapy Research, 16,* 579–594. doi:10.1080/10503300600608322

Strauss, B., Lobo-Drost, A., & Pilkonis, P. A. (1999). Einschatzung von Bindungsstilen bei Erwachsenen [Assessment of adult attachment styles]. *Zeitschrift für Klinische Psychologie, Psychiatrie und Psychotherapie, 47,* 347–364.

Stroebe, M. (2002). Paving the way: From early attachment theory to contemporary bereavement research. *Mortality, 7,* 127–138. doi:10.1080/13576270220136267

Sue, D., Ino, S., & Sue, D. M. (1983). Nonassertiveness of Asian Americans: An inaccurate assumption? *Journal of Counseling Psychology, 30,* 581–588. doi:10.1037/0022-0167.30.4.581

Sue, D. W., & Sue, D. (2003). *Counseling the culturally diverse: Theory and practice* (4th ed.). New York, NY: Wiley.

Sullivan, H. S. (1953). *The interpersonal theory of psychiatry.* New York, NY: W. W. Norton.

Tasca, G. A., Balfour, L., Ritchie, K., & Bissada, H. (2006). Developmental changes in group climate in two types of group therapy for binge eating disorder: A growth curve analysis. *Psychotherapy Research, 16,* 499–514.

Tasca, G. A., Balfour, L., Ritchie, K., & Bissada, H. (2007a). Change in attachment anxiety is associated with improved depression among women with binge eating disorder. *Psychotherapy: Theory, Research, Practice, Training, 44,* 423–433.

Tasca, G. A., Balfour, L., Ritchie, K., & Bissada, H. (2007b). The relationship between attachment scales and group therapy alliance growth differs by treatment type for women with binge-eating disorder. *Group Dynamics Theory, Research, and Practice, 11,* 1–14. doi:10.1037/1089-2699.11.1.1

Tasca, G. A., Foot, M., Leite, C., Maxwell, H., Balfour, L., & Bissada, H. (2011). Interpersonal processes in psychodynamic-interpersonal and cognitive behavioral group therapy: A systematic case study of two groups. *Psychotherapy, 48,* 260–273. doi:10.1037/a0023928

Tasca, G. A., Illing, V., Lybanon-Daigle, V., Bissada, H., & Balfour, L. (2003). Psychometric properties of the Eating Disorders Inventory—2 among women seeking treatment for binge eating disorder. *Assessment, 10,* 228–236. doi:10.1177/1073191103255001

Tasca, G. A., Ritchie, K., & Balfour, L. (2011). Implications of attachment theory and research for the assessment and treatment of eating disorders. *Psychotherapy, 48,* 249–259.

Tasca, G. A., Ritchie, K., Conrad, G., Balfour, L., Gayton, J., Lybanon, V., & Bissada, H. (2006). Attachment scales predict outcome in a randomized controlled trial of two group therapies for binge eating disorder: An aptitude by treatment interaction. *Psychotherapy Research, 16,* 106–121. doi:10.1080/10503300500090928

Tasca, G. A., Szadkowski, L., Illing, V., Trinneer, A., Grenon, R., Demidenko, N., . . . Bissada, H. (2009). Adult attachment, depression, and eating disorder symptoms: The mediating role of affect regulation strategies. *Personality and Individual Differences, 47,* 662–667. doi:10.1016/j.paid.2009.06.006

Tasca, G. A., Taylor, D., Bissada, H., Ritchie, K., & Balfour, L. (2004). Attachment predicts treatment completion in an eating disorders partial hospital program among women with Anorexia Nervosa. *Journal of Personality Assessment, 83,* 201–212. doi:10.1207/s15327752jpa8303_04

Terrell, F., & Terrell, S. L. (1981). An inventory to measure cultural mistrust among Blacks. *The Western Journal of Black Studies, 5,* 180–184.

Travis, L., Bliwise, N., Binder, J., & Horne Moyer, H. (2001). Changes in clients' attachment styles over the course of time-limited dynamic psychotherapy. *Psychotherapy: Theory, Research, & Practice, 38,* 149–159. doi:10.1037/0033-3204.38.2.149

Tronick, E. Z. (1989). Emotions and emotional communication in infants. *American Psychologist, 44,* 112–119. doi:10.1037/0003-066X.44.2.112

Tsai, J. L., & Levenson, R. W. (1997). Cultural influences of emotional responding: Chinese Americans and European American dating couples during interpersonal conflict. *Journal of Cross-Cultural Psychology, 28,* 600–625. doi:10.1177/0022022197285006

Tschuschke, V., & Dies, R. R. (1994). Intensive analysis of therapeutic factors and outcome in long-term inpatient groups. *International Journal of Group Psychotherapy, 44*, 185–208.

Twaite, J. A., & Rodriguez-Srednicki, O. (2004). Childhood sexual and physical abuse and adult vulnerability to PTSD: The mediating effects of attachment and dissociation. *Journal of Child Sexual Abuse, 13*, 17–38. doi:10.1300/J070v13n01_02

van Andel, P., Erdman, R. A., Karsdorp, P. A., Appels, A., & Trijsburg, R. W. (2003). Group cohesion and working alliance: Prediction of treatment outcome in cardiac patients receiving cognitive behavioral group psychotherapy. *Psychotherapy and Psychosomatics, 72*, 141–149. doi:10.1159/000069733

van der Kolk, B. A., Roth, S., Pelcovitz, D., Sunday, S., & Spinazzola, J. (2005). Disorders of extreme stress: The empirical foundation of a complex adaptation to trauma. *Journal of Traumatic Stress, 18*, 389–399. doi:10.1002/jts.20047

Vogel, D. L., Wade, N. G., & Hackler, A. H. (2007). Perceived public stigma and the willingness to seek counseling: The mediating roles of self stigma and attitudes toward counseling. *Journal of Counseling Psychology, 54*, 40–50. doi:10.1037/0022-0167.54.1.40

Wallin, D. J. (2007). *Attachment in psychotherapy.* New York, NY: Guilford Press.

Wang, C., & Mallinckrodt, B. (2006). Acculturation, attachment, and psychosocial adjustment of Chinese international students. *Journal of Counseling Psychology, 53*, 422–433. doi:10.1037/0022-0167.53.4.422

Waters, E., Hamilton, C. E., & Weinfeld, N. S. (2000). The stability of attachment security from infancy to adolescence and early adulthood: General introduction. *Child Development, 71*, 678–683. doi:10.1111/1467-8624.00175

Wayment, H., & Vierthaler, J. (2002). Attachment style and bereavement reactions. *Journal of Loss and Trauma, 7*, 129–149. doi:10.1080/153250202753472291

Wei, M., Russell, D. W., Mallinckrodt, B., & Zakalik, R. (2004). Cultural equivalence of adult attachment across four ethnic groups: Factor structure, structured means, and associations with negative mood. *Journal of Counseling Psychology, 51*, 408–417. doi:10.1037/0022-0167.51.4.408

Wei, M., Vogel, D. L., Ku, T.-Y., & Zakalik, R. A. (2005). Adult attachment, affect regulation, negative mood, and interpersonal problems: The mediating role of emotional reactivity and emotional cutoff. *Journal of Counseling Psychology, 52*, 14–24. doi:10.1037/0022-0167.52.1.14

Wessler, R. L., & Hankin-Wessler, S. W. R. (1986). Cognitive appraisal therapy. *Cognitive-behavioral approaches to psychotherapy.* London, England: Harper & Row.

West, M., & George, C. (2002). Attachment and dysthymia: The contribution of preoccupied attachment and agency of self to depression in women. *Attachment & Human Development, 4*, 278–293. doi:10.1080/14616730210167258

West, M., Sheldon, A., & Reiffer, L. (1987). An approach to the delineation of adult attachment: Scale development and reliability. *Journal of Nervous and Mental Disease, 175*, 738–741. doi:10.1097/00005053-198712000-00006

West, M. L., & Sheldon-Keller, A. E. (1994). *Patterns of relating: An adult attachment perspective*. New York, NY: Guilford Press.

White, J. R. (2000). Introduction. In J. R. White & A. Freeman (Eds.), *Cognitive-behavioral group therapy for specific problems and populations* (pp. 3–28). Washington, DC: American Psychological Association. doi:10.1037/10352-000

White, J. R., & Freeman, A. (Eds.). (2000). *Cognitive-behavioral group therapy for specific problems and populations*. Washington, DC: American Psychological Association. doi:10.1037/10352-000

Wilberg, T., & Karterud, S. (2001). The place of group psychotherapy in the treatment of personality disorders. *Current Opinion in Psychiatry, 14*, 125–129.

Wilberg, T., Karterud, S., Pedersen, G., Urnes, O., Irion, T., Brabrand, J., . . . Stubbhaug, B. (2003). Outpatient group psychotherapy following day treatment for patients with personality disorders. *Journal of Personality Disorders, 17*, 510–521. doi:10.1521/pedi.17.6.510.25357

Wilson, J.S., & Costanzo, P.R. (1996). A preliminary study of attachment, attention, and schizotypy in early adulthood. *Journal of Social and Clinical Psychology, 15*, 231–260.

Winnicott, D. W. (1971). *Playing and reality*. London, England: Tavistock.

Woodhouse, S., Schlosser, L., Crook, R., Ligiéro, D., & Gelso, C. J. (2003). Patient attachment to therapist: Relations to transference and patient recollections of parental caregiving. *Journal of Counseling Psychology, 50*, 395–408. doi:10.1037/0022-0167.50.4.395

Wortman, C. B., & Silver, R. C. (1989). The myths of coping with loss. *Journal of Consulting and Clinical Psychology, 57*, 349–357. doi:10.1037/0022-006X.57.3.349

Yalom, I. D. (1995). *The theory and practice of group psychotherapy*. New York, NY: Basic Books.

Yalom, I. D., & Gadban, P. P. (1990). *Understanding group therapy: Vol. 1. Outpatient groups*. Pacific Grove, CA: Brooks Cole.

Yalom, I. D., & Leszcz, M. (2005). *The theory and practice of group psychotherapy* (5th ed.). New York, NY: Basic Books.

You, H. S., & Malley-Morrison, K. (2000). Young adult attachment styles and intimate relationships with close friends: A cross-cultural study of Koreans and Caucasian Americans. *Journal of Cross-Cultural Psychology, 31*, 528–534. doi:10.1177/0022022100031004006

Yutrzenka, D., Whittingham, M., & Greening, K. (2012, August). *Assessing change patterns for the socially inhibited subtype within focused brief group therapy: A mixed-methods approach*. Poster presented at the American Psychological Association Annual Convention, Orlando, FL.

欧文·亚隆经典作品

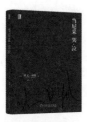

《当尼采哭泣》

作者：（美）欧文·亚隆（Irvin D. Yalom）译者：侯维之

这是一本经典的心理推理小说，书中人物多来自真实的历史，作者假托19世纪末的两位大师：尼采和布雷尔，基于史实将两人合理虚构连结成医生与病人，开启一段扣人心弦的"谈话治疗"。

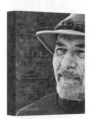

《成为我自己：欧文·亚隆回忆录》

作者：（美）欧文·亚隆（Irvin D. Yalom）译者：杨立华 郑世彦

这本回忆录见证了亚隆思想与作品诞生的过程，从私人的角度回顾了他一生中的重要人物和事件，他从"一个贫穷的移民杂货商惶恐不安、自我怀疑的儿子"，成长为一代大师，怀着强烈的想要对人有所帮助的愿望，将童年的危急时刻感受到的慈爱与帮助，像涟漪一般，散播开来，传递下去。

《诊疗椅上的谎言》

作者：（美）欧文·亚隆（Irvin D. Yalom）译者：鲁宓

世界顶级心理学大师欧文·亚隆最通俗的心理小说
最经典的心理咨询伦理之作！最实用的心理咨询临床实战书！
三大顶级心理学家柏晓利、樊富珉、申荷永深刻剖析，权威解读

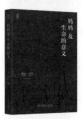

《妈妈及生命的意义》

作者：（美）欧文·亚隆（Irvin D. Yalom）译者：庄安祺

亚隆博士在本书中再度扮演大无畏心灵探险者的角色，引导病人和他自己迈向生命的转变。本书以六个扣人心弦的故事展开，真实与虚构交错，记录了他自己和病人应对人生最深刻挑战的经过，探索了心理治疗的奥秘及核心。

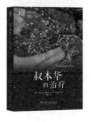

《叔本华的治疗》

作者：（美）欧文·亚隆（Irvin D. Yalom）译者：张蕾

欧文·D. 亚隆深具影响力并被广泛传播的心理治疗小说，书中对团体治疗的完整再现令人震撼，又巧妙地与存在主义哲学家叔本华的一生际遇交织。任何一个对哲学、心理治疗和生命意义的探求感兴趣的人，都将为这本引人入胜的书所吸引

更多>>> 《爱情刽子手：存在主义心理治疗的10个故事》作者：（美）欧文·亚隆（Irvin D. Yalom）